개정2판

Nutrition & Food for Health

교양인의 식생활과 건강

이정실 · 신경옥 · 안정희
윤진아 · 임재연 · 홍태경

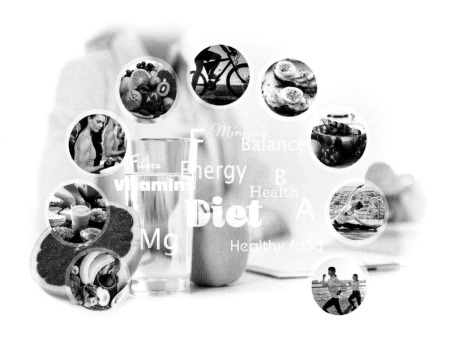

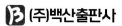 (주)백산출판사

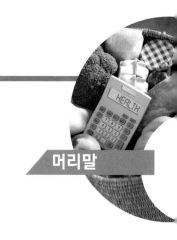

식생활이란 인간이 생명을 유지하고 성장에 필요한 영양분을 공급받기 위하여 음식을 먹는 행위이다. 과거에는 대부분이 기아를 면하기 위한 조촐한 식생활을 하였지만 현재에는 풍요로운 식생활로 영양과잉과 영양불균형으로 건강을 악화시키고 질병을 유발시킬 뿐만 아니라 수명에도 영향을 미치기도 한다.

"You are what you eat."

이 말은 음식이 사람을 만든다는 뜻이다. 비만한 사람은 그 원인이 비만하게 하는 식생활에 있고, 고혈압인 사람도 식사요인으로 혈압이 높아지게 된다. 한국인의 사망원인 1위인 암도 그 원인이 식생활과 밀접한 관계가 있다.

우리는 건강관리를 위해서 그리고 미용이나 다이어트를 위해서 그리고 식사를 통한 취미생활이나 사교활동 등을 위해서 식생활관리가 중요하다고 생각하고 있다. 최근 영양에 관한 정보에서 특히 항노화나 치매 예방, 건강한 먹거리나 녹색식생활 실천을 위한 행동 등의 다양한 정보가 쏟아져 나와 이른바 우리는 정보의 홍수 속에 있게 되었다. 그러므로 웰빙을 위한 정보를 제대로 찾아서 건강을 유지하기 위하여 적절하고 바른 최신 정보의 수집과 파악이 절실하다.

본서는 식생활에서 건강에 직접 영향을 미치는 물과 5대 영양소, 그리고 피토케미칼 및 항산화물질, 건강기능식품과 GMO식품 등 최신의 내용들을 다루고 있다. 또한 건강관리의 기본이 되는 음주와 흡연문제를 비롯하여 한국인에게 만연된 만성질병 중 비만, 암, 당뇨, 심혈관질환, 소화기 및 골격계 질환 등을 다루었다. 이들 질병의 원인과 증상 및 식사요법 뿐만 아니라 예방을 위한 실천 방안 등을 제시하여 실생활에 도움이 되고자 하였다. 본서의 내용은 최신 정보를 반영한 산뜻한 그림과 간결

한 표로 작성하여 문장으로 길게 읽지 않아도 쉽게 이해할 수 있도록 구성하였다.

저자들은 모두 대학교에서 영양학 관련과목을 강의하시는 분들로 저자들의 연구 결과와 최신의 영양정보를 토대로 건강관리를 위하여 꼭 알아야 할 내용들만 간추려서 원고를 모았다. 앞으로도 더욱 좋은 책을 만들기 위하여 지속적으로 연구하여 최신의 좋은 정보를 꾸준하게 보강할 것을 여러 독자님들께 약속드린다.

끝으로 이 책의 제작과 출판에 도움을 주신 백산출판사의 진욱상 사장님과 편집부 직원 여러분들의 노고에 감사드리며 무엇보다도 소중한 저자 가족들의 이해와 배려에 깊이 감사드린다.

2023년 2월
저자 일동

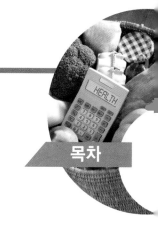

목차

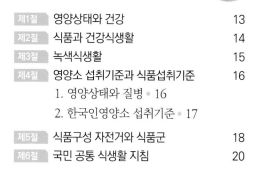

제13장
소화기 질환과 골격계 질환

제12장
심혈관계 질환

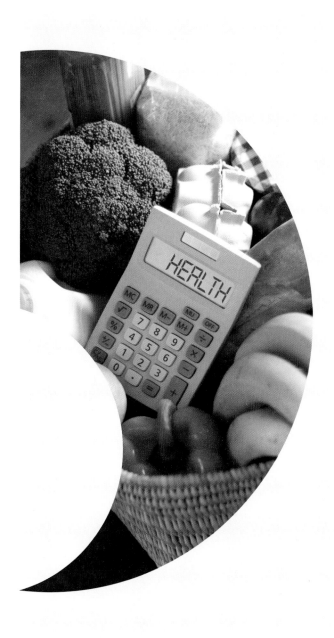

01

식생활과
건강

식생활과 건강

식생활이란 인간이 생명을 유지하고 성장에 필요한 영양분을 공급받기 위하여 음식을 먹는 행위이며 인간의 생존을 위한 필수조건이다. 수명 100세 시대에 살고 있는 현대인들은 하루 3끼니의 식사를 통하여 평생 10만 번 가량의 식사를 하게 된다. 그러나 현대의 식생활은 기아를 면하기 위해 먹었던 과거를 거쳐서 풍요로운 식생활을 즐기면서 영양과잉이나 영양불균형으로 인한 질병발생이나 수명에 영향을 미치고 있다. 최근의 사망원인 통계를 보면 **그림1-1**과 같이 암, 심장질환, 뇌혈관질환, 고의적 자해, 폐렴, 간질환, 당뇨병, 만성 하기도질환, 고혈압성 질환 등의 순으로 자살과 운수사고를 빼면 모두 영양과잉이나 식생활의 불균형과 매우 관련이 깊다고 할 수 있다.

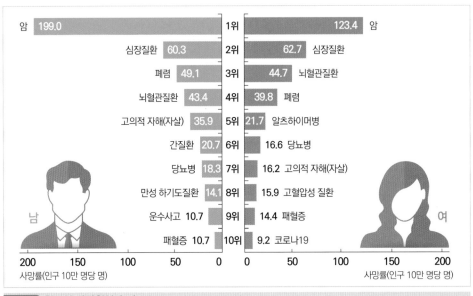

	남	순위	여	
암	199.0	1위	123.4	암
심장질환	60.3	2위	62.7	심장질환
폐렴	49.1	3위	44.7	뇌혈관질환
뇌혈관질환	43.4	4위	39.8	폐렴
고의적 자해(자살)	35.9	5위	21.7	알츠하이머병
간질환	20.7	6위	16.6	당뇨병
당뇨병	18.3	7위	16.2	고의적 자해(자살)
만성 하기도질환	14.1	8위	15.9	고혈압성 질환
운수사고	10.7	9위	14.4	패혈증
패혈증	10.7	10위	9.2	코로나19

사망률(인구 10만 명당 명)   사망률(인구 10만 명당 명)

그림1-1 한국인 사망원인 순서(통계청 e-나라지표, 2021년)

제1절 영양상태와 건강

개인의 건강과 영양 상태는 섭취한 음식의 양과 질에 따라 좌우되므로 개인의 건강과 영양상태가 국민의 건강과 영양상태를 결정하게 된다. 과거에는 식량 부족으로 인한 영양결핍의 해결이 국가적인 과제였으나 현대에는 영양과잉과 불균형으로 질환의 해결이 개인과 국가의 가장 큰 과제가 되었다. 과거 수천년 동안 식량부족시대를 거쳤던 우리나라는 지난 수십년 내에 식량과잉과 서구화된 식습관 및 영양불균형으로 인하여 비만, 당뇨, 고지혈증, 암 등의 만성퇴행성 질병의 발병률이 높아졌다. 영양불균형 즉, 영양결핍과 영양과잉으로 인한 질병발생은 그림1-2 와 같다.

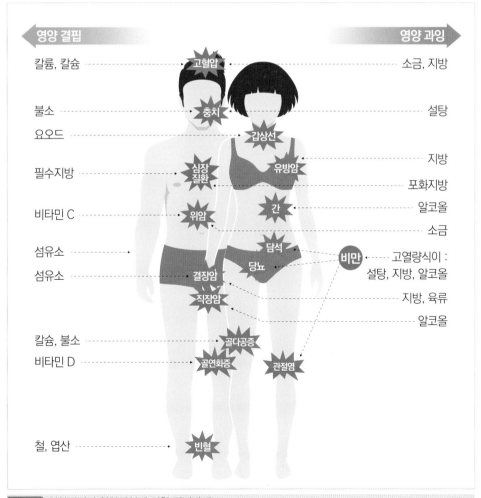

영양 결핍

칼륨, 칼슘
불소
요오드
필수지방
비타민 C
섬유소
섬유소
칼슘, 불소
비타민 D
철, 엽산

영양 과잉

소금, 지방
설탕
지방
포화지방
알코올
소금
고열량식이 :
설탕, 지방, 알코올
지방, 육류
알코올

고혈압, 충치, 갑상선, 심장질환, 유방암, 위암, 간, 담석, 당뇨, 비만, 결장암, 직장암, 골다공증, 골연화증, 관절염, 빈혈

그림1-2 영양결핍과 영양과잉에 의한 질병발생

식품과 건강식생활

우리나라의 식품위생법에 의하면 "식품이란 모든 음식물을 말하며 의약품으로 섭취되는 것을 예외로 한다"고 하였고, FAO/WHO의 식품영양규격위원회에 의하면 "식품이란 인간이 섭취할 수 있도록 완전 가공 또는 일부 가공한 것 또는 가공하지 않아도 먹을 수 있는 모든 재료를 말하며, 음료 종류와 껌 종류도 여기에 포함된다. 또한 식품을 제조·가공하는데 사용된 어떤 재료도 식품이 될 수 있으나 담배류를 비롯하여 화장품용, 의약용으로 사용된 것은 포함시키지 않는다."고 하였다.

식품의 기능은 생명유지기능 외에도 감각기능과 생체조절기능이 있다 그림1-3 . 현재의 식생활은 기아를 면하기 위해 먹던 과거와 달리 선택하고 즐기는 식생활 자체로 변화되면서 인간의 생활과 건강에 좋지 않은 결과뿐만 아니라 질병발생 등의 문제도 일으키게 되었으므로 현명한 식생활 선택이 매우 중요하게 되었다. 현재 세계 각국에서는 수명연장에 따른 인구의 노령화, 비만, 암, 심장병, 고혈압 등의 성인병이 중대한 관심사가 되고 있으며, 음식을 통해 적극적으로 건강을 유지하려는 풍조가 높아지고 있다. 이에 맞추어 최근의 식품산업도 전통적 식품에 타 기술을 융복합시켜 가치를 높인 고부가가치의 식품으로 식품 안전, 건강, 웰빙 등의 소비트렌드에 맞추어 발전하고 있다 그림1-4 .

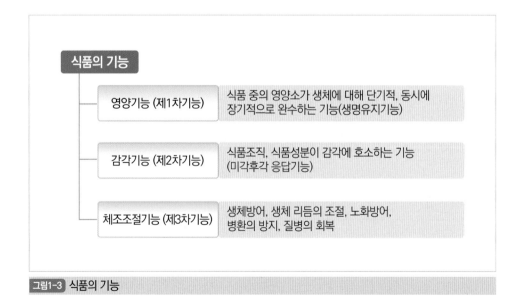

식품의 기능

| 영양기능 (제1차기능) | 식품 중의 영양소가 생체에 대해 단기적, 동시에 장기적으로 완수하는 기능(생명유지기능) |

| 감각기능 (제2차기능) | 식품조직, 식품성분이 감각에 호소하는 기능 (미각후각 응답기능) |

| 체조조절기능 (제3차기능) | 생체방어, 생체 리듬의 조절, 노화방어, 병환의 방지, 질병의 회복 |

그림1-3 식품의 기능

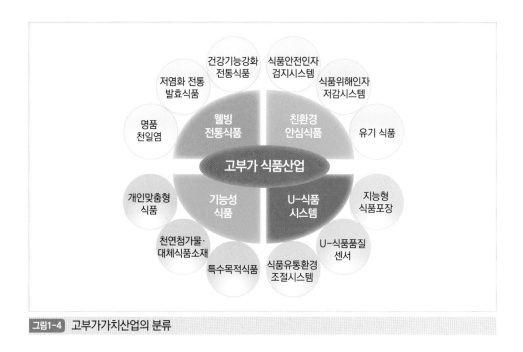

그림1-4 고부가가치산업의 분류

제3절　녹색식생활

　녹색식생활이란 식품의 생산에서
소비까지 전 과정에서 에너지와 자
원의 사용을 줄이고, 영양학적으로
우수한 한국형 식생활을 실천하며
다양한 식생활 체험을 바탕으로 자
연과 타인에 대한 배려와 감사를 실
천하는 식생활을 말한다. 온실가스
의 생산과 오염물질의 배출을 최소
화하는 식생활은 영양, 맛, 가격 뿐
아니라 환경과 식문화를 고려한 것

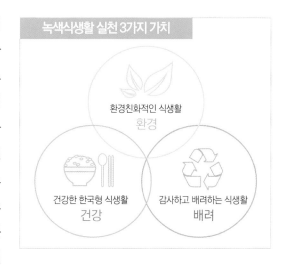

이다. 친환경 농수산물의 생산과 이용, 슬로우푸드나 제철음식의 이용은 건강에 도
움이 되며, 수입농산물에 비하여 근거리에서 공급되므로 방부제 등의 유해성분을 첨
가할 필요가 없기 때문에 신선도와 안전성에도 유익하다. 그밖에 간소한 상차림, 남
는 음식 줄이기, 전통식생활 문화의 계승과 발전 등도 녹색식생활 실천에 포함된다.

녹색식생활은 지역 농수산물의 소비와 촉진으로 식품산업의 육성에 기여하고 건강음식인 한식의 확산, 친환경 농수산물의 소비촉진, 음식물 쓰레기 절감 등으로 국민건강증진과 환경개선에 기여할 것으로 기대된다.

영양학적으로 우수한 한국형 식생활이란 밥과 다양한 반찬을 곁들인 식사로 채소, 두부 등의 콩 제품을 자주 섭취하고 김치 등의 다양한 발효식품을 섭취하는 식사이며 식이섬유, 불포화지방산, 피토케미칼이 풍부하여 비만, 고혈압, 당뇨 등 생활습관병의 예방에 우수한 식사이다.

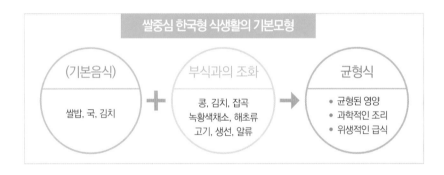

제4절 영양소 섭취기준과 식품섭취기준

1. 영양상태와 질병

개인의 영양상태는 모든 영양소가 적절히 공급되는 양호한 상태에서 심각한 영양결핍증이나 영양과잉증으로 변화되지 않는다. 바람직한 영양상태는 신체필요량에 충족되고 체내에 영양소가 약간 저장되어 있는 정도이다. 영양결핍증이나 영양과잉증은 준영양결핍 또는 준영양과잉상태를 거쳐 장기간 동안 영양불균형이 지속되어 임상증상을 나타낸다. 영양결핍이 되면 체내저장량이 고갈되고 효소의 활성이 저하되며 대사과정에 문제가 생기며 이러한 영양결핍이 지속되면 피부, 머리카락, 손톱, 구강 등에 임상증상이 나타난다. 반면에 영양과잉상태가 지속되면 체내에 일부 영양소가 과다하게 저장되어 과잉증을 유발한다 그림1-5 .

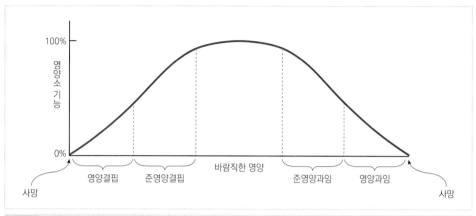

그림1-5 영양소의 기능과 영양상태

2. 한국인영양소 섭취기준

영양소 섭취기준은 국민의 건강증진 및 질병예방을 목적으로 에너지 및 각 영양소의 적정 섭취량을 나타낸 것이다. 영양소 섭취기준에는 평균필요량과 권장섭취량, 충분섭취량, 상한섭취량이 있다. 인체 필요량에 대한 과학적인 근거가 있을 경우에는 평균필요량과 권장섭취량을 제정하고, 근거가 충분하지 않은 경우에는 충분섭취량을 제정하며, 과잉섭취로 인한 유해영향에 대한 근거가 있는 경우에는 상한 섭취량을 제정한 것이다 **그림1-6** . 한국인영양소 섭취기준 중 남녀성인의 주요영양소의 영양섭취기준은 **표1-1** 과 같다.

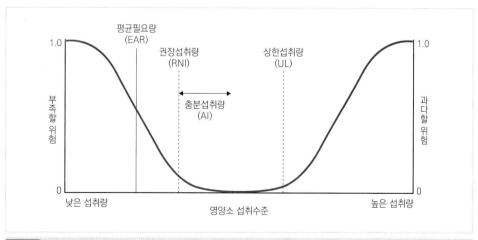

그림1-6 영양소 섭취기준

표1-1 한국 성인 남녀(19~29세)의 주요 영양소의 영양섭취기준

	남자					여자				
	평균 필요량	권장 섭취량	충분 섭취량	목표 섭취량	상한 섭취량	평균 필요량	권장 섭취량	충분 섭취량	목표 섭취량	상한 섭취량
에너지(kcal/일)	2,600	–	–	–	–	2,100	–	–	–	–
총수분(mL/일)	–	–	2,600	–	–	–	–	2,100	–	–
단백질(g/일)	50	65	–	–	–	45	55	–	–	–
비타민A(μgRAE/일)	570	800	–	–	3,000	460	650	–	–	3,000
비타민D(μg/일)	–	–	10	–	100	–	–	10	–	100
비타민E(mg α–TE/일)	–	–	12	–	540	–	–	12	–	540
비타민K(μg/일)	–	–	75	–	–	–	–	65	–	–
비타민C(mg/일)	75	100	–	–	2,000	75	100	–	–	2,000
티아민(mg/일)	1.0	1.2	–	–	–	0.9	1.1	–	–	–
리보플라빈(mg/일)	1.3	1.5	–	–	–	1.0	1.2	–	–	–
니아신(mg NE[1]/일)	12	16	–	–	35	11	14	–	–	35
비타민B$_6$(mg/일)	1.3	1.5	–	–	100	1.2	1.4	–	–	65
엽산(μgDFE/일)	320	400	–	–	1,000	320	400	–	–	1,000
비타민B$_{12}$(μg/일)	2.0	2.4	–	–	–	2.0	2.4	–	–	–
판토텐산(μg/일)	–	–	5	–	–	–	–	5	–	–
비오틴(mg/일)	–	–	30	–	–	–	–	30	–	–
칼슘(mg/일)	650	800	–	–	2,500	530	700	–	–	2,500
인(mg/일)	580	700	–	–	3,500	580	700	–	–	3,500
나트륨(mg/일)	–	–	1,500	2,000	–	–	–	1,500	2,000	–
염소(mg/일)	–	–	2,300	–	–	–	–	2,300	–	–
칼륨(mg/일)	–	–	3,500	–	–	–	–	3,500	–	–
마그네슘(mg/일)	295	350	–	–	350[2]	235	280	–	–	350
철(mg/일)	8	10	–	–	45	11	14	–	–	45
아연(mg/일)	8	10	–	–	35	7	8	–	–	35
구리(μg/일)	600	800	–	–	10,000	600	800	–	–	10,000
요오드(μg/일)	95	150	–	–	2,400	95	150	–	–	2,400

자료_ 한국영양학회(2015)

1) 1mg NE(니아신 당량) = 1mg 니아신 = 60mg 트립토판, 2) 식품 외 급원의 마그네슘

제5절 식품구성 자전거와 식품군

식품구성자전거는 건강을 유지하기 위해서 균형 잡힌 식단과 규칙적인 운동이 중요함을 전달하고자 하여 제작한 식사모형이다. 자전거는 균형잡힌 식사와 적절한 운동을 통한 비만 예방의 개념을 나타내고 있다. 적당한 수분섭취의 중요함을 강조하기 위하여 자전거의 앞바퀴에 물이 담긴 컵을 표시하였다. 뒷바퀴는 5개의 식품군에 맞게 권장식사패턴의 섭취횟수와 분량에 비례하도록 면적을 배분하였다 **그림1-7** .

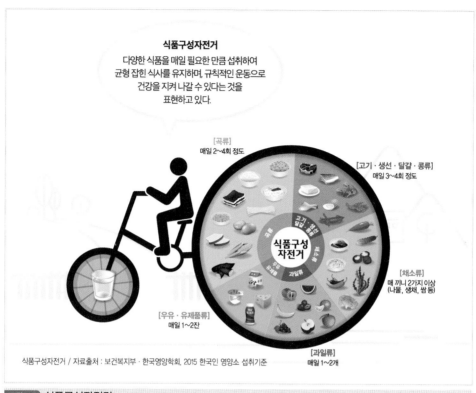

식품구성자전거 / 자료출처 : 보건복지부·한국영양학회, 2015 한국인 영양소 섭취기준

그림1-7 식품구성자전거

*각 식품은 1인 1회 분량임 표1-3

표 1-2 식품군의 분류

식품군	식품종류	주요 영양소
곡류군	곡류, 면류, 빵류, 떡류, 묵류, 가공 시리얼류, 과자류	탄수화물
고기, 생선, 달걀 및 콩류	육류, 어패류, 난류, 콩류 및 콩제품	단백질, 지질
채소류	채소류, 해조류	비타민, 무기질, 식이섬유
과일류	과일류	비타민, 무기질, 식이섬유
우유, 유제품류	우유, 치즈, 아이스크림, 요구르트	단백질, 칼슘
유지, 당류	유지류, 당류(음료수, 사탕, 초콜릿 등)	지질, 단순당질

식품군은 식품성분표에 제시된 식품들을 영양소함량, 식품분류체계 및 한국인의 대표적인 식사패턴을 고려하여 곡류, 고기·생선·달걀·콩류, 채소류, 과일류, 우유·유제품류, 유지·당류 등 6가지로 분류하였다 표1-2.

표1-3 식품군별 대표 식품의 1인 1회 분량

식품군	1인 1회 분량					
곡류	밥 1공기 (210g)	백미 (90g)	국수 1대접 (건면 100g)	냉면국수 1대접 (100g)	떡국용 떡 1인분 (30g)	식빵 2쪽 (100g)
고기, 생선, 달걀 및 콩류	육류 1접시 (생 80g)	닭고기 1조각 (생 60g)	생선 1토막 (생 60g)	콩 (20g)	두부 2조각 (생 80g)	달걀 1개 (60g)
채소류	콩나물 1접시 (생 70g)	시금치나물 1접시 (생 70g)	배추김치 1접시 (생 40g)	오이소박이 1접시 (생 60g)	버섯 1접시 (생 30g)	물미역 1접시 (생 30g)
과일류	사과(중) 1/2개(100g)	귤(중) 1개(100g)	참외(중) 1/2개(200g)	포도 13송이 (100g)	수박 1쪽 (200g)	오렌지주스 1/2컵(100g)
우유·유제품류	우유 1컵 (200g)	치즈 1장 (20g)	호상요구르트 1/2컵(100g)	액상요구르트 3/4컵(150g)	아이스크림 1/2컵(100g)	
유지·당류	식용류 1작은술(5g)	버터 1작은술 (5g)	마요네즈 1작은술(5g)	커피믹스 1회 (12g)	설탕 1큰술 (10g)	꿀 1큰술 (10g)

*치즈 1인 1회 분량 에너지는 다른 우유·유제품류 1인 1회 분량 에너지의 1/2이므로 식단 작성 시 0.5회 분량으로 간주함.

자료_ 한국인 영양섭취기준, 한국영양학회, 2010.

제6절 ## 국민 공통 식생활 지침

비만, 당뇨, 고혈압 등 만성질환이 증가함에 따라, 이와 밀접한 관련이 있는 식생활을 개선하기 위해 보건복지부, 농림축산식품부, 식품의약품안전처가 공동으로 국민의 건강하고 균형잡힌 식생활 가이드라인을 제시하는 「국민 공통 식생활 지침」을 제정·발표하였다(2016년 4월 8일). 국민 공통 식생활 지침은 균형있는 영양소 섭취, 올바른 식습관 및 한국형 식생활, 식생활 안전 등을 종합적으로 고려한 것으로 그 내용은 그림1-8 과 같다.

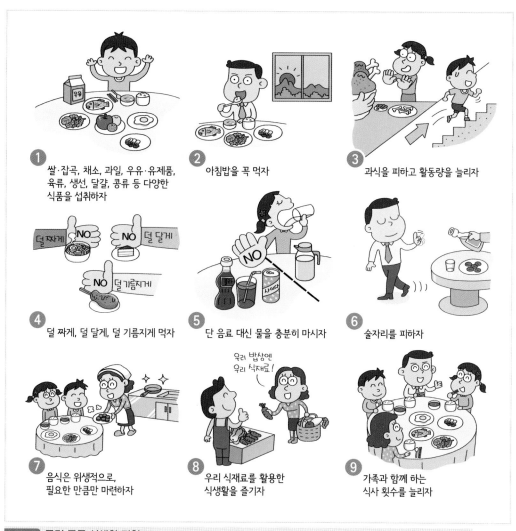

① 쌀·잡곡, 채소, 과일, 우유·유제품, 육류, 생선, 달걀, 콩류 등 다양한 식품을 섭취하자

② 아침밥을 꼭 먹자

③ 과식을 피하고 활동량을 늘리자

④ 덜 짜게, 덜 달게, 덜 기름지게 먹자

⑤ 단 음료 대신 물을 충분히 마시자

⑥ 술자리를 피하자

⑦ 음식은 위생적으로, 필요한 만큼만 마련하자

⑧ 우리 식재료를 활용한 식생활을 즐기자

⑨ 가족과 함께 하는 식사 횟수를 늘리자

그림1-8 **국민 공통 식생활 지침**

자료_ 보건복지부, 농림축산식품부, 식품의약품안전처, 4.8.2016.

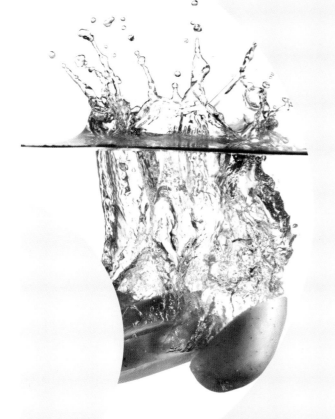

물,
탄수화물

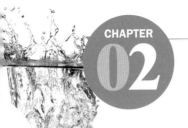

CHAPTER 02

물, 탄수화물

물(수분)은 그림2-1 과 같이 인체의 구성분의 약 2/3 가량을 차지하며, 생명유지에 매우 필수적인 영양소로 에너지를 공급하지는 않으나 탄수화물, 단백질, 지방질, 비타민 및 무기질과 더불어 6대 영양소로 분류하기도 한다.

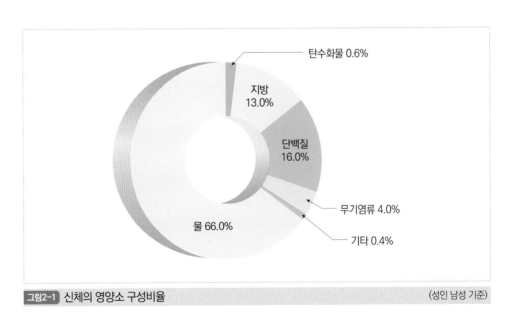

탄수화물 0.6%
지방 13.0%
단백질 16.0%
무기염류 4.0%
기타 0.4%
물 66.0%

그림2-1 신체의 영양소 구성비율 (성인 남성 기준)

1. 물의 기능

물은 인체에 다양한 작용을 한다 그림2-2 .

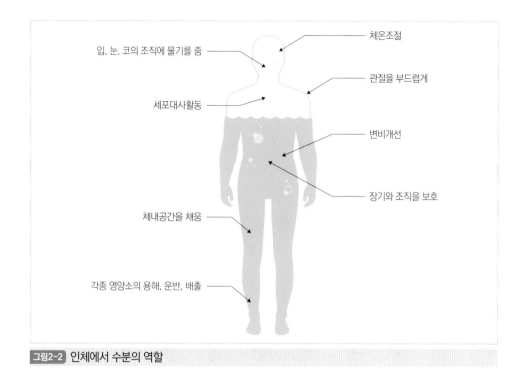

체온조절

입, 눈, 코의 조직에 물기를 줌

관절을 부드럽게

세포대사활동

변비개선

장기와 조직을 보호

체내공간을 채움

각종 영양소의 용해, 운반, 배출

그림2-2 인체에서 수분의 역할

1) 체온조절

심한 노동이나 운동으로 열이 발생하여 체온이 높아진다. 이때 급격한 체온상승을 억제하기 위하여 피부에서 땀을 흘리고 수분의 기화열로 체온이 발산되어 열 발산이 효율적으로 이루어진다. 1L의 수분이 땀으로 증발되면 약 600kcal의 에너지가 소모된다. 또한 순환계를 통하여 수분이 신체에 열을 전달하여 체온을 36.5℃로 유지할 수 있다.

2) 윤활제와 완충제 역할

신체가 외부로부터 충격을 받으면 인체의 수분이 쿠션역할을 하여 갑작스런 충격을 완화시켜준다. 관절에 함유된 물은 관절을 부드럽게 움직일 수 있게 하며 연골과 뼈의 마모를 완화시킨다. 타액과 소화액, 호흡기관의 점막에서 분비되는 점액의 수분도 윤활제 역할을 한다. 안구의 수정체, 임신부의 양수 등은 외부 충격으로부터 조직을 보호해준다.

3) 소화·흡수에 관여

수분은 음식의 소화와 흡수를 돕는다. 성인의 경우 1일 평균 타액은 1.2~1.5L, 위액은 1.2~2.5L, 담즙은 0.5~1.1L, 장액은 0.7~3.0L, 체액은 0.7~1.0L가 분비되며 이들 소화액 중의 효소에 의하여 영양소가 가수분해되어 음식물의 소화·흡수를 돕는다.

4) 체조직의 구성분

신생아의 경우 체중의 75%, 성인 남자는 체중의 60%, 여성과 노인은 50% 수준의 수분을 함유하고 있다. 신체의 각 조직마다 수분 함량이 다른데 근육은 약 70%, 골격은 약 25%, 지방조직은 약 20%를 함유하고 있다.

5) 운반작용

수분은 혈액의 주요 구성분으로 영양소를 용해시켜 세포로 운반하며 대사과정에서 생성된 노폐물을 소변의 형태로 신장, 폐, 피부 등을 통화여 체외로 배출시킨다.

6) 전해질 균형과 화학반응에 관여

체수분에 녹아있는 전해질은 체액의 pH와 삼투압을 조절한다. 물은 용매로서 체내 대사과정에서 일어나는 화학반응에 관여하여 반응 속도를 조절하거나 반응이 원활하게 이루어지도록 조절한다. 건강한 사람은 수분섭취량과 배설량이 균형을 이루므로 체액의 양과 성분이 항상성(homeostasis)을 유지하게 된다.

2. 체내수분의 평형

성인의 수분요구량은 에너지 1kcal를 연소할 때 대략 1mL가 필요한데 1일 2,500kcal를 섭취할 경우 1일 2,500mL의 물이 필요하게 된다. 성인은 섭취한 수분과 동일한 양이 배설하므로 섭취와 배설의 균형이 이루어진다. 체내 수분량이 항상성을 유지하기 위해서는 수분의 섭취와 배설 간에 균형이 유지되어야 하는데, 균형이 상실되어 체내에 수분이 과다하게 보유되면 부종이나 복수가 나타나고, 반대로 배설이 증가하거나 섭취가 부족하게 되면 탈수증세가 나타날 수 있다.

1) 수분공급

수분의 공급원으로는 음료수와 식품 중 함유된 수분 외에도 신체의 에너지대사과 정에서 생기는 대사수가 있다 그림2-3 . 체내로 들어오는 수분의 약 56%는 음료수의 형태로 1일 약 1.4L, 식품으로는 32% 수준인 약 800mL, 나머지 12%는 대사과정에 서 생성되는 산화수로 약 300mL이며 모두 합하면 1일 2.5L의 수분이 공급된다.

식품의 수분함량은 매우 다양한데, 음식 중에는 국, 찌개, 죽 등에 수분함량이 높다. 밥과 빵 등에는 35~46%, 육류와 어패류 등에는 50~60%, 채소와 과일에는 90% 내 외 함유되어 있다 그림2-4 . 열량영양소인 탄수화물, 단백질, 지방이 체내에서 연소되 면 탄산가스와 물을 생성한다. 당질, 단백질 및 지질 1g이 연소될 때 각각 0.6g, 0.41g 및 1.07g의 대사수를 생성한다.

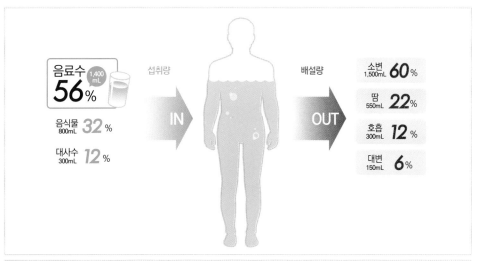

그림2-3 수분의 공급과 배설

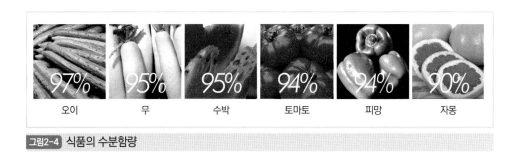

그림2-4 식품의 수분함량

2) 수분배설

체내의 수분은 소변, 피부, 호흡 및 대변을 통하여 배설된다. 이 중 약 60% 정도가 소변을 통하여 배설되면 34% 정도가 피부와 폐를 통하여 기화되고, 대변을 통하여 나머지 소량의 수분이 배설된다.

3) 수분평형

신체의 체액량이 일정하게 유지되는 것은 체내 수분섭취량에 맞추어 수분배설량이 조절되기 때문이다. 체내에 수분섭취량이 적을 때 뇌하수체후엽에서 항이뇨호르몬 (antidiuretic hormone; ADH)이 분비되어 신세뇨관에서 수분의 재흡수를 증가시킨 다. 반면에, 다량의 수분을 섭취하면 세포외액량이 증가하고, 이로 인하여 전해질 농 도가 낮아지면 항이뇨호르몬의 분비가 억제되어, 신장에서 소변을 더 만들어 체외로 배설시킨다.

3. 수분대사 이상

1) 탈수

물을 충분히 마시지 못하거나 장기간 계속하여 설사와 구토로 수분 배설이 증가 하면 수분량의 균형이 깨지고 탈수가 일어난다. 탈수가 지속되면 혈액량이 감소하고 혈압이 저하되며, 신체 수분량이 체중의 1~2% 손실되면 갈증을 느끼고, 3~4% 손실 되면 근육피로와 식욕저하, 12%가 손실되면 무기력에 빠지고 근육경련과 함께 신장 기능이 저하하며 20%이상 손실되면 혼수상태가 되고 사망에 이르게 된다 그림2-5 .

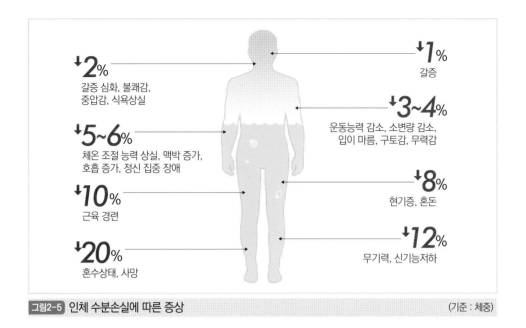

그림2-5 인체 수분손실에 따른 증상   (기준 : 체중)

한편 만성적인 탈수가 신체에 미치는 영향은 **그림2-6**과 같다.

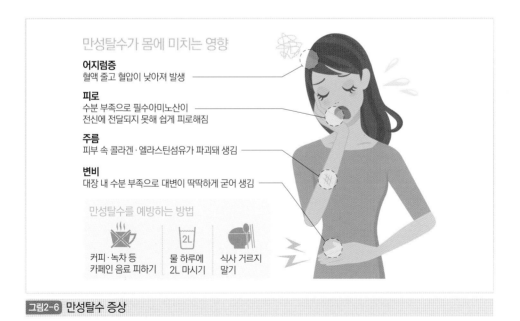

그림2-6 만성탈수 증상

2) 수분중독증

과도한 수분섭취는 전해질 부족을 유발하고, 세포외액의 수분이 세포 내로 들어가거나 세포 내액의 칼륨이 세포외액으로 이동하여 근육경련, 착란 및 사망에까지 이르게 된다. 혈중나트륨 농도가 저하되어 나타나는 수분중독증은 그림2-7 과 같다.

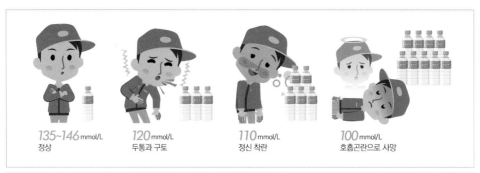

135~146 mmol/L
정상

120 mmol/L
두통과 구토

110 mmol/L
정신 착란

100 mmol/L
호흡곤란으로 사망

그림2-7 수분중독으로 인한 혈중 나트륨 농도에 따른 중독증

3) 부종 및 복수

장기간 단백질의 섭취가 부족한 경우, 혈관 내 단백질의 함량이 낮아지고 삼투압이 저하되어서 조직으로 수분이 이동하여서 부종(edema)증상을 유발한다 그림2-8 . 즉, 혈액에 전해질이나 단백질이 부족하므로 혈액 중의 수분이 혈액을 빠져나가 체조직 사이에 과도하게 머물게 된다. 나트륨을 과잉으로 섭취하여도 삼투압이 높아지고 신체는 이를 낮추기 위해 체내에 수분을 축적시키므로 부종이 유발된다. 간질환으로 간의 문맥압이 상승하면 문맥고혈압과 더불어 혈장 단백질이 낮아지는 저단백혈증이 되면 복강 내에 수분이 고여서 복수(ascites)가 발생할 수 있다.

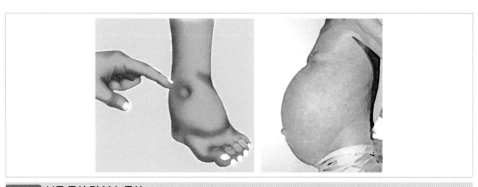

그림2-8 부종 증상 및 복수 증상

4. 수분섭취 현황

국민건강영양조사(2014년)에 의하면 우리나라 국민은 1인 평균 960mL/일 즉, 1일 평균 약 5컵의 물을 마시는 것으로 나타났다. 한국인 영양소섭취기준의 성인 남녀별 수분으로 충분 섭취량은 4~5컵/일이다. 성인 남성이 섭취해야 하는 총수분량은 2,100~2,600mL/일이지만 음식물을 통해 1,100~1,400mL/일을 섭취하고 있으므로, 물이나 음료로 따로 섭취해야 하는 양은 1,000~1,200mL/일이다. 이 중 물이나 음료로 따로 섭취해야 하는 수분의 양은 900~1,000mL/일 수준이므로 성인의 경우 매일 4~5컵의 물을 마시면 충분하다. 한국성인 남녀의 수분의 충분섭취량은 표2-1과 같이 하루에 음식으로 섭취하는 수분량에 액체로 섭취하는 수분량을 합하여 산출하였다.

표2-1 한국성인의 1일 수분섭취기준

성별	연령(세)	수분(mL/일)				
		음식	물	음료	충분섭취량	
					액체	총수분
남자	19~29	1,400	975	34	1,200	2,600
여자	10~29	1,100	766	24	1,000	2,100

제2절 탄수화물

탄수화물(carbohydrates) 또는 당질은 탄소(C), 수소(H), 산소(O)로 구성되어 있으며 광합성에 의하여 식물의 엽록소에서 태양에너지를 이용하여 공기 중의 이산화탄소와 토양 중의 물로 부터 생합성된다 그림2-9. 탄수화물은 체내에서 중요 에너지원으로 이용될 뿐만 아니라 단백질, 지방, 핵산과 같은 생체성분의 합성재료로 이용된다. 탄수화물은 그림2-10과 같이 분류한다.

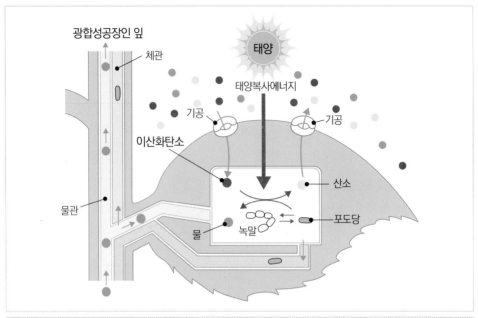

그림2-9 광합성에 의한 탄수화물의 합성

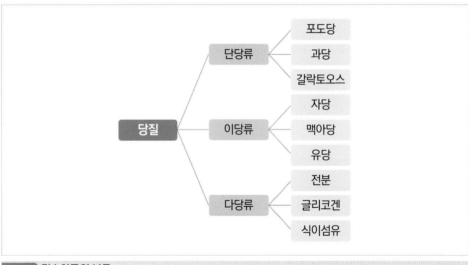

그림2-10 탄수화물의 분류

1. 단당류

단당류는 더 이상 가수 분해되지 않고 물에 잘 녹으며 탄소수에 따라 3탄당~7탄당이 있는데 영양상 중요한 것은 5탄당과 6탄당이다.

1) 포도당

포도당(glucose)은 광합성에 의하여 최초로 생합성되고 자연계에 가장 풍부하게 존재하는 당으로 과일 특히 포도에 다량 함유되어 있으며, 전분(starch)이나 글리코겐(glycogen)의 가수분해과정에서도 얻어진다. 포도당은 사람의 혈액 중에 0.1%(=100mg%) 함유되어 있으며 두뇌와 적혈구의 중요 에너지원으로 이용된다. 성인의 두뇌와 적혈구에 필요한 포도당은 180g/일 수준이다. 탄수화물을 과잉 섭취하면 가수분해 된 여분의 포도당이 간이나 근육 중에 글리코겐으로 저장되며 그 이상의 과잉분은 지방으로 전환되어 체지방으로 저장된다.

2) 과당

과당(fructose)은 과일과 꿀에 많이 함유되어 있고 자연계에 존재하는 당질 중에서 가장 단맛이 강하다 그림2-11. 과당은 동물성 식품에는 함유되어 있지 않으며 인체 내 소장에서 포도당과 같이 흡수되어 간에서 포도당으로 전환된다.

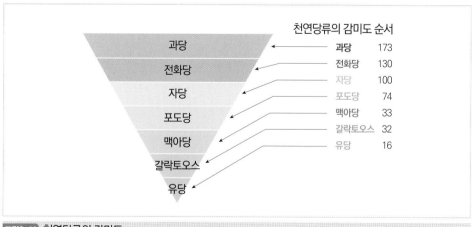

천연당류의 감미도 순서	
과당	173
전화당	130
자당	100
포도당	74
맥아당	33
갈락토오스	32
유당	16

그림2-11 천연당류의 감미도

3) 갈락토오스

갈락토오스(galactose)는 자연계에는 유리상태로 거의 존재하지 않으며 포도당과 결합하여 유당(lactose)으로 유즙 중에 존재한다. 지질과 결합하여 영유아의 뇌, 신경의 구성분인 세레브로시드(cerebroside)를 만들고 두뇌 성장에 매우 중요한 역할을 한다. 갈락토오스는 물에 잘 녹지 않으며 특수효모로만 발효된다. 갈락토오스로 구성된 다당류인 갈락탄(galactan)은 해조류에 많은데 체내에서 가수분해되지 않으므로 열량가가 매우 낮다.

 Point 세레브로시드(cerebroside)

당에 세라미드(seramide)가 결합된 당지질로 세포막의 구조, 세포와 세포, 세포와 기질 상호관계, 성장과 분화에서의 역할, 항체, 세균, 바이러스에 대한 수용체 역할을 한다.

2. 이당류

단당류가 2분자가 결합한 것으로 영양상 중요한 이당류로는 자당, 맥아당 및 유당이 있다. 그림2-12

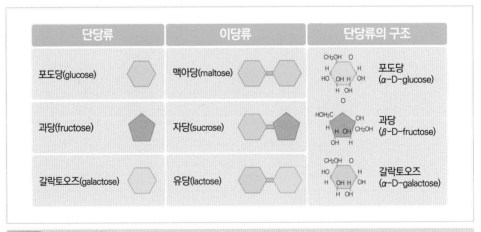

단당류	이당류	단당류의 구조
포도당(glucose)	맥아당(maltose)	포도당 (α-D-glucose)
과당(fructose)	자당(sucrose)	과당 (β-D-fructose)
갈락토오즈(galactose)	유당(lactose)	갈락토오즈 (α-D-galactose)

그림2-12 이당류의 결합

1) 자당

자당(sucrose)은 포도당과 과당이 각각 1분자씩 결합된 것으로 식물의 과즙, 잎, 줄기, 뿌리 등에 널리 분포하고 에너지를 제공한다. 사탕수수와 사탕무에 특히 많이 함유되어 있으며 이를 농축 가공한 설탕은 거의 100%가 자당으로 이루어져 있다. 자당은 효소나 산으로 가수분해하면 단맛이 더 강한 전화당(invert sugar)이 된다. 자당을 160℃ 이상 가열하면 카라멜화 반응을 일으켜 구수한 맛과 향을 제공한다.

Point

전화당(invert sugar)

자당이 산이나 효소인 invertase로 가수분해되어 포도당과 과당이 등량 혼합된 것으로 과당이 함유되어 있어서 설탕의 1.3배 정도로 단맛을 낸다. 과즙 중에는 효소가 함유되어 있는데 매실청 등은 자당을 전화당으로 만들어 과당이 함유되어 있으므로 단맛이 상승된다.

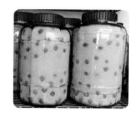

2) 맥아당

맥아당(maltose)은 포도당 2분자가 결합된 것으로 맥아(보리싹) 등의 발아 종자에 일부 함유되어 있고, 천연의 식품에는 거의 존재하지 않는다 그림2-13. 전분을 가수분해하는 아밀라아제(amylase)에 의하여 생성되며, 소화관 내에서는 말타아제(maltase)에 의하여 2분자의 포도당으로 쉽게 분해된다. 맥아당은 쉽게 소화·흡수되고 인체의 위벽을 자극하는 정도가 약해서 어린이나 노인에게 적합하다.

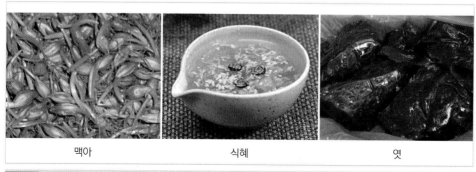

| 맥아 | 식혜 | 엿 |

그림2-13 **맥아당이 함유된 식품**

3) 유당

　유당(lactose)은 식물성 식품에는 존재하지 않으며 유즙에만 함유되어 있다. 소장 내 유당 가수분해효소인 락타아제(lactase)에 의하여 포도당과 갈락토오스로 분해된다. 우유에 유당이 4~5% 수준이 함유된 것에 비하여 모유에는 6~7% 정도 함유되어 있어 모유 특유의 향미를 제공한다. 유당은 영유아에게 소화·흡수가 잘되는 중요한 열량 공급원이며, 젖산균의 번식을 촉진시켜서 장내 정장작용을 하고, 영유아의 두뇌 발달에 관여하며, 칼슘의 흡수를 증진시킨다.

유당불내증(lactose intolerance)

소화액 중에 유당을 분해하는 락타아제(lactase)가 부족하게 되면 우유를 마시고 난 후 소화되지 못한 유당이 대장으로 이동하여 장내 세균에 의하여 분해되어 메탄, 탄산, 수소 등의 가스를 발생시켜 복부팽창, 장경련, 설사를 유발한다. 이를 유당불내증이라 한다. 이때는 유당이 들어있는 식품섭취를 피하고 칼슘섭취를 위하여 발효시킨 요구르트나 가공한 우유 및 치즈 등을 섭취하도록 한다.

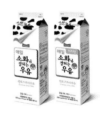

분유를 뜨거운 물에 타는 이유는?

우유에는 유당 함량이 모유에 비하여 낮기 때문에 영아용 조제분유에 유당을 첨가한다. 유당은 찬물에는 잘 녹지 않기 때문에 영아용 분유를 뜨거운 물에 넣어 흔들어 녹인 후 다시 식혀서 먹인다.

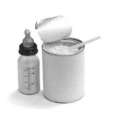

3. 올리고당

　올리고당은 단당류가 3~10개 결합한 것으로 당단백질이나 당지질의 구성성분이고 소화가 잘 되지 않으며 장내에서 비피더스균의 증식, 충치예방, 비만예방, 당뇨개선, 변비와 설사 개선 등의 효과가 있다. 대표적인 올리고당인 라피노오스(raffinose)는 포도당, 과당, 갈락토오스가 각각 1개씩 결합되어 있다.

Point 기능성올리고당

프락토올리고당, 갈락토올리고당, 자일로올리고당, 대두올리고당 등은 인체의 소화효소로 분해되지 않고 장내 세균인 비피더스균에 의해 발효된다. 이들 기능성 올리고당은 비피더스균의 증식을 촉진시키고, 충치예방, 혈청콜레스테롤 저하, 혈당개선, 항암효과 등의 생리기능이 있어 유아식이나 요구르트 등에 기능성식품 소재로 이용되고 프리바이오틱스의 대표적인 성분이다.

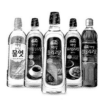

4. 다당류

1) 전분

전분(starch)은 중요한 에너지 공급원으로 단당류인 포도당이 다수 결합한 저장 형태이며 쌀, 밀, 옥수수 등의 곡류와 감자, 고구마 등의 서류, 콩류에 다량 함유되어 있다. 전분은 포도당의 결합구조가 각기 다른 아밀로오스(amylose)와 아밀로펙틴(amylopectin)으로 구성되어 있다 **그림2-14**. 아밀로오스는 포도당이 직선으로 결합되어 있는 긴 사슬모양이며 점성이 없다. 아밀로펙틴은 가지구조로 되어 있고 점성이 강하며 찹쌀, 찰옥수수와 같은 전분에 많이 들어있다.

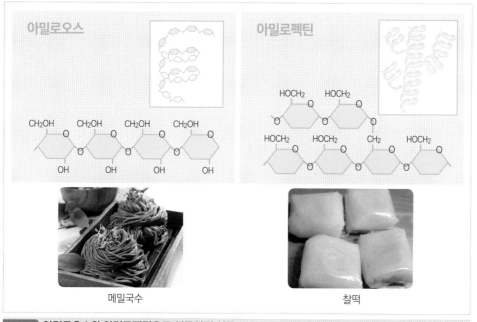

메밀국수 　　　　　 찰떡

그림2-14 아밀로오스와 아밀로펙틴으로 이루어진 식품

2) 덱스트린

덱스트린(dextrin)은 전분을 가수분해하면 전분의 길이가 짧아지고 맥아당으로 되기 이전의 중간 생성물을 말하며 호정이라고도 한다. 덱스트린은 전분을 고온에서 압력을 가하여 팽화시켜 전분의 사슬을 끊거나 곡류가 발아하는 과정에서도 생성된다 그림2-15. 덱스트린은 물에 쉽게 잘 녹으며 단맛이 증가하고 소화효소의 작용을 쉽게 받는다.

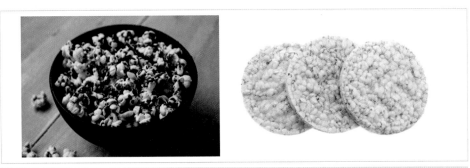

그림2-15 호정화로 전분의 구조가 짧아진 곡식 팽화물(뻥튀기)

3) 글리코겐

글리코겐(glycogen)은 동물의 간이나 근육에 저장되는 동물성 전분의 형태이다 그림2-16. 당질을 섭취하면 여분의 것은 글리코겐으로 합성되어, 성인의 경우 간에 약 100g, 근육에 약 250g 정도 저장된다. 글리코겐은 전분과 달리 찬물에도 잘 녹고 산이나 효소 작용으로 분해되어 포도당으로 분해된다. 간에 저장된 글리코겐은 혈당조절에 중요한 역할을 한다.

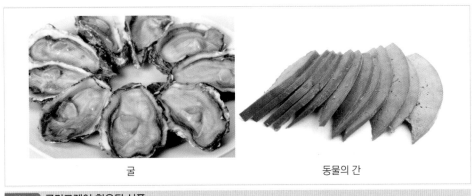

굴　　　　　　　　　　　동물의 간

그림2-16 글리코겐이 함유된 식품

5. 식이섬유

식이섬유(dietary fiber)는 인체의 소화효소로 분해되지 않는 성분으로 셀룰로오스, 헤미셀룰로오스, 펙틴, 검, 키틴, 뮤실리지 등의 탄수화물과 비탄수화물인 리그닌(lignin) 등을 통칭하는 말로 주로 식물성 식품에 함유되어 있다.

식이섬유는 배변량을 증가시켜 변비와 대장암의 예방, 당의 흡수지연으로 당뇨관리에 도움을 주며, 음식물의 위내 체류를 연장시켜 포만감을 준다 `그림2-17`. 식이섬유는 `표2-2`와 같이 수용성과 불용성으로 분류하는데, 특히 수용성 식이섬유는 혈청콜레스테롤 농도를 저하시켜 고지혈증, 동맥경화를 예방 및 치료하는 효과가 있으며 담즙산의 배설을 촉진시켜 담석의 생성을 방해한다. 한국인의 식이섬유섭취기준은 충분섭취량으로 19~29세 성인남자와 여자가 각각 25g/일 및 20g/일이다. 35g/일 이상의 고식이섬유 섭취는 미량영양소의 흡수를 방해하고 장에 불편을 준다. 식품 중의 식이섬유 함량은 `그림2-18`과 같다.

표2-2 식이섬유의 생리적 기능

분류	종류	급원식품	생리적 기능
수용성	펙틴, 검	사과, 감귤류, 바나나	• 위, 장의 통과 지연 • 포도당의 흡수지연 • 혈청콜레스테롤 농도저하
	일부 헤미셀룰로오스	보리, 귀리	
	뮤실리지(점액질)	해조류, 두류	
불용성	셀룰로오스, 일부 헤미셀룰로오스	식물의 줄기, 곡류의 겨층, 현미, 통밀, 호밀	• 배변량 증가, 배변촉진 • 분변의 통과시간 단축 • 중금속의 흡착배설 • 심장병 발생 억제 • 변비, 게실증 예방 및 치료
	리그닌	식물의 줄기	

셀룰로오스
(불용성 식이섬유소)

펙틴
(수용성 식이섬유소)

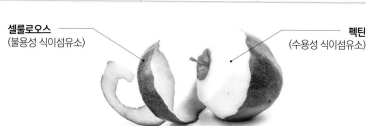

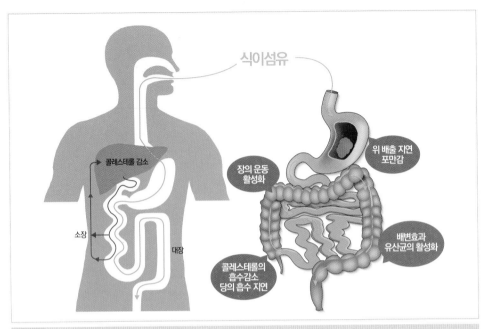

그림2-17 식이섬유의 효과

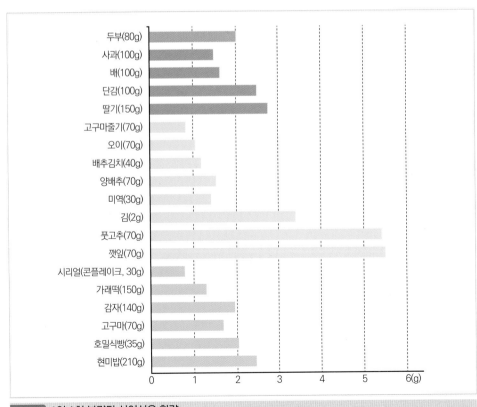

그림2-18 1인 1회 분량당 식이섬유 함량

6. 탄수화물의 소화와 흡수

탄수화물은 구강에서부터 소화가 이루어지며, 주로 소장에서 단당류로 분해된 후 흡수가 이루어진다 그림2-19. 타액 중의 타이알린(ptyaline)은 α-amylase인데, 전분을 작은 전분인 덱스트린으로 분해한다. 췌장에서 분비되는 효소인 아밀롭신(amylopsin)도 α-amylase로 전분과 덱스트린을 이당류인 맥아당으로 분해한다. 소장에서는 이당류인 자당, 맥아당, 유당이 각각 소장에서 분비되는 이당류 분해효소인 수크라아제, 말타아제 및 락타아제에 의해 단당류로 분해되어 문맥을 따라 간으로 흡수된다. 대장에서는 장내세균이 기능성 올리고당이나 수용성 식이섬유의 일부를 분해하여 짧은 지방산과 가스를 생성하며 이때 생성된 짧은 지방산은 에너지원으로 이용되기도 한다.

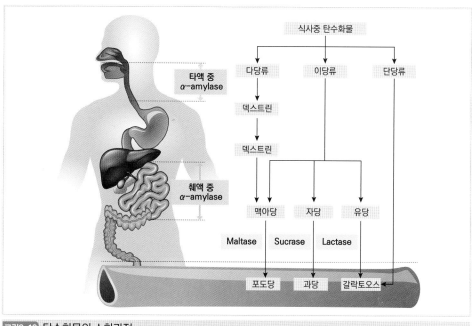

그림2-19 탄수화물의 소화과정

7. 탄수화물의 기능

1) 에너지원

인체의 세포는 포도당을 에너지원으로 이용한다. 탄수화물은 다른 열량영양소에 비하여 경제적이며 소화흡수율이 98%로 높고, 인체에 가장 빠르게 에너지를 공급해 준다. 당질은 4kcal/g의 에너지를 공급하는데, 당질이 연소되는 과정에서 비타민 B_1, B_2, B_3가 필요하다. 인체에 필요한 에너지의 55~65% 정도를 당질로부터 공급하는 것이 가장 바람직한 적정섭취수준이다.

2) 단맛과 향미제공

단당류와 이당류는 정도의 차이는 있으나 모두 단맛을 내고 따라서 식품의 맛을 높여서 영양섭취를 증가시키며 피로회복을 돕는다. 당류에는 에너지를 공급하는 영양감미료와 에너지는 공급하지 않고 단맛만 제공하는 인공감미료가 있다.

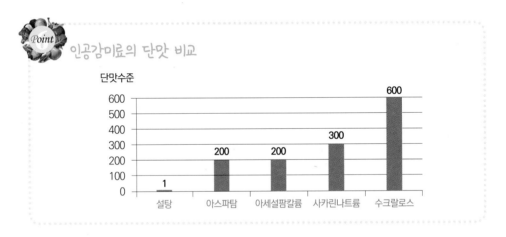

3) 단백질 절약작용

인체의 적혈구, 뇌, 신경세포 등은 포도당을 에너지원으로 사용하는데 탄수화물의 섭취가 결핍된 경우, 체단백질을 분해하여 포도당을 생합성한다. 그러므로 탄수화물을 충분히 섭취하면 체내 단백질이 포도당 생합성에 이용되는 일이 없으므로 단백질을 절약할 수 있다.

4) 지방질 대사에 관여

탄수화물은 지방의 산화에 필수이며 탄수화물이 제한되면 체지방이 분해될 때 완전히 산화되지 못하고 케톤체(keton body)를 생성한다. 케톤체가 혈액과 조직에 축적되면 호흡기를 통하여 배설되면서 호흡 중에 아세톤 냄새가 나며 식욕이 저하되고, 갈증과 다뇨가 있으며 뇌가 손상될 수 있다.

5) 식이섬유 제공

식사 중 당질 섭취를 통하여 식이섬유를 공급받는다. 식이섬유는 체내에서 분해되지 않고 대변으로 배설되는 성분으로 물을 흡수하여 장 내용물을 팽창시키고 연동운동을 촉진시키며 성인병의 예방에 중요한 역할을 한다.

8. 탄수화물의 혈당유지

건강한 사람은 공복 시의 혈당이 70~100mg%를 유지하도록 호르몬에 의하여 조절되어 항상성을 유지한다. 혈당 수준은 췌장에서 분비되는 인슐린(insulin)과 글루카곤(glucagon)에 의하여 조절된다. 인슐린은 세포 내에서 포도당의 이용을 촉진하고 포도당을 글리코겐으로 합성시켜 간과 근육에 저장시킨다. 혈당이 저하되면 글루카곤이 분비되어 간에 저장되어 있던 글리코겐을 분해하여 혈당을 상승시킨다 `그림2-20`.

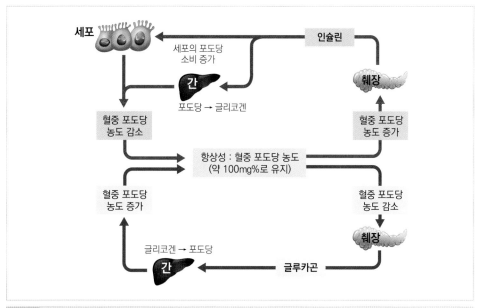

`그림2-20` 간과 췌장의 혈당 조절 기전

9. 탄수화물과 영양문제

1) 비만

당질의 과잉섭취는 여분의 당질이 지방으로 전환되어 비만을 유발한다. 뿐만 아니라 단순당질의 습관적 섭취는 탄수화물중독증을 유발하여 비만과 당뇨로 이어질 수 있다.

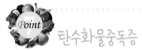 탄수화물중독증

빵과 과자 등의 정제된 당질의 과잉섭취는 소화와 흡수가 빨라 혈당을 급히 상승시킨다. 그로 인하여 인슐린의 분비를 유발시켜 혈당을 저하시키며 혈당저하로 신경이 예민해지고 무기력해진다. 그래서 다시 당질을 섭취하게 한다. 당중독증을 관리하기 위하여 조금씩 자주 섭취하고 혈당지수(GI)가 낮은 탄수화물로 골라 섭취한다. 단백질을 충분히 섭취하고 신맛의 식품을 섭취하여 식욕을 억제하고 숙면을 취하도록 한다.

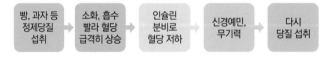

빵, 과자 등 정제당질 섭취 → 소화, 흡수 빨라 혈당 급격히 상승 → 인슐린 분비로 혈당 저하 → 신경예민, 무기력 → 다시 당질 섭취

2) 충치

정제된 당질식품은 구강 내 스트렙토코쿠스 뮤탄스(*Streptococcus mutans*)균의 증식을 촉진시키고, 이 세균이 치아에 부착되어 산을 형성하여 치아의 에나멜을 녹이고 치아의 하부구조를 파괴한다 그림2-21. 설탕 외에도 입안에서 쉽게 발효되는 전분, 단순당류와 콘시럽 등은 충치발생의 위험을 높인다. 당알코올인 자일리톨(xylitol)은 충치균을 이용하지 못하므로 충치예방 효과가 있다.

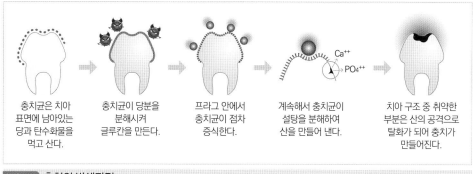

충치균은 치아 표면에 남아있는 당과 탄수화물을 먹고 산다.

충치균이 당분을 분해시켜 글루칸을 만든다.

프라그 안에서 충치균이 점차 증식한다.

계속해서 충치균이 설탕을 분해하여 산을 만들어 낸다.

치아 구조 중 취약한 부분은 산의 공격으로 탈화가 되어 충치가 만들어진다.

그림2-21 충치의 발생과정

3) 당뇨병

당뇨병(diabetes)은 인슐린의 분비부족이나 인슐린 수용체의 감도가 저하되어 포도당이 세포 안으로 들어가지 못하고 혈당 농도가 높아지고 포도당이 소변으로 배설되는 당질 대사장애이다. 당질의 과잉섭취는 체중을 증가시키고 인슐린 저항성을 높여서 당뇨의 원인이 된다(11장 참조).

10. 탄수화물의 영양섭취기준

2015년 한국인 영양섭취기준에는 당질의 섭취기준을 55~65%로 설정하고 있다.

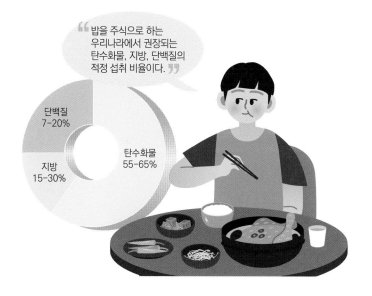

밥을 주식으로 하는 우리나라에서 권장되는 탄수화물, 지방, 단백질의 적정 섭취 비율이다.

단백질 7-20%

지방 15-30%

탄수화물 55-65%

11. 급원식품

탄수화물은 곡류, 과일, 빵류, 떡류, 국수류, 과자, 설탕, 꿀, 시럽, 잼, 젤리, 캔디 등에 다량 함유되어 있고, 동물의 젖에는 유당으로 존재한다. 곡류, 서류, 콩류, 채소류 등에는 전분과 식이섬유를 제공하여 복합당질의 형태로 존재하며, 가당우유, 잼, 젤리, 꿀, 설탕, 사탕 등에는 단순당이 다량 함유되어 있다.

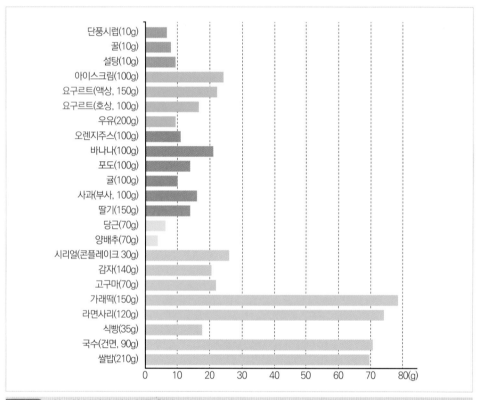

그림2-22 1인 1회 분량당 탄수화물 함량

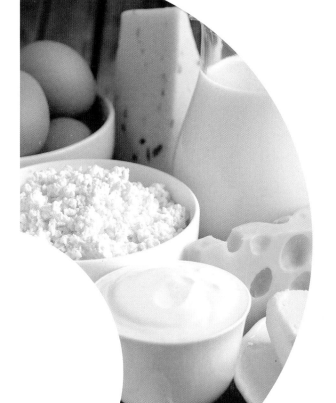

지방질,
단백질

CHAPTER 03

지방질, 단백질

제1절 **지방질**

　지방질(지질, lipid)은 인체의 모든 생리적 기관에 필수로 작용하는 영양소로, 기본 원소는 탄소(C), 수소(H), 산소(O)로 이루어져있다. 지방질은 물에 녹지 않으며 에테르, 벤젠, 클로로포름, 알코올 등과 같은 유기용매에 용해되고, 상온에서는 고체형태를 띄는 지방(fat)과 액체 형태를 띄는 기름(oil)이 있다. 지방질은 음식에 질감을 부드럽게 해주는 효과뿐만 아니라 맛과 향미를 높여준다. 탄수화물이나 단백질보다 열량 밀도가 높아서 현대인들의 지방질 섭취량 증가 추세는 비만, 암, 동맥경화증 및 심혈관질환 등과 같은 만성퇴행성 질환의 발병률을 높이는 원인으로 작용하고 있어 섭취하는 식품속의 지방질의 종류 및 섭취량에 관심을 가져야 한다 표3-1 .

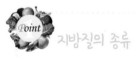

지방질의 종류

- **동물성 지방질** : 주로 포화지방산이 많아 실온에서 고체형태
  - 예외) 생선유는 다가불포화지방산이 많아 실온에서 액체형태
- **식물성 지방질** : 불포화지방산이 많아 실온에서 액체형태
  - 예외) 코코넛유와 팜유는 포화지방산이 많아 실온에서 고체형태

식품군	식품명	중량(g)	열량(kcal)	총지방질량(g)
표 3-1 식품속의 지방량				
곡류	쌀	100	349	4
	마늘빵	70	350	20
	크로아쌍	70	314	19
	라면	120	505	17
	스파게티	300	359	9
고기, 생선, 계란, 콩류	두부	80	70	5
	달걀	60	83	5
	치킨	100	288	18
	쇠고기 (생)	60	109	6
	삼겹살 (생)	60	209	16
	고등어 (생)	60	110	6
	연어 (생)	60	64	1
	꽁치 (생)	60	85	3
우유, 유제품	우유	200	122	7
	아이스크림 (유지방 12%)	100	212	12
	가공치즈	20	64	5
	요구르트 (액상)	100	65	0
유지류	버터	5	39	4
	마요네즈	10	70	8
	마가린	5	36	4
	쇼트닝	5	47	5
	올리브유	5	46	5
견과류	땅콩	10	58	5
	잣	5	32	3
기타	감자튀김	130	415	22
	햄버거	150	353	15
	피자	150	404	18

자료_ 식품안전나라 식품영양성분 DB

1. 지방질의 기능

우리의 건강을 유지하기 위해서 적당한 지방질 섭취가 필요하다. 식품속의 지방질과 우리 몸에서 지방질이 하는 여러 가지 역할은 생체 구조를 형성하고 우리가 살아가는데 필요한 에너지를 제공하며, 우리 몸을 보호하고 우리의 입맛을 높여주는 중요한 작용 등을 한다 **표 3-2** .

표3-2 지방질의 유용성

■ 인체 내 지방질 역할

- 에너지 저장 : 중성지방은 인체 내 에너지 저장의 중요한 형태이다.
- 에너지 보존 : 아프거나 식사를 제대로 못할시 우리 몸의 연료로 사용된다.
- 장기 보호 : 지방은 우리 몸속 장기들을 외부 충격으로부터 보호한다.
- 절연 역할 : 피부 밑에 있는 지방층은 외부의 극심한 온도변화를 차단하여 몸을 보호한다.
- 세포막 구성 : 지방은 세포막의 가장 중요한 구성 물질이다.
- 피부와 머리카락의 영양분 공급 : 지방은 피부와 머리카락의 윤기에 도움을 준다.
- 생체 중요 성분으로 전환 : 지방은 호르몬, 담즙, 비타민 D와 같은 중요 생체 물질로 전환한다.

■ 식품 속 지방질 역할

- 영양소 공급 : 지방은 필수지방산을 공급해준다.
- 에너지 공급 : 지방은 식품 속 에너지원으로 g당 9kcal를 제공한다.
- 영양소 운반 : 지방은 지용성 비타민 A, D, E, K의 운반 및 체내 흡수를 돕는다.
- 날 음식 조리 : 식품 조리시 지방을 이용하여 날 음식을 익힌다.
- 감각 상승 : 지방은 식품의 향과 맛을 돋워준다.
- 식욕 상승 : 지방은 식욕을 자극한다.
- 포만감 : 지방은 포만감을 준다.
- 조직감 : 지방은 식품의 조직을 부드럽게 만든다.

2. 지방질의 구조

지방질은 1분자의 글리세롤(glycerol)에 여러 지방산들(fatty acids, FA)이 에스테르 결합을 하여 만들어진다. 글리세롤 1분자에 결합하는 지방산의 개수에 따라 지방산 1개 결합 시 모노아실글리세롤(monoacylglycerol, MG), 지방산 2개 결합 시 디아실글리세롤(diacylglycerols, DG), 지방산 3개 결합 시 트리아실글리세롤(triacylglycerols, TG, 중성지방)이라 하며, 식품이나 생체를 구성하는 대부분의 지방질 형태는 중성지방 형태로 존재한다 그림3-1 .

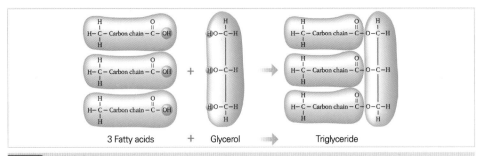

그림3-1 지방질의 구조

출처_ 건강한 제안, newfits

3. 지방질의 종류

1) 지방산의 종류

지방산은 지방질의 구성성분으로 글리세롤과 결합하는 부분에 카르복실기(–COOH)가 위치해 있고, 다른 한쪽에는 메틸기(–CH₃)가 존재한다 그림3-2. 지방산의 길이와 이중결합의 수 및 그 위치에 따라 지방산은 여러 종류로 나눠진다 표3-3 표3-4 표3-5.

지방산의 구조에 따른 분류

◆ 탄소 수에 따라 : 짧은 사슬 지방산, 중간 사슬 지방산, 긴 사슬 지방산
◆ 이중결합의 수에 따라 : 포화지방산(이중결합 0), 단일불포화지방산(이중결합 1), 다가불포화지방산(이중결합 2개 이상)
◆ 이중결합의 위치에 따라 : ω-9 지방산, ω-6 지방산, ω-3 지방산
◆ 필수지방산 : 리놀레산(linoleic acid), 리놀렌산(α-linolenic acid), 아라키돈산(archidonic acid)

필수지방산이란?

인체 내 생리작용에 필수적인 영양소로 우리 몸 안에서 만들 수 있는 효소체계가 존재하지 않아 체내 합성이 안되고, 반드시 음식을 통해 섭취해야하는 지방산으로, 주로 식물유와 생선유에 많이 포함되어 있고 결핍시 피부 질환, 생식기능 이상, 성장저지, 신경과민, 두뇌기능 이상, 면역체계 이상 등의 여러 가지 증상들이 나타날 수 있다.
아이코사노이드(eicosanoid)는 필수지방산인 리놀레산으로부터 합성된 아라키돈산에서 유래되며, 탄소수 20개인 지방산들의 산화로 생긴 물질들(프로스타글란딘, 트롬복산, 루코트리엔)은 체내에서 호르몬과 같은 기능을 가져 평활근 수축, 염증, 통증감지 및 혈류조절 등의 다양한 생리적 과정을 중재하는 역할을 한다 그림3-3.

표3-3 **탄소 수에 따른 지방산의 종류**

종류	탄소 수	식품 분포
짧은 사슬 지방산 (short chain fatty acid)	4~6	우유, 버터
중간 사슬 지방산 (medium chain fatty acids)	8~12	야자유, 코코넛유
긴 사슬 지방산 (long chain fatty acids)	14개 이상	동물성유, 식물성유, 어유

표3-4 **탄소 수 및 포화 정도에 따른 지방산의 종류**

	탄소 수	종류	분자식	함유식품
포화지방산	16	palmitic acid	$C_{16}H_{32}O_2$	일반 동·식물유
	18	stearic acid	$C_{18}H_{36}O_2$	일반 동·식물유
	20	arachidic acid	$C_{20}H_{40}O_2$	땅콩기름, 채종유
불포화지방산	16	palmitoleic acid	$C_{16}H_{30}O_2$	어유, 인지
	18	oleic acid	$C_{18}H_{34}O_2$	일반 동·식물성유
	18	linoleic acid	$C_{18}H_{32}O_2$	일반 식물성유
	18	linolenic acid	$C_{18}H_{30}O_2$	아마인유, 콩기름
	20	arachidonic acid	$C_{20}H_{32}O_2$	간유, 돼지기름

표3-5 **ω-지방산의 종류 및 특징**

명칭	탄소 수	이중 결합 수	계열	급원식품	특징	비고
oleic acid	18	1	ω-9	동물성 식물성 기름		• 혈청 콜레스테롤수치를 낮추어줌
linoleic acid	18	2	ω-6	식물성 기름	항피부병 인자 성장 인자	• 혈청 콜레스테롤수치를 낮추어줌
linolenic acid	18	3	ω-3	아마인유	성장 인자	• 혈청 중성지방에는 효과 없음
arachidonic acid	20	4	ω-6	간유	항피부병 인자	–
eicosapentaenoic acid	20	5	ω-3	생선기름		• 혈청 중성지방을 낮추어주는 반면 혈청 콜레스테롤에는 영향 없음
docosahexaenoic acid	22	6	ω-3	생선기름		

출처_ 건강을 위한 식품과 영양, 백산출판사

메틸기   카르복시기

포화지방산(스테아르산, C18 : 0)

단일 불포화지방산(올레산, C18 : 1 ω9)

다가 불포화지방산(리놀레산, C18 : 2 ω6)

다가 불포화지방산(α-리놀렌산, C18 : 3 ω3)

그림3-2 지방산 종류의 구조

출처_ 알기 쉬운 영양학, 도서출판 효일

Point 트랜스 지방산이란?

이중결합을 가지고 있는 지방산의 탄소 2개에 결합된 수소원자 2개가 서로 다른 반대 방향으로 배열되어 있는 것으로 고온, 고압 등의 제조과정에서 형성되며, 포화지방산과 비슷한 물리적 성질을 가지고 있고 과량 섭취시 심혈관계 질환에 좋지 않은 영향을 미칠 수 있다.

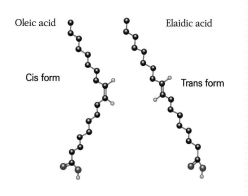

Oleic acid   Elaidic acid

Cis form   Trans form

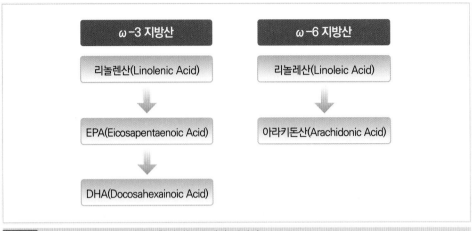

그림3-3 필수지방산의 종류와 체내 합성되는 오메가 지방산

2) 단순지방질

글리세롤과 지방산의 결합으로 지방질의 가장 기본구조이며, 중성지방(TG)은 대부분의 식품이나 체지방의 구성 물질로 작용한다.

3) 복합지방질

순수하게 글리세롤과 지방산으로만 구성된 것이 아닌 그 외의 다른 분자들이 결합되어 있는 것으로 결합된 분자의 종류에 따라 명칭이 달라진다.

 복합 지방질 종류

◆ 인지질 : 지방 + 인산 + 염기 그림3-4
◆ 당지질 : 지방 + 단당류 또는 올리고당류
◆ 지단백질 : 지방 + 단백질 표3-6

 인지질

인지질은 세포막, 핵, 기타 세포질 성분의 구성 요소이고 신경조직의 구성성분으로 동식물에 널리 분포되어 있다. 결합하는 염기의 종류에 따라 레시틴, 세팔린, 포스파티딜 세린, 포스파티딜 이노시톨 등으로 명명된다 그림3-4.

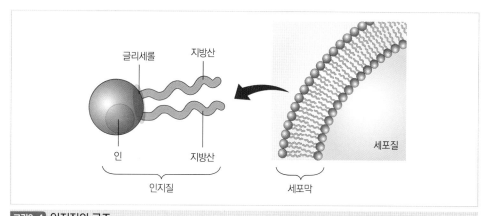

그림3-4 인지질의 구조

자료_ Nutrition for life, Pearson

4) 유도지방질

단순 및 복합 지방질의 가수분해
산물로 유리지방산, 고급 알코올류,
탄화수소류, 스테롤류, 지용성 비타
민 등이 있다. 특히, 스테롤류에는
식물에서부터 오는 에르고스테롤
(ergosterol)과 동물조직에 널리 발
견되는 콜레스테롤(cholesterol)이

그림3-5 콜레스테롤의 구조

있다 **그림3-5**. 콜레스테롤은 인체의 구성성분으로 세포막, 뇌, 신경조직에 많이 존재하
고, 성호르몬의 합성, 담즙산 및 비타민 D를 만드는데 중요한 물질로 작용한다. 체
내 콜레스테롤의 1/3 수준은 식사를 통해 들어오고, 2/3 수준은 간, 소장 및 부신에
서 합성된다.

4. 지방질의 소화, 흡수 및 대사

1) 지방질의 소화와 흡수

지방질의 소화는 대부분 소장에서 일어나며, 간에서 생성되고 담낭에 저장되었다
분비되는 담즙은 지방질의 소화를 돕기 위해 유화작용을 하고 췌장에서 분비된 지방

질분해효소인 리파아제(lipase)에 의해 모노아실 글리세롤(MG)과 지방산(FA)으로 분해된다. 분해된 모노아실 글리세롤과 지방산은 소장 융모 세포 안으로 흡수되고 세포 내에서 다시 결합하여 중성지방이 되어 인지질, 콜레스테롤 및 단백질과 결합된 킬로미크론(chylomicron)을 형성하여 림프관을 통해 혈액으로 들어가서 간이나 조직으로 이동한다. 식사를 통해 들어오는 지방질의 약 90%가 이들 경로를 통해 효율적으로 흡수된다.

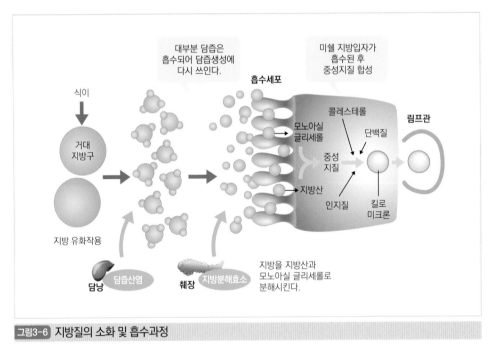

그림3-6 지방질의 소화 및 흡수과정

자료_ 21세기 영양과 건강이야기, ㈜라이프사이언스

2) 지방질의 이동

지방질은 물에 용해되지 않아 수용성인 혈액에 의해 운반되려면 단백질의 도움이 필요하다. 따라서 혈청 내에 존재하는 지단백질의 종류와 특성은 표3-6 와 같다.

표3-6	혈청 지단백질의 종류 및 역할

지단백 종류	주요 생성장소	특징
킬로미크론(chylomicron)	소장	식사에서 얻은 중성지질을 체내로 운반
최저밀도지단백(VLDL)	간	간에서 합성되는 중성지질을 조직으로 운반
저밀도지단백(LDL)	혈액 내에서 VLDL에서 전환	조직으로 콜레스테롤을 운반, LDL-콜레스테롤 수치가 높을수록 심혈관계 질환에 걸릴 위험도 증가
고밀도지단백(HDL)	간	조직의 콜레스테롤을 간으로 운반, 체외로 배설하게 함 HDL-콜레스테롤 수치가 높을수록 심혈관계 질환을 예방함(항동맥경화성 지단백)

출처_ 21세기 영양과 건강이야기, ㈜라이프사이언스

5. 지방질과 건강

1) 비만

지방질은 탄수화물과 단백질보다 높은 에너지를 내기 때문에 고지방질 식사로 인한 체지방의 축적이 비만을 초래하기 쉽다. 최근 연구에 따르면, 비만은 모든 성인병을 유발하는 원인으로 밝혀지고 있으며, 특히 심혈관계 질환, 제2형 당뇨병, 내분비 대사 장애, 암 등과 같은 질환 발병과 상관관계가 깊은 것으로 나타나고 있다.

2) 심혈관계 질환

혈액 속에 중성지방이나 콜레스테롤이 많아지면 동맥벽에 축적되어 동맥경화증을 유발하게 되고 이것은 관상심장병과 뇌혈관성 질병의 주된 원인으로 작용하고 있다. 반면, ω-3 지방산이 풍부한 생선의 섭취는 혈액 속 중성지방을 감소시키고 혈관 이완을 유도하는 아이코사노이드 생성을 높여 심혈관계 질환의 발생을 예방하는 효과가 있다.

3) 암

동물성 포화지방산의 섭취가 증가하면 유방암, 대장암, 전립선암 등의 발병 위험이 증가하는 것으로 보고되고 있다.

6. 지방질의 권장섭취량 및 급원

지방질의 섭취량은 총 에너지비율의 약 20% 정도로 권장하고 있으며 지방산의 구성 비율은 포화지방산 : 단일불포화지방산 : 다가불포화지방산을 1 : 1~1.5 : 1로 하고 있다. ω 지방산들은 불포화지방산으로 쉽게 산화되어 과산화물을 생성하고 인체 내 세포막과 혈관벽에 손상을 초래할 수 있으며, ω-6지방산과 ω-3 지방산은 서로 경쟁적이면서 독자적으로 생리작용을 하기 때문에 그 섭취비율이 중요하여, ω-6 : ω-3계 지방산의 경우, 4~10 : 1의 섭취 비율로 권장하고 있다. 콜레스테롤의 경우는 일반적인 동물성 식품에 함유되어 있고 체내에서도 지방질로부터 콜레스테롤 합성이 이뤄지므로 하루에 300㎎ 이하로 섭취하는 것이 좋다.

지방질의 주된 급원 식품으로는 육류, 어류, 가금류, 우유 및 유제품, 난류 등에 함유되어 있는 동물성 지방질과 참기름, 올리브유, 카놀라유 등 각종 식물성 기름과 땅콩, 호두, 잣과 같은 견과류 등이 있다. ω-3계 지방산의 섭취량을 늘리기 위해서는 등푸른 생선을 주 2회 정도 섭취하고 들깨나 들기름 등의 섭취를 증가시키는 것이 바람직하다.

제2절 단백질

단백질은 우리 몸을 구성하는 뼈와 혈액, 근육, 효소, 호르몬, 면역 등에 매우 중요한 역할을 하는 영양소이다. 단백질을 구성하는 4가지 주된 원소는 탄소(C), 수소(H), 산소(O), 질소(N)이며, 크고 복잡한 분자로 이뤄져 있다.

1. 단백질의 기능

식사를 통해 들어온 단백질은 우리 몸에서 다양한 생리활성을 가지며 여러 가지 작용을 한다 표3-7.

표 3-7 체내 단백질의 역할

인체구성	단백질은 피부, 손톱, 머리카락, 근육, 치아, 뼈, 기관, 인대, 힘줄 등 대부분의 신체를 구성하는 생명 조직들을 만든다.
성장과 유지 보수	단백질은 체내 조직의 성장과 보수 및 새로운 조직의 합성에 관여하는 영양소이다.
효소	단백질은 인체 내에서 일어나는 화학반응에 관여하는 효소를 만든다.
호르몬	단백질은 체내 과정을 조절하는 호르몬을 만들기도 한다. 예 인슐린, 글루카곤, 성장호르몬, 갑상선 호르몬 등
항체	단백질은 질병과 싸우는 면역 시스템을 형성한다.
혈액 응고	혈액 응고단백질은 상처가 났을 때 출혈을 멈추게 한다.
수분 및 전해질 균형	단백질은 수분과 체액 속에 있는 다양한 무기질의 구성을 조절하는데 도움을 준다. 예 혈중 단백질인 알부민과 글로불린은 혈관 내 삼투압을 높게 유지하는 역할을 하므로 조직 속의 수분을 혈관으로 빠져 나가게 하여 부종의 발생을 방지하는 역할을 한다.
산-염기 평형	단백질은 양성 및 음성분자가 될 수 있어 체내 유동액의 산-염기 평형을 위해 완충작용을 한다. 따라서, 체내 pH를 일정하게 유지할 수 있다.
에너지	단백질도 탄수화물이나 지방처럼 신체가 에너지를 필요로 할 때 g당 4kcal의 에너지를 제공한다.
이동수단	단백질은 체내 필요한 물질을 운반하거나 세포막의 통로 역할로 물질 이동에 도움을 준다. 예 지방, 무기질 등

2. 단백질의 구성

1) 아미노산

단백질을 구성하는 기본 단위는 아미노산(amino acids)으로, 우리 몸은 20가지의 아미노산들이 펩티드 결합을 통해 단백질을 만들어 사용한다 그림3-7 . 체내에서 합성이 되지 않아 반드시 식사를 통해 공급되어야 하는 아미노산을 필수 아미노산이라고 하며, 체내에서 합성이 가능한 아미노산들을 비필수 아미노산이라 한다. 비필수 아미노산 중 몇 가지는 영유아기, 질병, 외상 등 특별한 생리적 상태에서 '조건부 필수 아미노산'으로 간주되어, 따라서 식사에 꼭 포함되어야 한다 표3-8 .

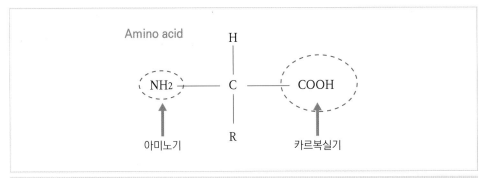

그림3-7 아미노산의 구조

표3-8 아미노산의 종류

필수 아미노산	비필수 아미노산	조건부 필수 아미노산
루신	알라닌	
이소루신	아르기닌	아르기닌(유아, 종양, 감염)
발린	아스파르트산	
메티오닌	아스파라긴산	
페닐알라닌	시스테인	시스테인(미숙아, 간기능 손상)
트레오닌	글루탐산	
트립토판	글루타민	글루타민(트라우마, 종양, 감염)
리신	글리신	
히스티딘	프롤린	프롤린(미숙아)
	세린	
	티로신	티로신(간기능 손상, 페닐케톤뇨증)

3. 단백질의 영양

질적으로 우수한 단백질은 필수아미노산을 충분히 함유하고 있어 체내 단백질 합성을 효율적으로 높이고, 생명현상 유지 및 정상적인 성장을 돕고 체중을 증가시킨다. 동물성 단백질과 식물성 단백질은 필수 및 비필수 아미노산의 조성 비율이 서로 다르며, 일반적으로 동물성 단백질이 식물성 단백질보다 우수하여 체내 단백질 이용 효율이 더 높다. 또한 임신기, 수유기, 성장기 어린이, 회복중인 환자 등은 양질의 단백질 섭취가 더욱 필요한 시기이므로 필수 아미노산을 충분히 공급해 줘야 한다 그림3-8 .

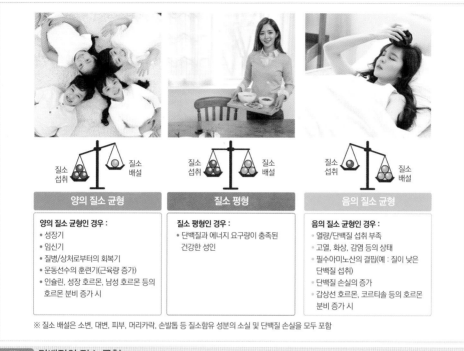

질소
섭취 / 질소
배설
양의 질소 균형

질소
섭취 / 질소
배설
질소 평형

질소
섭취 / 질소
배설
음의 질소 균형

양의 질소 균형인 경우 :
• 성장기
• 임신기
• 질병/상처로부터의 회복기
• 운동선수의 훈련기(근육량 증가)
• 인슐린, 성장 호르몬, 남성 호르몬 등의
호르몬 분비 증가 시

질소 평형인 경우 :
• 단백질과 에너지 요구량이 충족된
건강한 성인

음의 질소 균형인 경우 :
• 열량/단백질 섭취 부족
• 고열, 화상, 감염 등의 상태
• 필수아미노산의 결핍(예 : 질이 낮은
단백질 섭취)
• 단백질 손실의 증가
• 갑상선 호르몬, 코르티솔 등의 호르몬
분비 증가 시

※ 질소 배설은 소변, 대변, 피부, 머리카락, 손발톱 등 질소함유 성분의 소실 및 단백질 손실을 모두 포함

그림3-8 단백질의 질소 균형

1) 영양학적 단백질 분류

① 완전단백질

모든 필수아미노산을 충분히 함유하고 있어 생명유지 및 정상적인 성장을 돕는 단백질을 말하며, 우유의 카세인, 달걀의 알부민, 콩의 글리시닌 등이 여기에 속한다.

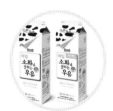

② 부분적 불완전 단백질

필수아미노산 중 몇 가지 종류가 부족하여 생명유지에는 문제가 없지만, 성장에는 도움을 주지 못하는 단백질로 밀의 글리아딘, 보리의 호르테인, 귀리의 프롤라민 등이 여기에 속한다.

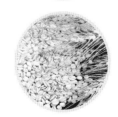

③ 불완전 단백질

필수아미노산의 함량이 매우 낮거나 일부 필수아미노산이 아예 없어서 단백질의 질이 나쁜 상태로 동물의 성장이 지연되고 체중이 감

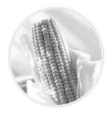

소하며, 장기간 섭취시 생명에도 위험을 줄 수 있는 단백질을 의미한다. 대표적으로 옥수수의 제인과 젤라틴이 여기에 속한다.

2) 단백질 보충효과

식품 속 인체에 필요한 필수아미노산 종류 중 가장 적은 비율로 함유된 아미노산을 제한아미노산이라 하며, 필수아미노산 조성이 서로 다른 두 개의 식품들을 함께 섭취하여 각각의 제한점을 서로 보충하는 것을 단백질의 상호보충효과라 한다. 예를 들어 콩밥을 먹으면, 콩에 부족한 메티오닌을 쌀에 의해 공급되고, 쌀에 부족한 리신을 콩에 의해 제공받아 두 식품의 단백질을 모두 보충할 수 있다 표3-9 그림3-9 .

표3-9 식품 중 제한 아미노산과 보충할 급원식품

식품	제한 아미노산	제한 아미노산의 급원식품
채소류	메티오닌(methionine)	곡류, 견과류, 종실류
대두 및 기타 콩류	메티오닌(methionine)	곡류, 견과류, 종실류
곡류	리신(lysine) 트레오닌(threonine)	콩류
옥수수	트립토판(tryptophane) 리신(lysine)	콩류
종실류, 견과류	리신(lysine)	콩류

출처_ 식품과 영양, 백산출판사

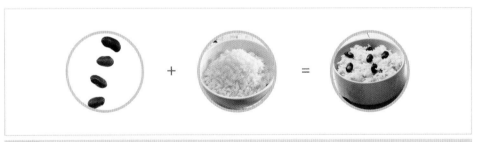

그림3-9 단백질의 보충효과

4. 단백질의 소화와 흡수

구강에는 단백질을 소화시킬 수 있는 효소가 존재하지 않아 타액과 혼합되어 위로 넘어와야 비로소 소화가 진행이 된다. 위에는 단백질 분해 효소인 펩신이 있고, 소장으로 넘어갈 때 췌장으로부터 단백질 분해효소인 트립신, 키모트립신, 카르복시펩티다아제 등이 큰 분자인 단백질 덩어리를 작은 분해산물로 만든다. 소장에서는 아미노펩티다아제와 디펩티다아제에 의해 단백질이 최종적으로 아미노산으로 분해되어 빠른 속도로 모세혈관으로 흡수된 후 간으로 운반된다 그림3-10.

소화 과정 중 위산은 섭취한 식품의 단백질을 변성시켜 소화효소들이 작용하기 쉬운 상태로 만든다. 이러한 단백질의 변성은 단백질 구조를 변화시키는 것으로 열, 산, 알칼리 등에 의해 일어나며, 단백질 식품을 좀 더 안전하고, 먹기 좋고, 소화하기 쉬운 형태로 만든다 그림3-11.

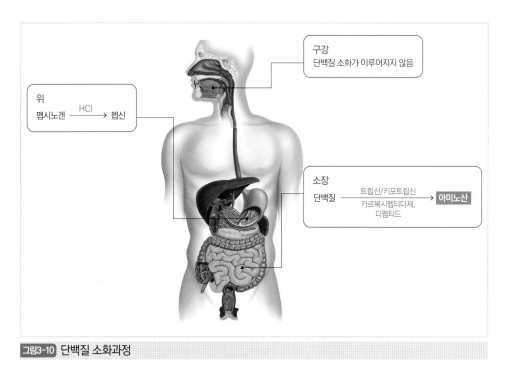

구강
단백질 소화가 이루어지지 않음

위
펩시노겐 ──HCl──> 펩신

소장
단백질 ──트립신/키모트립신 카르복시펩티다제, 디펩티드──> 아미노산

그림3-10 **단백질 소화과정**

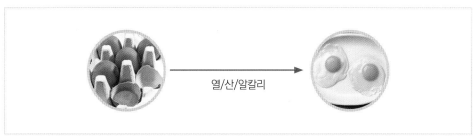

열/산/알칼리

그림3-11 **단백질의 변성**

5. 단백질과 영양문제

1) 결핍증

단백질 섭취가 장기간 부족하게 되면 체중감소 및 피로, 초조감, 피부 변화, 빈혈, 식욕부진, 면역력 저하 등이 나타나며 주로 성인보다는 성장기 어린이에게서 결핍증이 더 많이 나타난다. 또한 저개발국인 아프리카, 남아메리카, 서인도 제도 등에서 에너지와 단백질 섭취가 부족한 현상(protein-energy malnutrition, PEM)을 흔히 볼 수 있다.

① 콰시오커(kwashiorkor)

에너지 섭취는 충분하나 단백질 섭취량이 극도로 적고 장시간 계속되어 발생되는 단백질 결핍증으로, 성장장애, 빈혈, 수분의 축적으로 배에 부종이 생기고, 머리카락이 건조하고 탈색되는 증상 등이 나타난다.

② 마라스무스(Marasmus)

전체적인 식사 섭취량이 부족하여 단백질뿐만 아니라, 에너지까지 부족한 상태로 체내에서 단백질 본래의 기능을 수행하지 못하고 에너지 발생도 하지 못하여 흔히 영양실조를 나타내며, 아프리카 지역의 유아에게서 에너지단백질 결핍증상을 볼 수

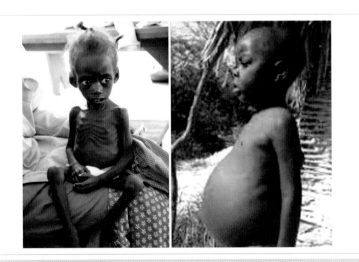

그림3-12 마라스무스(좌)와 콰시오커(우)

출처_delfinasantayana.cumbresblogs.com, haitirescuecenter.wordpress.com

있다. 마라스무스는 콰시오커에 비해 심하게 마른 증상으로 체지방이 모두 고갈되어 있고 뼈와 피부가죽만 남아 있는 모습을 하고 있으며 부종이 일어나지 않고 체중이 극도로 감소하는 현상을 보인다.

2) 과잉증

산업화된 국가에서는 단백질 결핍증보다는 단백질과 에너지 과잉증의 유발이 더 일반적으로 나타난다. 과량의 단백질 섭취에 의해 발생될 수 있는 문제점들은 다음과 같다.

① 신장 기능

일반적으로 신장은 단백질에서 나오는 부산물들을 배설하는 기능을 가지고 있으므로 과도한 단백질 섭취는 신장 질환을 가진 사람이나 당뇨병을 가진 사람에게는 신장 기능에 무리를 가할 수 있다. 특히, 1살 미만의 영유아는 미성숙 신장을 가지고 있어 고농도의 단백질이 함유된 우유를 섭취시, 전해질 손실 및 탈수 증상을 초래할 수 있다.

② 무기질 손실

단백질 과잉 섭취는 칼슘의 배설을 증가시켜 체내 칼슘 손실이 많아진다. 특히 동물성 단백질의 섭취가 높을수록 동물성 단백질에 풍부한 함황 아미노산의 대사로 인해 산성 대사물질이 많이 형성되어 이를 중화하기 위해 체내 칼슘이 소변을 통해 배설되므로 골다공증이 유발되기 쉽다.

③ 비만

일반적으로 단백질 함량이 높은 음식은 지방함량까지 높은 경우가 많다. 과도한 단백질 섭취는 즉 과도한 지방섭취와 연관이 있으며 이로 인해 지나친 에너지 공급을 하여 비만을 유발하기 쉽다. 또한 단백질 과잉 섭취는 렙틴과 같은 식이조절 호르몬에 영향을 미치며 어린 나이일수록 호르몬에 미치는 영향이 큰 것으로 보고되고 있다.

④ 심장질환

동물성 단백질이 많은 식품은 콜레스테롤과 포화지방산의 함량까지 높은 경우가 많아 심장질환을 유발할 수 있는 위험성이 높다. 반면에 식물성 단백질의 대표적인 콩 단백질은 콜레스테롤이나 포화지방산을 함유하고 있지 않아 심장질환을 예방하는 효과가 있다고 알려져 있다.

⑤ 암

과도한 동물성 단백질의 섭취는 대장암 발병 위험을 증가시키는 것과 관련이 있다고 보고되고 있으며 특히 붉은 살코기(소고기, 돼지고기)와 가공육(햄, 스모크 육고기, 소세지, 베이컨 등)은 대장암의 위험을 증가시키는 것으로 알려졌다.

⑥ 통풍

통풍은 관절에 요산 결정체가 축적되어 염증성 관절염을 유발하는 병으로 통증이 매우 심하다. 요산 결정체는 질소를 함유한 퓨린 물질이 깨지면서 형성되는데 일반적으로는 혈액에 용해되어 신장을 통해 소변으로 배출된다. 전체 단백질 섭취량이 많아서 통풍이 발생되기 보다는 주로 과도한 붉은색 살코기와 해산물 섭취 및 적은 유제품 섭취가 통풍의 발생 위험을 높이는 것으로 보고되고 있다.

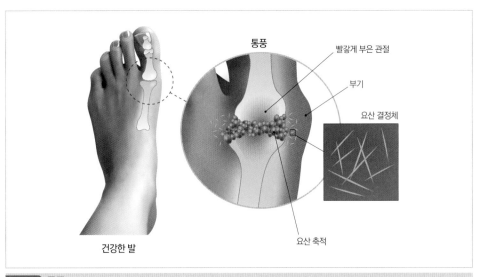

그림3-13 통풍

6. 단백질 권장 섭취량 및 급원

적당한 필수 아미노산 공급을 하기 위해선 총 에너지 섭취량의 약 15~20% 수준을 유지하는 것이 좋으며 표준 체중을 가진 성인(19~29세) 남자는 65g, 여자는 55g의 하루 단백질 섭취량을 권장한다. 이는 단백질을 공급해주는 다양한 식품들(달걀 1개, 우유 1컵, 생선 1토막, 두부 1/5모, 탁구공 크기의 육류 1토막 정도 등의 크기)을 하루에 매 끼니마다 골고루 챙겨서 섭취하는 것이 바람직하다.

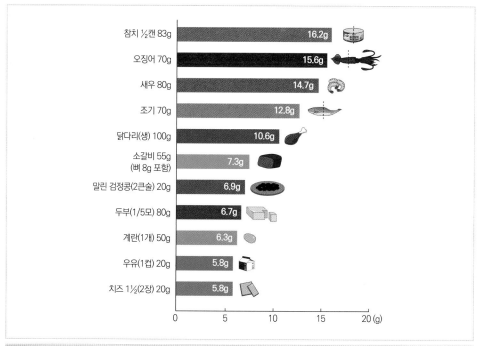

그림3-14 주요 단백질 급원식품들과 단백질 함량

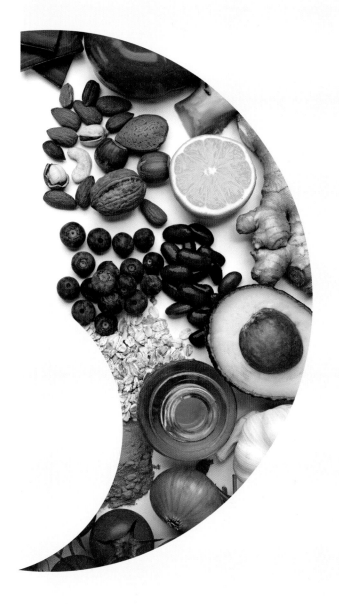

비타민,
무기질

비타민, 무기질

비타민

20세기 초에 다양한 종류의 비타민이 발견되었고, 이후 많은 연구가 이루어졌다. 비타민은 발견된 순서에 따라 알파벳순으로 명명되었으며, 비타민 B 복합체(vitamin B complex)의 경우 여러 가지 유사한 물질로 구성되어져 있다. 비타민은 신체조직의 성장 및 유지를 위해 식사에 아주 적은 양이 필요하지만, 체내에서 에너지를 생성하는 화학적인 반응을 도와준다. 비타민은 크게 지용성 비타민(vitamin A, D, E, K)과 수용성 비타민(vitamin B complex, C)으로 나뉜다 표4-1. 수용성 비타민의 경우 과잉 섭취 시 소변을 통해 배설되지만, 지용성 비타민의 경우 과잉 섭취 시 배설되지 않고, 체내에 저장되므로 독성이 나타날 수 있는 위험성을 가지고 있다. 한편 비타민 K, 비오틴, 비타민 B_{12} 등은 음식을 통해 공급되지 않더라도 장내 박테리아에 의해 합성이 가능하므로 장내 환경이 정상적이라면 결핍증은 잘 나타나지 않는다.

표4-1 지용성 비타민과 수용성 비타민의 일반적인 특성

특성	지용성 비타민	수용성 비타민
녹는점	기름과 유기용매에 녹는다.	물에 녹는다.
구성성분	C, H, O로 구성되어 있다.	C, H, O, N 외에 S, Co 등도 함유하고 있다.
섭취상태	상한섭취량 이상 섭취 시 체내(간 등 장기)에 저장되며, 체외로 방출되지 않는다.	필요량 이상 섭취한 경우 체내에 저장되지 않고 쉽게 소변으로 배설된다.
과잉증	과량 섭취 시 독성이 나타난다.	독성이 거의 없다.
결핍증	결핍증세가 서서히 나타난다.	필요량을 매일 공급하지 않으면 쉽게 결핍 증세가 나타난다.

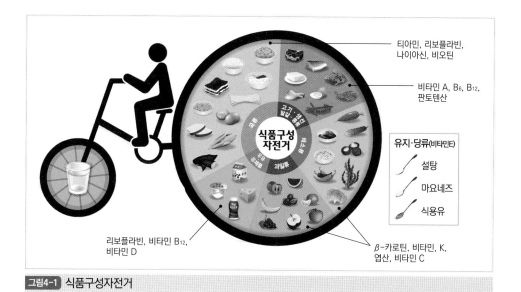

그림4-1 식품구성자전거

1. 지용성 비타민

1) 비타민 A

제1차 세계대전 당시 버터를 제거하고, 남은 탈지유를 성장기 아동에게 섭취시킨 결과 야맹증 등의 안질환이 발생됨을 알게 되었고 그림4-2, 이는 우유 속(버터)에 지용성 물질인 비타민 A의 결핍으로 나타난다는 것을 알게 되었다.

① 생리적 기능

레티놀은 동물성 식품에 존재하는 비타민 A의 활성형이며, 식물성 식품에 존재하는 카로티

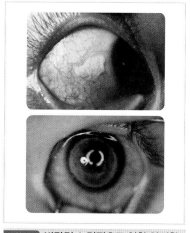

그림4-2 비타민 A 결핍으로 인한 안질환

노이드는 프로비타민 A(provitamin A)로 알려져 있다. 망막에 있는 간상세포는 어두운 곳에서 물체를 볼 수 있는 기능을 가진 시각세포인데, 이 간상세포에서 물체를 볼 수 있게 해 주는 로돕신(rhodopsin)을 합성하는데 비타민 A가 필요하다. 비타민 A가 결핍되면 어두움에 적응하는 능력이 저하되며, 야맹증에 걸리기 쉽다. 비타민 A는 점액을 분비하여 세포막의 건강을 유지해 주며, 성장과 발달에 관여한다. 또한 비타민 A는 세포의 분화를 조절하여 암 발생을 억제해 주며, 면역기능을 강화하는데

도움을 준다.

② 영양문제

대표적인 결핍증은 안질환으로 야맹증이 나타나며, 눈의 상피세포 기능저하로 안구건조증이 나타나고 심하면 실명하게 된다. 지속적인 비타민 A 농축제 사용은 식욕부진, 체중감소, 탈모, 피부질환 및 간경화 등의 과잉증상이 나타날 수 있다.

③ 급원식품

비타민 A는 동물의 간, 달걀, 마가린, 버터 및 우유 등 동물성 식품에 풍부하게 들어 있으며, 녹황색 채소(시금치, 당근 등)와 색깔을 가진 과일(감, 귤 등)에 함유되어 있다 그림4-3 .

④ 영양소 섭취기준

19~29세 성인 남녀 비타민 A의 권장섭취량은 각각 $800\mu g$ RAE/일, $650\mu g$ RAE/일이다.

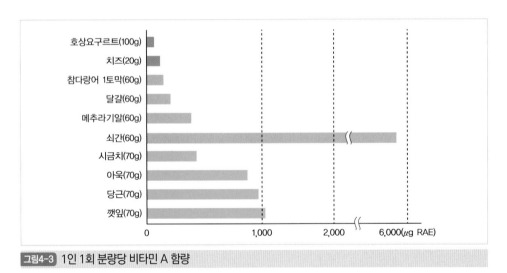

그림4-3 1인 1회 분량당 비타민 A 함량

2) 비타민 D

① 생리적 기능

비타민 D 활성을 가진 물질들 중에서 비타민 D_2와 D_3가 가장 중요하다. 프로비타민 D_2(에르고스테롤 : 버섯 등)와 프로비타민 D_3(7-디하이드로콜레스테롤 : 피하조직)는 자외선 조사 후 활성화된다.

소장 상피세포를 통해 흡수된 비타민 D는 혈액에서 지단백 형태로 운반되어 간과 그 이외의 조직에 저장되고, 간과 신장에서 더욱 활성화되어 혈액의 칼슘농도와 골격형성을 조절하는 역할을 한다.

② 영양문제

비타민 D의 결핍 증상으로는 영아나 소아에서 골반이 변형되고, 다리가 휘는 구루병이 있으며 그림4-4, 성인의 경우 비타민 D의 섭취가 부족하면 뼈에서 칼슘이 빠져나가 골밀도가 저하되어 골다공증이 유발될 수 있다.

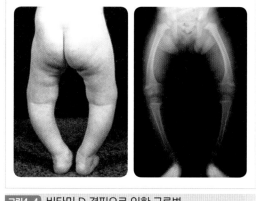

그림4-4 비타민 D 결핍으로 인한 구루병

비타민 D 과잉 증상으로는 탈모, 체중감소, 경련, 정신착란 및 혈중 칼슘의 축적으로 인한 신결석 등을 유발할 수 있다.

③ 급원식품

비타민 D는 버섯, 효모, 달걀, 간유 등의 동물성 식품에 다량 함유되어 있으며, 비타민 D를 강화한 우유나 시리얼 등에도 풍부하다 그림4-5 .

④ 영양소 섭취기준

19~29세 성인 남녀 비타민 D의 충분섭취량은 각각 $10\mu g$/일, $10\mu g$/일이며, 상한섭취량은 남녀 모두 $100\mu g$/일이다.

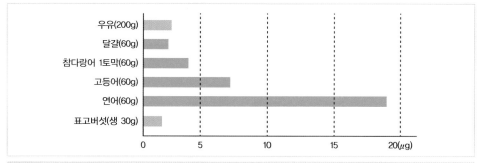

그림4-5 1인 1회 분량당 비타민 D 함량

3) 비타민 E

① 생리적 기능

비타민 E의 활성을 나타내는 물질로는 α-, β-, γ-, δ- 등의 토코페롤이 알려져 있으며, 그 중에서 인체 내에서 α-토코페롤이 가장 활성이 크다.

비타민 E는 다른 지용성 비타민과 같은 형태로 혈액에서 운반된다. 비타민 E는 주로 세포막에 집결되어 강력한 항산화 작용을 담당하며, 세포막이 산화되어 파괴되는 것을 막아 준다 그림4-6 . 또한 비타민 E는 노화 방지 및 항불임성 인자로 알려져 있다.

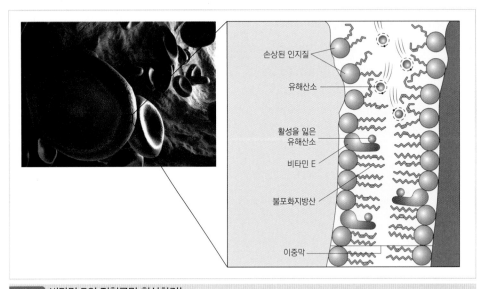

손상된 인지질
유해산소
활성을 잃은 유해산소
비타민 E
불포화지방산
이중막

그림4-6 비타민 E의 적혈구막 항산화기능

② 영양문제

비타민 E 결핍 시에는 면역기능의 저하 및 신경계의 손상을 유발할 수 있으며, 적혈구막이 파괴되어 용혈성 빈혈이 발생될 수 있다. 흡연자에서 비타민 E의 결핍증이 쉽게 나타날 수 있다. 비타민 E의 과량 섭취는 비타민 K의 혈액응고 기능을 억제하여 출혈을 유발시킬 수 있다.

③ 급원식품

비타민 E는 곡류의 배아, 종실유, 식물성 기름 등에 많이 함유되어 있다. 도정한 곡류는 비타민 E의 손실이 크며, 달걀과 버터 등에는 소량 함유되어 있다 그림4-7 .

④ 영양소 섭취기준

19~29세 성인 남녀 비타민 E의 충분섭취량은 각각 12mg α-TE/일, 12mg α-TE/일이다. 또한 비타민 E의 상한섭취량은 남녀 모두 540mg α-TE/일이다.

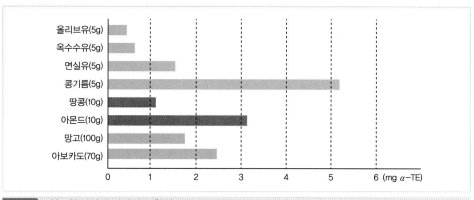

올리브유(5g)
옥수수유(5g)
면실유(5g)
콩기름(5g)
땅콩(10g)
아몬드(10g)
망고(100g)
아보카도(70g)

0 1 2 3 4 5 6 (mg α-TE)

그림4-7 1인 1회 분량당 비타민 E 함량

4) 비타민 K

① 생리적 기능

지용성 비타민 중에서 가장 늦게 발견이 되었으며, '혈액응고에 관여하는 인자'로 알려졌다. 간에서 프로트롬빈의 합성 시에 비타민 K가 조효소로서 관여하여 트롬빈으로 활성화시키는데 도움을 준다. 이는 피브린 합성과정에 영향을 주어 혈전형성 촉진물을 활성화시켜 혈액을 응고시킨다. 비타민 K의 종류로는 녹황색채소에 많이 함유된 K_1, 장내 미생물에 의해 합성되는 K_2, 그리고 합성 비타민인 K_3가 있는데, 비타민 K_3는 수용성이다.

비타민 K는 혈액응고 요인을 합성하는데 필수영양소이며, 골격형성에서 칼슘을 결합시키는 역할도 담당하고 있다. 또한 혈관보수 작용이 있다 **그림4-8**.

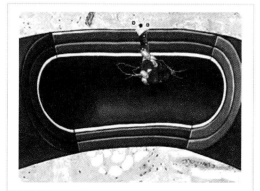

그림4-8 비타민 K의 혈관 보수

② 영양문제

비타민 K는 대부분의 식이에 충분

한 양이 함유되어 있어 결핍이 드물고, 조리과정에서 손실이 적다. 항생제의 장기간 복용은 비타민 K의 결핍증을 유발할 수 있으므로 유의해야 한다.

③ 급원식품

비타민 K는 필요량의 대부분을 장내 박테리아에 의해 합성되며, 특히 양배추, 브로콜리, 시금치 등의 녹색채소에 많이 함유되어 있다 그림4-9.

④ 영양소 섭취기준

19~29세 성인 남녀 비타민 K의 충분섭취량은 각각 75μg/일, 65μg/일이다.

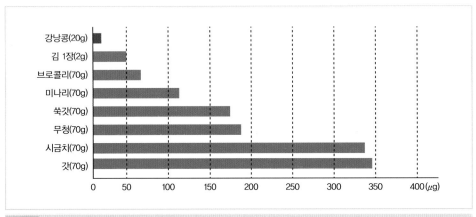

그림4-9 1인 1회 분량당 비타민 K 함량

표4-2 지용성 비타민의 요약

비타민	생리적 기능	결핍증	과잉증	급원식품	성인 1일 영양소 섭취 기준
비타민 A	• 로돕신 생성 • 상피조직의 형성과 유지 • 세포의 각질화 방지 • 항산화 작용	야맹증, 상피조직의 각질화, 성장 부진, 면역기능의 약화	두통, 구토, 탈모, 간 비대	동물의 간, 달걀, 마가린, 버터 및 우유 등 동물성 식품, 녹황색 채소(시금치, 당근 등)와 색깔을 가진 과일(감, 귤 등)	권장섭취량 남 800μg RAE/일 여 650μg RAE/일
비타민 D	• 뼈의 성장과 석회화 촉진 • 칼슘과 인의 흡수 촉진	• 영아나 소아 : 구루병, 골반변형 • 성인 : 골다공증, 골연화증	탈모, 체중감소, 경련, 신결석	버섯, 효모, 달걀, 간유 등 햇볕 쪼이기	충분섭취량 남 10μg/일 여 10μg/일 상한 섭취량 남녀 100μg/일

비타민	생리적 기능	결핍증	과잉증	급원식품	성인 1일 영양소 섭취 기준
비타민 E	• 항산화 작용 • 노화방지 • 항불임성 인자	용혈성 빈혈, 면역기능 저하		곡류의 배아, 종실유, 식물성 기름, 달걀과 버터	충분섭취량 남 12mg α-TE/일 여 12mg α-TE/일 상한 섭취량 남녀 540mg α-TE/일
비타민 K	• 혈액응고 작용 • 프로트롬빈 합성	신생아 출혈		녹색채소, 해초, 토마토	충분섭취량 남 75μg/일 여 65μg/일

2. 수용성 비타민

1) 비타민 B₁

① 생리적 기능

비타민 B₁(티아민, thiamin)은 당질로부터 에너지를 내는 대사와 아미노산 대사에 있어서 중요한 역할을 하며, 신경세포에도 작용하여 신경자극 전달물질 합성에 관여한다.

② 영양문제

비타민 B₁의 함량이 낮은 도정한 쌀을 장기간 섭취할 경우 비타민 B₁의 결핍증이 나타날 수 있다. 가벼운 증세로는 식욕감퇴, 체중감소, 허약, 피로감, 두통, 우울증 및 혈압저하 등이다. 또한 비타민 B₁ 결핍

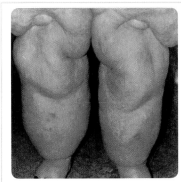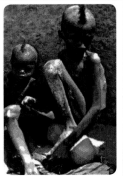

그림4-10 **습성각기병과 건성각기병**

시 당질대사의 중간 산물인 젖산이 증가하여 혈액산성증(acidosis)을 유발할 수 있다. 심한 비타민 B₁의 결핍은 각기병(beriberi)을 초래하며, 증상에 따라 각각 건성각기와 습성각기로 나뉜다 그림4-10. 건성각기는 신경염 증세와 근육의 마비현상 등이 동

반되며, 습성각기는 부종현상이 나타나는 것이 특징이다. 알코올중독자에서는 비타민 B_1의 소화와 흡수가 감소되고 배설이 증가함으로 결핍증이 나타나기 쉽다.

③ 급원식품

비타민 B_1의 좋은 급원식품은 돼지고기, 전곡류, 종실류, 두류 및 견과류 등이다 그림4-11 . 비타민 B_1은 수용성으로 물에 쉽게 용해되고, 열에 의해 파괴되기 쉬우므로 조리 시 유의해야 한다.

④ 영양소 섭취기준

한국인 19~29세 성인 남녀 비타민 B_1의 1일 권장섭취량은 각각 1.2mg과 1.1mg이다.

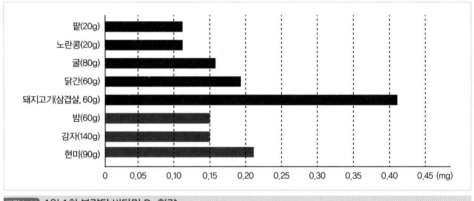

그림4-11 1인 1회 분량당 비타민 B_1 함량

2) 비타민 B_2

① 생리적 기능

비타민 B_2(리보플라빈, riboflavin)는 노란색을 띠며, 자외선에 의해 비교적 쉽게 파괴된다. 당질이나 지방대사에서 에너지를 생성할 때 조효소의 역할을 한다.

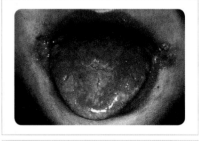

그림4-12 구순염

② 영양문제

비타민 B_2의 결핍 증세는 입술가장자리가 헐고 염증이 생기는 구순구각염이 있으며 그림4-12 , 혀가 붉어지고 쓰라린 증상인 설염 등이 나타난다. 더욱 심해지면 습진성

피부염이나 신경계 계통의 질환이 발생할 수도 있다.

③ 급원식품

비타민 B_2는 우유 및 유제품, 육류 및 생선, 비타민 B_2가 강화된 빵 종류, 시금치 등에 함유되어 있다 그림4-13. 비타민 B_2는 빛을 쪼이면 파괴되므로 유제품은 빛이 통하지 않는 플라스틱이나 종이팩을 사용하여 보관하는 것이 좋다.

④ 영양소 섭취기준

한국인 19~29세 성인 남녀 비타민 B_2의 1일 권장섭취량은 각각 1.5mg과 1.2mg이다.

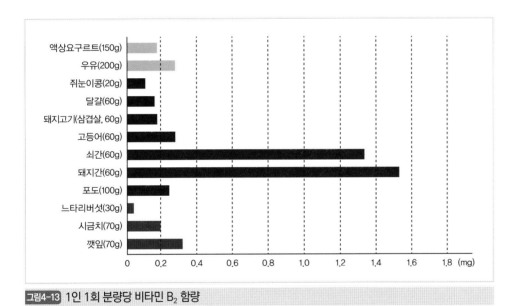

그림4-13 1인 1회 분량당 비타민 B_2 함량

3) 니아신(비타민 B_3)

① 생리적 기능

비타민 B_3(니아신, niacin)는 산, 알칼리, 열 및 광선 등에 비교적 안정적이다. 비타민 B_3는 당질, 지방 및 단백질의 산화과정을 촉매하는 보조효소로써 작용한다. 체내에서 필수아미노산의 하나인 트립토판(tryptophan) 60mg은 니아신 1mg으로 전환될 수 있으며, 이러한 전환과정에서 비타민 B_1, B_2 및 B_6 등이 필요하다.

② 영양문제

비타민 B$_3$의 결핍은 몸 전체에서 나타난다. 초
기증상으로는 입맛이 저하되고, 체중이 감소하며,
점차 펠라그라라는 결핍증이 나타나면서 피부가
검은색을 띄게 된다 그림4-14. 이러한 증상을 펠라
그라의 4D현상이라고 하는데, 이는 dementia
(치매증), diarrhea(설사), dermatitis(피부염)이
나타나고, 심하면 death(사망)에 이르게 된다.

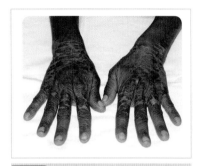

그림4-14 **펠라그라병**

③ 급원식품

비타민 B$_3$의 급원식품은 양질의 단백질 식품으로 소고기, 닭고기 등의 육류와 생
선, 버섯 및 니아신을 강화한 빵, 크래커, 씨리얼 등이 좋은 급원식품이다 그림4-15.

④ 영양소 섭취기준

한국인 19~29세 성인 남녀 비타민 B$_3$의 1일 권장섭취량은 각각 16mg NE과 14mg
NE이다.

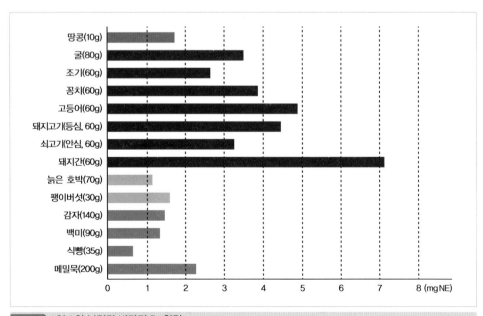

그림4-15 1인 1회 분량당 비타민 B$_3$ 함량

4) 비타민 B$_6$

① 생리적 기능

비타민 B$_6$는 단백질과 아미노산 대사를 촉매하는 여러 종류의 효소반응(아미노기 전이 반응 등)에 보조효소로 작용한다. 만일 단백질 섭취량이 증가하면, 이에 비례하여 비타민 B$_6$의 섭취량도 증가되어야 한다.

② 영양문제

비타민 B$_6$의 결핍증은 흔하지 않지만, 알코올중독자의 경우 비타민 B$_6$의 결핍증이 나타나며, 비타민 B$_6$의 흡수를 저해하는 결핵치료제의 장기간 사용은 비타민 B$_6$의 결핍증을 유발할 수 있다. 또한 노인에 있어서 비타민 B$_6$를 적게 섭취할 경우 면역능력이 감소되고, 혈중 호모시스테인 농도가 증가하여 동맥경화의 원인이 될 수 있다.

③ 급원식품

비타민 B$_6$는 동·식물계에 널리 분포하며, 특히 단백질 함량이 높은 어육류 등이 좋은 급원식품이다. 이외에도 감자, 바나나 및 시금치 등도 좋은 급원이다 `그림4-16`.

④ 영양소 섭취기준

한국인 19~29세 성인 남녀 비타민 B$_6$의 1일 권장섭취량은 각각 1.5mg과 1.4mg이다.

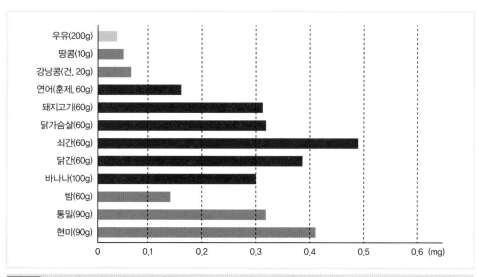

`그림4-16` 1인 1회 분량당 비타민 B$_6$ 함량

5) 엽산(folate)

① 생리적 기능

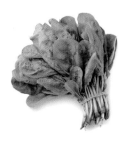

엽산은 folate, folacin 등으로 불리운다. 엽산은 열, 산성용액 및 광선에 의해 쉽게 파괴되므로 식품의 조리 및 저장 시에 손실되기 쉽다. 따라서 신선한 채소나 살짝 데친 형태의 채소로 섭취하는 것을 권장한다.

엽산은 핵산(DNA)물질의 합성과정에서 보조효소로 작용하며, 인체 내 세포분열과 적혈구 형성과정에도 관여한다. 엽산은 혈관 벽에 유해한 호모시스테인(homo-cystein)이 혈액 내 축적되는 것을 방어하기 위한 역할을 하며, 뇌에서 신경전달물질을 합성할 때 필요한 메티오닌의 중간대사물을 합성하는 과정에도 조효소로서 필요하다.

② 영양문제

알코올 중독자인 경우 엽산의 흡수에 문제가 있거나 엽산의 섭취량이 낮은 경우, 장기간의 설사 현상, 장기간 과도한 항생제 복용시 및 임신부에서 엽산의 필요량이 증가할 경우에 있어서 엽산의 결핍증이 초래될 수 있다. 또한 적혈구의 생성이 제대로 이루어지질 않아서 거대적아구성 빈혈을 초래할 수도 있다.

③ 급원식품

브로콜리, 시금치 등의 녹황색채소 등과 간, 효모, 육류 및 달걀 등도 좋은 급원식품이다 그림4-17.

④ 영양소 섭취기준

한국인 19~29세 성인 남녀 엽산의 1일 권장섭취량은 모두 $400\mu g$ DFE이다.

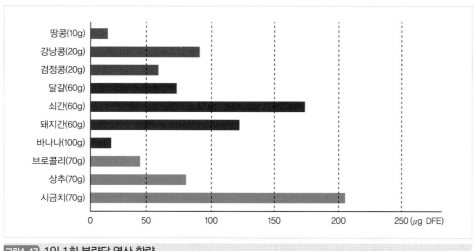

그림4-17 1인 1회 분량당 엽산 함량

6) 비타민 B$_{12}$

① 생리적 기능

비타민 B군 중 가장 늦게 발견되었으며, 분자구조에 무기질인 코발트(Co)를 포함하고 있어 코발아민이라 부른다. 비타민 B$_{12}$는 주로 장내 박테리아, 곰팡이 및 해조류에 의해 합성되며, 반추동물(소나 양 등)의 위 내의 박테리아에서도 합성된다. 그러나 그 양이 적으므로 식사를 통해 섭취해야 한다. 비타민 B$_{12}$가 소장에서 흡수되기 위해서는 위점막에서 분비되는 내인성인자(intrinsic factor, IF)라는 당단백질과 결합해야 소장에서 흡수될 수 있다. 따라서 위절제 수술환자나 노인에 있어서 위점막에서 만들어지는 당단백질이 부족하여 비타민 B$_{12}$의 장내 흡수율이 저하될 수 있다.

비타민 B$_{12}$은 엽산대사에 관여하여 DNA합성과 조혈작용에 도움을 준다. 메티오닌 합성반응에서 보조효소로 작용하며, 중추신경계에 관여하여 신경섬유 간의 연결을 유지시키는데 도움을 준다.

② 영양문제

비타민 B$_{12}$의 결핍 시 엽산대사에 이상이 초래되며, 적혈구의 세포분열이 정상적으로 이루어지지 않아 미성숙한 거대한 적혈구를 형성하여 거대적 아구성 빈혈을 유발시킨다. 또한 신경장애, 체중감소 및 기억력 감퇴 등을 동반할 수 있다.

③ 급원식품

비타민 B₁₂의 급원 식품으로는 육류(소고기, 닭고기 등), 어패류, 달걀 및 유제품 등이다 그림4-18.

④ 영양소 섭취기준

한국인 19~29세 성인 남녀 비타민 B₁₂의 1일 권장섭취량은 모두 $2.4\mu g$이다.

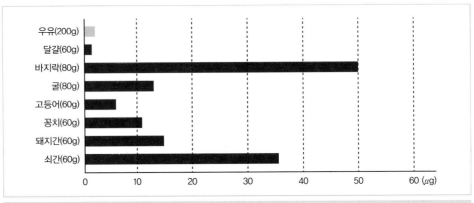

그림4-18 1인 1회 분량당 비타민 B₁₂ 함량

7) 비타민 C

① 생리적 기능

비타민 C는 대부분의 동물의 체내에서 합성이 가능하지만, 특히 사람, 원숭이 및 기니피그 등의 체내에서는 합성되지 않는다. 비타민 C는 산화되기 쉽고, 열과 알칼리 환경에서 산화가 촉진되므로 식품의 조리 및 저장 시에 유의해야 한다.

비타민 C는 수용성 용액에서 환원제 역할을 하여 자신은 쉽게 산화되고, 다른 물질의 산화를 방지하여 중요한 항산화 영양소이다. 따라서 체내 대사에서 생성되는 활성산소를 제거하며, 세포를 보호해 주는 역할을 한다.

비타민 C는 골격과 혈관을 튼튼하게 유지시켜주는 콜라겐(collagen) 합성에 관여하여 체내 조직을 강하게 해 준다. 또한 철분의 흡수를 도우며, 엽산의 체내 이용률을 원활하게 해 준다.

② 영양문제

비타민 C의 결핍증으로는 혈관의 결체조직이 약해
져서 터지는 괴혈병이며, 이는 잇몸의 출혈 및 염증을
유발한다 그림4-19 . 결핍증이 심해지면 골절이나 관절이
붓는 증상이 나타나며, 감염성 질환에 걸리기 쉽다.

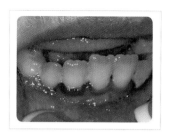

그림4-19 괴혈병

③ 급원식품

비타민 C의 급원식품은 신선한 채소와 과일이며, 특히 딸기, 감귤류에 풍부하다
그림4-20 .

④ 영양소 섭취기준

한국인 19~29세 성인 남녀 비타민 C의 1일 권장섭취량은 모두 100mg이다.

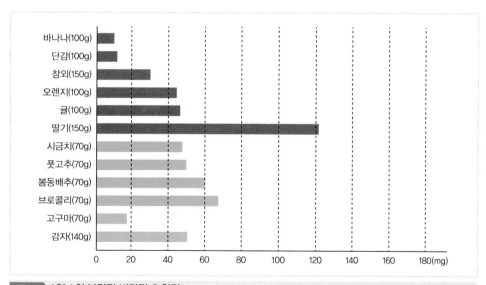

그림4-20 1인 1회 분량당 비타민 C 함량

비타민 C의 손실을 최소화하는 방법

- 철이나 구리로 된 조리기구의 사용을 피한다.
- 조리시간을 짧게 한다.
- 물(조리수)을 소량 사용한다.
- 껍질을 벗기지 말고 삶는다.
- 식재료 구입시 멍들지 않고 신선한 것을 고른다.
- 식품 재료를 저온에서 저장한다.

출처_ 박태선, 김은경 공저. 현대인의 생활영양. ㈜교문사. 2012.
　　　이정실 등 공저. 조리전공자를 위한 영양학. 백산출판사. 2015.

표 4-3 **수용성 비타민의 요약**

비타민	생리적 기능	결핍증	과잉증	급원식품	성인 1일 영양소 섭취 기준
비타민 B₁	• 당질대사의 조효소로 (TPP) 탈탄산반응 • 펜토오스 인산경로 • 신경계 기능	식욕저하, 구토, 부종, 각기병	일반적으로 보고된 바 없음	돼지고기, 전곡류, 종실류, 두류 및 견과류	권장섭취량 남 1.2mg 여 1.1mg
비타민 B₂	• 당질, 지질, 단백질의 에너지 대사에서 조효소(FMN, FAD)로 작용 • 전자전달계 작용	구순구각염, 설염, 피부염	부작용이 거의 없음	우유 및 유제품, 육류 및 생선, 강화곡류	권장섭취량 남 1.5mg 여 1.2mg
비타민 B₃	• 달질, 지방, 단백질의 산화과정(NAD, NADP) • 전자전달계 작용	설사, 피부염, 신경장애, 펠라그라	구토, 설사, 피부홍조	소고기, 닭고기 등의 육류, 버섯, 강화 씨리얼	권장섭취량 남 16mg NE 여 14mg NE
비타민 B₆	• 아미노산 대사의 조효소(PLP) • 트립토판에서 니아신으로 전환	지루성 피부염, 빈혈, 신경염	보고된 바 없음	육류, 가금류, 어류, 콩류, 견과류	권장섭취량 남 1.5mg 여 1.4mg
엽산	• 핵산물질의 합성과정의 보조효소 • 적혈구 형성과정	거대적아구성 빈혈, 설염, 설사	부작용 거의 없음	녹황색 채소, 효모, 견과류	권장섭취량 남녀 400㎍ DFE
비타민 B₁₂	• 엽산 대사에 관여 • DNA 합성의 조효소 • 조혈작용에 관여	거대적아구성 빈혈, 신경계질환, 체중감소, 기억력 감퇴	무독성	육류, 어패류, 달걀, 유제품	권장섭취량 남녀 2.4㎍

비타민	생리적 기능	결핍증	과잉증	급원식품	성인 1일 영양소 섭취 기준
비타민 C	• 콜라겐 합성 • 철 흡수를 도움 • 면역기능 강화	괴혈병, 상처 회복지연, 면역체계 손상	신장결석, 설사	채소와 과일	권장섭취량 남녀 100㎎

제2절 무기질

무기질은 단일원소로 구성되어 있으며, 그 자체가 영양소이다. 무기질은 소량이지만 체내에서 다양한 기능을 가지고 있으며, 식물이나 동물을 태우면 회분 또는 재의 형태로 관찰된다. 신체 내에서 약 20여종의 원소가 발견되고 있으나 체내 기능에 알려진 무기질은 약 15종 정도로 보고되고 있다. 대부분의 무기질은 효소나 호르몬 등의 보조인자로 작용하며, 특히 철분의 경우 적혈구의 혈색소의 구성요소이기도 하다. 무기질은 1일 권장섭취량이 100㎎ 이상인 경우 다량무기질, 1일 권장섭취량이 100㎎ 미만인 경우는 미량무기질로 구분한다 표 4-4.

무기질의 체내 흡수율은 다양한 요인들에 의해 영향을 받으며, 한 종류의 무기질을 다량 섭취하게 되면 다른 무기질의 흡수와 대사를 방해한다. 예를 들면, 철, 구리, 마그네슘 및 칼슘 등은 모두 2가 이온 무기질이다. 이들은 흡수 시에 경쟁을 하여 이용률과 대사에 영향을 준다. 또한 과량의 칼슘 섭취는 철분과 마그네슘의 흡수를 방해하거나, 과도한 아연의 섭취는 구리의 흡수를 감소시킬 수 있다. 그리고 식이섬유(곡류 등), 피틴산(통곡물 등) 및 수산(시금치나 차 등) 등은 무기질의 흡수를 방해한다. 이와는 반대로 무기질과 비타민을 같이 섭취하면 상승효과(synergism)가 생길 수 있다. 비타민 C는 철분의 흡수를 도우며, 비타민 D와 유당은 칼슘의 흡수를 돕는다.

무기질은 체내에서 산·알칼리 균형을 맞추어 주고, 삼투압 조절, 신체를 구성하는 구성성분이며, 대사조절하는 역할을 한다. 무기질은 식물을 섭취하는 동물의 몸속 및 자연에 광범위하게 존재한다

표 4-4 다량무기질과 미량무기질의 종류	
다량무기질	미량무기질
칼슘(Ca)	철(Fe)
인(P)	아연(Zn)
황(S)	구리(Cu)
칼륨(K)	요오드(I)
나트륨(Na)	망간(Mn)
염소(Cl)	크롬(Cr)
마그네슘(Mg)	불소(F)
	몰리브덴(Mo)
	셀레늄(Se)

1. 다량무기질

1) 칼슘(Calcium, Ca)

칼슘은 무기질 중 체내에 가장 많이 함유되어 있으며, 체중의 1.5~2.0%(약 1,200g)을 차지한다. 체내 총 칼슘의 99% 이상이 골격과 치아를 구성하며, 1%는 혈액 내에서 이온형태로 중요한 역할을 하고 있다. 칼슘은 체내에서 인과 결합하여 인산염(hydroxyapatite)형태로 존재한다. 칼슘은 2가 양이온 상태에서 흡수가 잘 되며, 비타민 D, 유당 및 정상적인 장운동 등은 칼슘의 흡수를 돕는다. 식이 중 다량의 피틴산이나 수산에 의해서는 체내 흡수가 감소된다.

① 생리적 기능

칼슘은 골격과 치아를 구성하며, 세포내액에 존재하는 칼슘은 근육의 수축에 관여한다. 혈액응고에 중요한 피브린 형성에 관여하며, 효소를 활성화하여 대사를 조절하는데 도움을 준다. 또한 칼슘은 신경자극 전달물질을 분비하게 도움을 주며, 혈중 칼슘의 양이 부족할 경우 근육이 계속적인 자극을 받아 경련이 나타나는 테타니(tetany) 증세를 초래할 수 있다.

② 급원식품

우유 및 유제품, 육류 및 생선류, 치즈, 뱅어포 등의 뼈째 먹는 생선 및 해조류 등이 칼슘의 좋은 급원식품이다. 식물 중 케일, 무 잎사귀 등도 칼슘이 풍부하다 그림4-21.

③ 영양소 섭취기준

성인의 1일 칼슘 권장섭취량은 남녀 각각 800mg과 700mg이며, 상한섭취량은 남녀 모두 2,500mg이다.

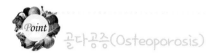

골다공증(Osteoporosis)

병리	골격은 대사가 활발한 조직이며, 조골세포와 파골세포가 존재한다. 조골세포는 콜라겐과 같은 단백질을 만들어 무기질의 결합을 유도하여 골격을 유지시켜 준다. 성장하는 동안 조골세포의 활성이 커서 골격이 자라난다. 파골세포는 부갑상선호르몬, 갑상선 호르몬, 비타민 D 등의 생리적 작용에 의해 골격을 분해하여 칼슘이 혈액내로 유리되어 나오게 하여 혈중 칼슘농도를 정상으로 유지시켜 준다. 노화가 진행되면서 파골세포의 활성이 우세해지고 골 손실이 커진다. 특히 운동량이 적은 사람, 폐경기 여성, 흡연이나 알코올 중독자, 장기간의 무리한 다이어트 시, 가족력 등이 있는 경우 골다공증에 걸리기 쉽다.
증상	골 손실로 인해 신장이 줄어드는 현상이 나타나고, 뼈에서 무기질이 흘러나와 스펀지 같은 뼈의 형태를 취하기도 한다 그림4-22.
예방	• 균형식과 운동을 한다. • 칼슘함유 식품을 충분히 섭취한다. • 필요시 칼슘제를 복용한다. • 흡연과 음주를 피한다.

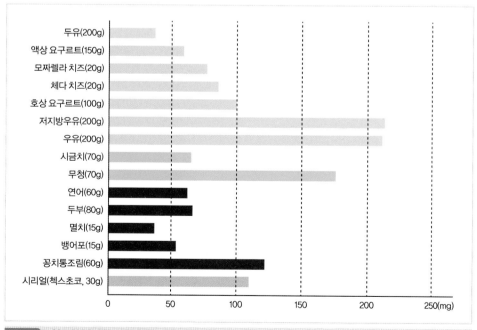

그림4-21 1인 1회 분량당 칼슘 함량

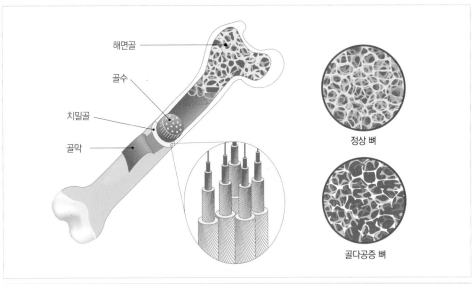

해면골

골수

치밀골

골막

정상 뼈

골다공증 뼈

그림4-22 **뼈의 구조와 골다공증의 골조직**

2) 인(Phosphorus, P)

체내에서 존재하는 인은 85% 정도가 칼슘과 결합한 인산칼슘 형태로 골격과 치아 조직에 함유되어 있다.

① 생리적 기능

인은 지방과 결합하여 인지질을 형성하며, 이는 세포막의 구성성분이고, DNA와 RNA의 구조에 있어서도 중요한 역할을 담당하고 있다. 인은 신장에서 수소이온의 분비를 도와줌으로 체액의 pH를 조절한다. 또한 신경과 근육기능을 조정하는데도 도움을 준다. 균형적인 칼슘과 인의 섭취 비율은 1:1 내외일 때 골격형성이 가장 효율적으로 이루어진다.

② 급원식품

인은 동·식물계에 널리 분포되어 있으므로 정상적인 식사 시 결핍의 우려는 크지 않다. 인의 좋은 급원식품으로는 현미, 전곡류, 치즈, 간, 전지유, 생선 및 아몬드 등이 있다.

③ 영양소 섭취기준

인의 1일 권장섭취량은 한국인 성인 남녀 모두 700㎎이며, 상한 섭취량은 3,500㎎

이다.

3) 나트륨(Sodium, Na)

① 생리적 기능

나트륨은 소금 즉, 염화나트륨(NaCl)의 구성성분이다. 나트륨은 세포외액의 대표적인 양이온이며, 체내에서 삼투압 및 체액량을 조절하고 산과 알칼리 평형을 유지하는데 관여한다. 또한 나트륨은 충격을 근육에 전달하고 신경을 자극하는 기능을 가지고 있다.

② 급원식품

나트륨은 젓갈, 간장, 화학조미료, 양념류, 베이킹소다 및 가공식품 등에 많이 함유되어 있다 그림4-23.

③ 영양소 섭취기준

나트륨의 1일 충분섭취량은 한국인 성인 남녀 모두 1,500mg이며, 만성질환위험 감소섭취량은 2,300mg이다.

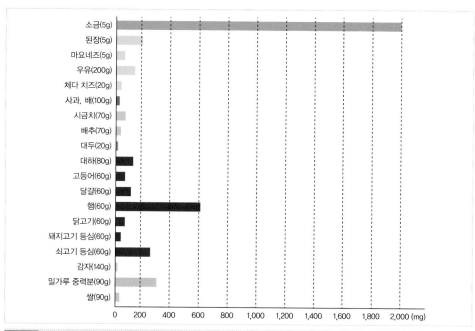

그림4-23 1인 1회 분량당 나트륨 함량

나트륨 함량이 높은 식품과 배출에 좋은 식품은 그림4-24와 같다.

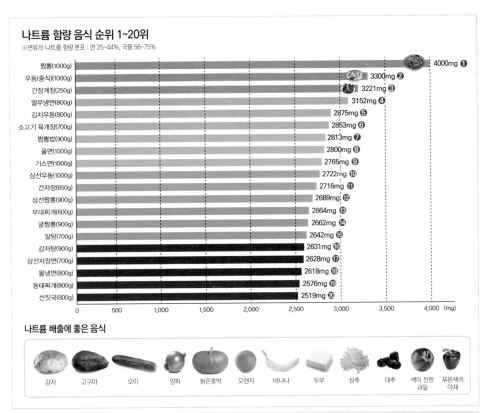

나트륨 함량 음식 순위 1~20위

※면류의 나트륨 함량 분포 : 면 25~44%, 국물 56~75%

순위	음식	나트륨 함량
❶	짬뽕(1000g)	4000mg
❷	우동(중식)(1000g)	3300mg
❸	간장게장(250g)	3221mg
❹	열무냉면(800g)	3152mg
❺	김치우동(800g)	2875mg
❻	소고기 육개장(700g)	2853mg
❼	짬뽕밥(900g)	2813mg
❽	울면(1000g)	2800mg
❾	기스면(1000g)	2765mg
❿	삼선우동(1000g)	2722mg
⑪	간자장(650g)	2716mg
⑫	삼선짬뽕(900g)	2689mg
⑬	부대찌개(600g)	2664mg
⑭	굴짬뽕(900g)	2662mg
⑮	알탕(700g)	2642mg
⑯	감자탕(900g)	2631mg
⑰	삼선자장면(700g)	2628mg
⑱	물냉면(800g)	2618mg
⑲	동태찌개(800g)	2576mg
⑳	선짓국(800g)	2519mg

나트륨 배출에 좋은 음식

감자　고구마　오이　양파　늙은호박　오렌지　바나나　두부　상추　대추　색이 진한 과일　푸른색의 야채

그림4-24 나트륨 함량 식품과 배출 식품

Point 같은 식재료라도 조리법에 따라 나트륨 함량이 달라진다.

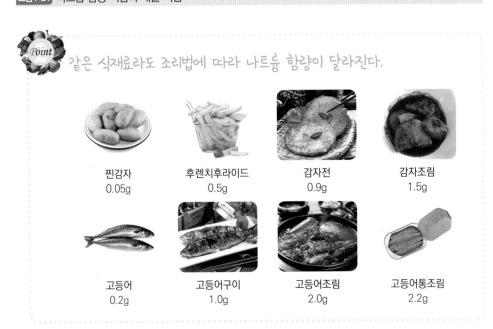

찐감자
0.05g

후렌치후라이드
0.5g

감자전
0.9g

감자조림
1.5g

고등어
0.2g

고등어구이
1.0g

고등어조림
2.0g

고등어통조림
2.2g

4) 칼륨(Potassium, K)

① 생리적 기능

칼륨은 체액의 균형을 유지하는데 중요한 역할을 하며, 나트륨과 반대로 혈압을 낮추는 역할을 한다. 또한 근육의 수축이나 신경의 자극전달에도 관여한다.

② 급원식품

칼륨은 신선한 과일이나 채소에 풍부하며, 전곡류, 육류 등에도 함유되어 있다 그림4-25.

③ 영양소 섭취기준

칼륨의 1일 충분섭취량은 한국인 성인 남녀 모두 3,500㎎이다.

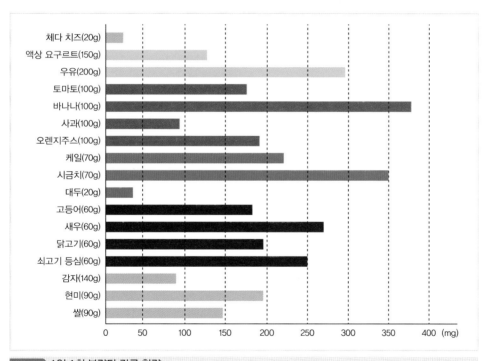

그림4-25 1인 1회 분량당 칼륨 함량

5) 마그네슘(Magnesium, Mg)

① 생리적 기능

마그네슘은 성인 체내에 25g 정도 함유되어 있으며, 그 중 60% 정도가 골격을 구성한다. 체내의 여러 가지 화학반응에 관여하며, 근육의 정상적인 움직임, 신경의 자극전달 및 심장기능에도 관여한다.

② 급원식품

마그네슘은 녹색채소인 클로로필(chlorophyll)의 성분이며, 녹황색채소에 많이 함유되어 있다. 또한 도정하지 않은 곡류, 견과류, 종실류 및 육류 등에도 함유되어 있다 그림4-26.

③ 영양소 섭취기준

성인의 1일 마그네슘 권장섭취량은 남녀 각각 350mg과 280mg이며, 상한섭취량은 남녀 모두 350mg이다.

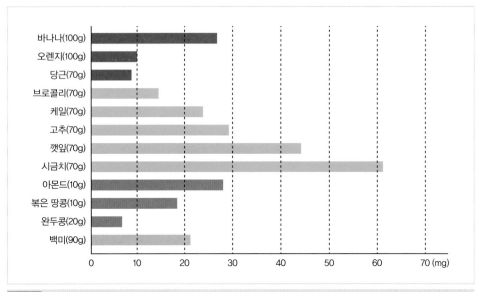

그림4-26 1인 1회 분량당 마그네슘 함량

표 4-5 다량무기질의 요약

다량무기질	생리적 기능	결핍증	과잉증	급원식품	성인 1일 영양소 섭취기준
칼슘 (Calcium, Ca)	• 골격과 치아를 구성 • 근육의 수축에 관여 • 혈액응고에 중요한 피브린 형성에 관여 • 신경자극 전달물질을 분비하게 도움 • 세포막 투과성 조절	구루병 골다공증 골연화증	고칼슘혈증 신장결석	• 우유 및 유제품, 육류 및 생선류, 치즈, 뱅어포 등의 뼈째 먹는 생선 및 해조류 등 • 식물 중 케일, 무 잎사귀 등	권장섭취량 남 800mg 여 700mg 상한섭취량 2,500mg
인 (Phosphorus, P)	• 골격과 치아 구성 • 세포막의 구성성분 • 산·염기평형조절 • 핵산의 구성성분 • 효소의 활성화에 관여	저인산혈증 근육의 약화 통증 유발	고인산혈증 저칼슘혈증	현미, 전곡류, 치즈, 간, 전지유, 생선 및 아몬드 등	권장섭취량 700mg 상한 섭취량 3,500mg
나트륨 (Sodium, Na)	• 세포외액의 양이온 • 삼투압 및 체액량을 조절 • 산·염기평형조절 • 신경자극 전달 • 포도당 흡수에 관여	식욕부진 무기력 근육경련	고혈압	젓갈, 간장, 화학조미료, 양념류, 베이킹소다 및 가공식품 등	충분섭취량 1,500mg 만성질환위험 감소섭취량 2,300mg
칼륨 (Potassium, K)	• 세포내액의 양이온 • 수분평형조절 • 근육의 수축과 신경의 자극전달에 관여	식욕부진 근육약화 마비 증상	호흡곤란 심장마비	신선한 과일이나 채소, 전곡류, 육류 등	충분섭취량 3,500mg
마그네슘 (Magnesium, Mg)	• 골격을 구성 • 체내의 여러 가지 화학반응에 관여 • 근육의 정상적인 움직임 • 눈밑 떨림 현상에 관여 • 신경의 자극전달 및 심장기능에도 관여	눈밑 떨림 근육통 허약	구역질 호흡둔화	녹황색채소, 도정하지 않은 곡류, 견과류, 종실류 및 육류 등	권장섭취량 남 350mg 여 280mg 상한섭취량 350mg

2. 미량무기질

1) 철(Iron, Fe)

체내 철의 약 70%는 적혈구의 헤모글로빈(Hemoglobin)과 근육조직의 미오글로빈(myoglobin)에 존재하며, 일부는 골수, 장, 췌장 등에 저장된다. 골수에서 만들어진 적혈구는 체내에서 120일 동안 생존하며, 적혈구가 수명을 다하여 파괴되면 적혈구 중의 철은 단백질로부터 유리되어 다시 헤모글로빈과 미오글로빈 합성에 재이용된다. 이 중 소량의 철은 피부, 땀 및 장 점막의 탈피 등으로 손실되기도 한다.

① 생리적 기능

체내에서 철은 비타민 C와 유기산 등에 의해 흡수가 촉진되며, 피틴산이나 수산, 타닌 등은 철의 흡수를 감소시킨다. 철은 크게 헴철(Heme iron)과 비헴철(Nonheme iron)로 나뉘는데, 헴철은 헤모글로빈과 미오글로빈과 결합되어 있는 철의 형태이며, 비헴철은 다른 유기물질과 결합하지 않고 유리된 상태로 존재하는 형태를 말한다. 헴철은 비헴철에 비해 흡수율이 높고, 헴철은 동물성 식품에 많이 함유되어 있다.

② 급원식품

철은 채소, 곡류 등의 식물성 식품과 달걀, 육류 등의 동물성 식품에 함유되어 있다 그림4-27 .

③ 영양소 섭취기준

성인의 1일 철의 권장섭취량은 남녀 각각 10㎎과 14㎎이며, 상한섭취량은 남녀 모두 45㎎이다.

철결핍성 빈혈

원인	전 세계적으로 가장 흔한 영양결핍성빈혈이 철결핍성 빈혈이다. 철결핍성 빈혈은 철이 부족한 식사를 오랫동안 하거나, 습관성 출혈 및 적혈구 합성 등이 감소되어 나타날 수 있다.
증상	학년 전 아동, 사춘기 청소년 및 가임기 여성에 있어서 철분이 결핍되기 쉽기 때문에 빈혈이 나타나기 쉽다. 철결핍성 빈혈의 증상은 피부가 창백해지고, 식욕감퇴, 무기력증, 학습능력의 저하 및 면역능력의 감소 등이 나타날 수 있다.
예방 및 식사처방	• 균형잡힌 식사 및 철분 함량이 풍부한 식품을 선택한다. • 양질의 동물성 단백질을 섭취한다. • 비타민 C함량이 높은 과일과 채소를 충분히 섭취한다. • 철분 흡수를 저해하는 요인을 피한다.

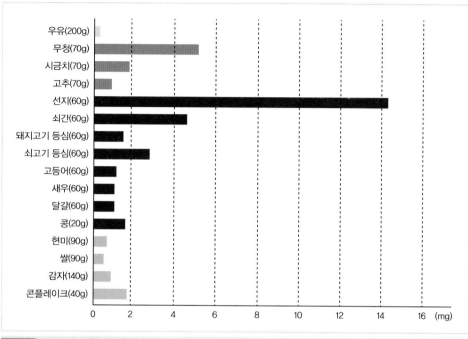

그림4-27 1인 1회 분량당 철 함량

2) 요오드(Iodione, I)

요오드의 80% 정도는 갑상선에서 발견이 되며, 갑상선 기능과 밀접한 관계를 가지고 있다.

① 생리적 기능

요오드는 갑상선에서 분비되는 호르몬인 티록신의 구성성분이며, 티록신은 인체 내에서 기초대사량을 조절하는 관여한다. 요오드의 섭취가 부족하면 갑상선종, 갑상선가능비대증 등의 질환이 발생할 수 있다.

② 급원식품

요오드가 많이 함유된 식품은 미역, 김, 다시마 등의 해조류이다 **그림4-28**.

③ 영양소 섭취기준

성인의 1일 요오드의 권장섭취량은 남녀 모두 150μg이며, 상한섭취량은 남녀 모두 2,400μg이다.

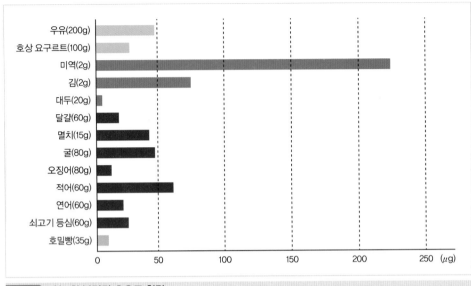

그림4-28 1인 1회 분량당 요오드 함량

3) 아연(Zinc, Zn)

① 생리적 기능

아연은 미각과 후각을 감지하는데 관여하며, 성장 발달 및 면역기능 조절에도 필요하다. 피틴산과 식이섬유는 아연의 체내 흡수율을 저하시키며, 과량 섭취한 구리와 철도 소장에서 아연의 흡수를 방해한다.

② 급원식품

아연은 거의 모든 식품에 들어 있으며, 특히 굴(oyster)에 다량 함유되어 있고, 가금류, 콩, 견과류, 영양소를 강화한 시리얼 등도 아연의 좋은 급원이다 그림4-29.

③ 영양소 섭취기준

성인의 1일 아연의 권장섭취량은 남녀 각각 10mg과 8mg이며, 상한섭취량은 남녀 모두 35mg이다.

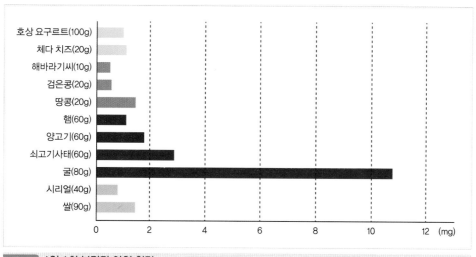

그림4-29 1인 1회 분량당 아연 함량

4) 셀레늄

① 생리적 기능

셀레늄은 대표적인 항산화 무기질이며, 면역기능 및 갑상선 기능의 유지에 관여한다.

② 급원식품

셀레늄은 견과류, 도정하지 않은 곡류 및 육류 등에 많이 함유되어 있다 그림4-30.

③ 영양소 섭취기준

성인의 1일 셀레늄의 권장섭취량은 남녀 모두 $60\mu g$이며, 상한섭취량은 남녀 모두 $400\mu g$이다.

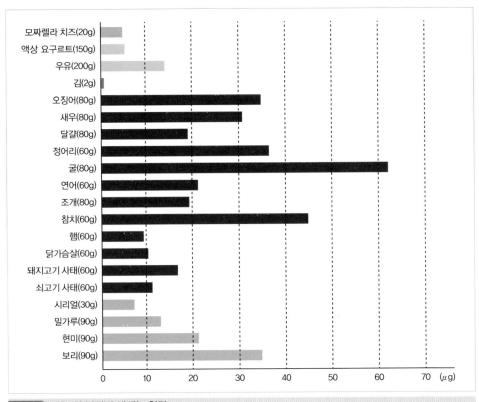

1인 1회 분량당 셀레늄 함량

5) 구리(Cupper, Cu)

① 생리적 기능

구리는 인체 내에서 철이 헤모글로빈의 합성 시 중요한 역할을 한다. 만약 구리가 결핍이 되면, 헤모글로빈의 합성이 제대로 이루어지지 않아서 빈혈이 발생할 수 있다. 또한 구리는 활성산소로부터 세포를 보호하는 역할에도 도움을 준다.

② 급원식품

구리는 어패류, 견과류, 두류, 간, 버섯, 감자, 토마토, 두류 및 바나나 등에 많이 함유되어 있다.

③ 영양소 섭취기준

성인의 1일 구리의 권장섭취량은 남녀가 각각 850μg, 650μg이며, 상한섭취량은 남녀 모두 $10,000\mu g$이다.

6) 코발트(Cobalt, Co)

① 생리적 기능

코발트는 비타민 B_{12}의 구성성분이며, 적혈구 형성에 관여한다. 코발트의 결핍 시 비타민 B_{12}의 결핍과 함께 악성빈혈을 초래할 수 있다.

② 급원식품

코발트의 급원식품으로는 어패류, 생선 및 다시마 등에 함유되어 있다.

③ 영양소 섭취기준

한국인 영양소 섭취기준에는 제시되어 있지 않다.

표 4-6 미량 무기질의 요약

미량무기질	생리적 기능	결핍증	과잉증	급원식품	성인 1일 영양소 섭취기준
철(Iron, Fe)	• 헤모글로빈(Hemo-globin)과 근육조직의 미오글로빈(myo-globin)에 존재 • 조혈작용을 도움 • 효소의 구성성분	철결핍성 빈혈 (피부창백, 허약, 식욕부진 등)	혈색소증	채소, 곡류 등의 식물성 식품과 달걀, 육류 등의 동물성 식품	권장섭취량 남 10mg 여 14mg 상한섭취량 45mg
요오드 (Iodione, I)	• 감상선호르몬의 성분 • 기초대사량을 조절하는 관여	갑산선종, 갑상선가능 비대증	갑상선기능 항진증	미역, 김, 다시마 등의 해조류	
아연(Zinc, Zn)	• 미각과 후각을 감지하는데 관여 • 성장 발달 및 면역기능 조절 • 면역기능에 관여	성장지연 왜소증 상처회복지연 미각 감퇴	2가 양이온 (철, 구리 등) 흡수 저해	어패류(굴, 게 등), 가금류, 콩, 견과류, 영양소를 강화한 시리얼 등	권장섭취량 남 10mg 여 8mg 상한 섭취량 35mg
셀레늄 (Selenium, Se)	• 항산화 무기질 • 면역기능 및 갑상선 기능의 유지	근육약화 성장장애	구토 설사 신경계손상	견과류, 도정하지 않은 곡류 및 육류 등	권장섭취량 60μg 상한 섭취량 400μg

미량무기질	생리적 기능	결핍증	과잉증	급원식품	성인 1일 영양소 섭취기준
구리(Cupper, Cu)	• 철의 흡수와 이용에 관여 • 세포 보호	빈혈 성장장애	복통 간질환 윌슨병	어패류, 견과류, 두류, 간, 버섯, 감자, 토마토, 두류 및 바나나 등	권장섭취량 남 850μg, 여 650μg 상한 섭취량 10,000μg
코발트 (Cobalt, Co)	• 비타민 B_{12}의 구성 성분 • 적혈구 형성에 관여	악성빈혈		어패류, 생선 및 다시마 등	제시되어 있지 않음

<i>Point</i> 항산화 비타민과 무기질

비타민 A	카로티노이드, 베타 카로틴 및 리코펜 등이 있다. 노화를 지연시키며, 시력감퇴, 뇌졸중, 암 등으로부터 인체를 보호해 준다.
비타민 C	다른 영양소의 산화를 막아주며, 항산화성을 증가시켜 준다.
비타민 E	견과류와 오일에 함유되어 있으며, 세포막을 보호해 주고 노화를 방지한다.
셀레늄	육류, 생선, 통밀에 많으며, 세포막 지질의 산화를 막아 세포막을 보호해 준다.
아연	육류 및 해산물 등에 많이 함유되어 있으며, 세포의 구조와 기능을 정상적으로 유지한다.

피토케미칼과
항산화영양소

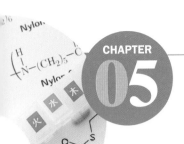

CHAPTER 05

피토케미칼과 항산화영양소

제1절 피토케미칼

빠른 경제성장과 산업화는 건강에 대한 인식을 변화시켰다. 과거에는 '배를 불리우는 것'에 건강 초점을 두었으나 지금은 '최적의 건강을 유지하면서 만성질환의 발병을 낮추는 것'으로 변화되었다. '어떻게 하면 병에 걸리지 않을까'가 우리의 관심사가 된 것이다. 이런 관심사에 해답을 준 것이 바로 피토케미칼(phytochemicals)이다. 식물에 미량 함유된 피토케미칼은 영양소로 분류되지는 않지만 그 역할이 무궁무진하여 건강 유지에 반드시 필요하며, 식물 식품의 고유한 맛과 향 그리고 색을 결정해 준다.

 Phytochemical이란?

Phytochemical = 'Phyto(plant)'+'chemical'

단어의 조합에서 볼 수 있듯이 피토케미칼은 과일이나 채소와 같은 식물에서 병원균 해충, 곰팡이 등으로부터 자신을 보호하기 위해 뿌리나 잎에서 만들어지는 화학물질로 식품 속에 미량 함유되어 있고, 일부는 식물성 식품의 색을 내거나 맛이나 향 등의 관능성과 관련되어 있다.
이러한 화학물질은 인체 내의 항산화물질의 작용을 촉진하여, 세포 손상을 막는 것으로 알려져 있는데, 어떤 연구자들은 피토케미칼을 'fight-o-chemical(건강을 위해 싸우고 있는 물질)'이라는 재미있는 표현을 통해 그 의미를 강조하기도 한다.

Phytochemical의 역사

피토케미칼이 세포에서의 기능 또는 기작에 관하여 구체적인 연구가 진행되기 아주 오래 전부터 우리 인류는 피토케미칼을 약물로 사용하였던 것 같다. 의학의 아버지인 히포크라테스는 고열로 고생하는 사람들에게 버드나무 잎을 해열제로 처방하였는데, 그 효과는 즉각적이었다고 한다. 후에 많은 연구를 통해 버드나무의 살리신 성분이 항염증 및 통증 완화기능을 나타낸다는 것을 알게 되었다. 한 때 버드나무의 껍질에서 추출하여 사용되었던 살리신은 지금은 인공적으로 생산되어 처방전 없이 살 수 있는 해열제인 아스피린의 주성분으로 쓰인다.

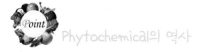

건강한 식사(색)와 Phytochemical

골고루 먹는 것은 건강한 식사의 기본이다. '골고루'에는 조리법, 영양소, 색 등 여러 가지 의미가 포함되어 있을 수 있다.

1991년부터 미국국립암연구소에서는 '하루 5번 과일과 채소 섭취'를 강조하고 있는데 이는 빨강, 주황, 노랑, 파랑, 보라색이 포함되는 식사를 하자는 의미이다. 즉 과일과 채소를 충분히 먹는 것은 과일과 채소에 다양한 색을 나타내는 피토케미칼의 중요성을 강조했다고 볼 수 있다.

피토케미칼은 만성질환 예방효과가 크다고 알려져 있으며 이런 효과는 식품의 색이 진할수록 커진다. 따라서 색이 곱고 선명한 식물성 식품을 섭취하는 것이 바람직하다.

건강을 위해 매일 다양한 색의 식사를 반드시 고려해야 하겠다.

무지개 색 채소와 과일의 예

빨강	⋯	토마토, 수박, 딸기
주황	⋯	당근, 호박, 살구, 감
노랑(주황)	⋯	오렌지, 귤, 황도, 파인애플
노랑(초록)	⋯	무청, 갓, 옥수수, 그린빈, 완두콩, 멜론
초록	⋯	시금치, 브로콜리, 양배추
초록(흰색)	⋯	마늘, 파, 양파, 배, 버섯, 샐러리, 백포도주
보라(빨강)	⋯	딸기, 포도, 포도주스, 적포도주, 가지, 자두, 체리

피토케미칼은 인체 내에서 활성산소를 막아주고 손상된 세포를 재생시켜 각종 질병과 노화를 방지해 주는 생리 활성이 있다고 보고되고 있다. 또한 몇몇의 피토케미칼은 유전자와 상호작용하여 만성질환을 예방하고 암의 성장을 막고 감염으로부터 세포를 보호하기도 한다. 또한 해독기능을 하거나 면역 기능을 증가시켜 주고 호르몬 역할을 조절하거나 박테리아나 바이러스를 사멸시키는 기능을 담당하기도 한다.

1. 카로티노이드(Carotenoids)

1) 개요

카로티노이드는 녹황색, 주황색, 붉은색의 지용성 식물성 색소를 총칭한다. 카로티노이드의 기능은 크게 비타민 A 전구체와 항산화제 기능을 들 수 있으며 약 650종의 카로티노이드 중 10% 정도만 비타민 A로 전환될 수 있다.

2) 종류

카로티노이드 종류에는 β-카로틴, α-카로틴, 크립토잔틴, 루테인, 지아잔틴, 라이코펜 등이 있다.

표5-1 **카로티노이드의 종류**

구분	종류
비타민 A로 전환 됨	β-카로틴, α-카로틴, 크립토잔틴
비타민 A로 전환 안됨	루테인, 지아잔틴, 라이코펜

3) 체내 기능

과일과 채소를 통한 카로티노이드의 섭취는 심장질환 및 암 예방, 노화 지연, 황반퇴화 지연의 효과가 입증되고 있다 표5-2.

표5-2 **카로티노이드의 체내 기능**

종류	체내 기능
β-카로틴	노화 지연, 암 예방, 폐 기능 향상, 당뇨병 합병증 예방
루테인	시각 기능, 시각 퇴화 지연, 황반퇴화 및 백내장 예방, 암 예방
라이코펜	전립선 암 예방, 심장병 예방
지아잔틴	황반 퇴화 지연, 암 예방

4) 특징

카로티노이드는 조리과정을 통해 특히, 기름을 사용하는 경우에 체내 이용률을 크게 증가시킬 수 있다.

카로티노이드는 다른 종류의 카로티노이드, 비타민 C나 E 그리고 플라보노이드와 상호작용을 하여 여러 가지의 카로티노이드를 섭취하면 홍반 개선과 LDL-콜레스테롤 감소의 효과를 보인다고 보고되었다. 또한 비타민 C나 카테킨은 카로티노이드 산화방지 효과를, 카로티노이드는 비타민 E의 항산화 기능을 향상시키는 효과를 보였다. 따라서 다양한 채소와 과일의 섭취를 하는 것이 건강에 도움이 될 수 있다.

5) 급원식품

카로티노이드는 대부분의 녹황색을 띠는 과일과 채소에 풍부하게 들어 있다 표5-3.

표5-3 카로티노이드의 종류

종류	급원
β-카로틴	당근, 늙은 호박, 고구마, 망고, 파파야, 키위, 살구, 브로콜리, 시금치, 케일 등
루테인	케일, 시금치, 키위, 브로콜리, 아욱, 양배추, 양상추, 배추 등
라이코펜	붉은 과일과 채소, 토마토, 고추, 자몽, 수박
지아잔틴	토마토, 고추, 자몽, 수박, 달걀노른자 등

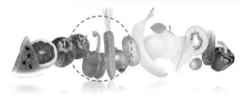

2. 플라보노이드(Flavonoids)

1) 개요

플라보노이드는 '황색'을 뜻하는 라틴어 'flavus'에서 유래되었다. 플라보노이드는 과일, 채소, 씨앗, 견과류, 녹차, 와인뿐 아니라 현대인들이 좋아하는 초콜릿에도 광범위하게 존재하며 주로 항산화제 역할을 담당한다 표5-4.

2) 종류

플라보노이드는 플라바놀, 플라바논, 플라본, 이소플라본, 플라보놀, 안토시아니딘으로 분류한다 표5-4 .

표5-4 플라보노이드의 종류

구분	종류
플라바놀	카테킨, 프로안토시아니딘
플라바논	나린제닌, 헤스페레틴
플라본	루테오린, 아피제닌, 탄제레틴
이소플라본	제니스테인, 다이드제인
플라보놀	쿼세틴, 캠페롤
안토시아니딘	시아니딘

3) 체내 기능

식사 중 섭취한 플라보노이드는 체내에서 항산화 효과를 나타내어 암을 예방하고 염증 반응 억제효과를 갖는다 표5-5 .

표5-5 플라보노이드의 체내 기능

종류		체내 기능
플라바놀	카테킨, 프로안토시아니딘	항암효과
플라바논	나린제닌, 헤스페레틴	심장병 예방
플라본	루테오린, 아피제닌, 탄제레틴	항암효과
이소플라본	제니스테인, 다이드제인	항암효과, 골다골증 예방
플라보놀	쿼세틴, 캠페롤	항암효과
안토시아니딘	시아니딘	단기 기억력 증가

플라보노이드 섭취와 심혈관 질환 예방효과

플라보노이드를 많이 섭취하면 심혈관질환 위험도가 낮아진다고 보고되었는데, 다음과 같이 섭취할 때 혈관내피 세포 기능 향상, 혈압 강하 및 혈소판 응집 방지 효과가 나타났다.

- 매일 2~3컵의 녹차나 홍차 섭취
- 매일 640mL의 적포도 주스를 섭취
- 다크 초콜릿을 2주간 섭취
- 코코아를 1달 동안 하루 3번 섭취

4) 특징

감귤류에 많은 플라바논류는 감귤류의 껍질을 벗겼을 때 보이는 스펀지 같은 흰 부분과 과실 구획을 나누는 막에 많은 양이 함유되어 있다. 따라서 오렌지 주스보다는 가공하지 않은 신선한 오렌지를 먹는 것이 더 많은 양의 플라보노이드를 섭취하는 방법이 된다. 또 많은 양의 플라보노이드가 양파, 케일, 브로콜리, 블루베리 등에 함유되어 있는데, 이들은 빛에 의해 생합성이 촉진되기 때문에 같은 식품이라도 햇빛 노출 정도에 따라 퀘세틴, 캠페롤 등의 함량 차이가 있다. 양배추나 상추 같은 잎채소는 녹색의 겉잎이 속잎에 비해 플라보논 양이 10배 이상 높게 함유되어 있다.

프렌치 패러독스(Franch Paradox)

프랑스인들은 흡연율도 높고 버터, 치즈, 육류 등 동물성 지방 섭취량이 많다. 그러나 놀랍게도 프랑스인들의 심장순환계 사망률은 낮은 것으로 나타났다. 이런 현상을 '프렌치 패러독스'라고 한다. 동물성 지방 섭취량이 높은데도 불구하고 심장순환계 질병으로 인한 사망률이 낮았던 것은 그들이 적포도주를 상용하였기 때문이다. 적포도주에 많이 함유되어 있는 레스베라트롤과 안토시아닌과 같은 피토케미칼의 생리적 효과라고 여겨지고 있다.

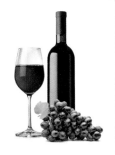

5) 급원식품

플라보노이드는 과일, 채소, 견과류, 녹차, 초콜릿, 두류 등에 풍부하게 들어 있다
표5-6.

표5-5 플라보노이드의 급원식품

종류		체내 기능
플라바놀	카테킨	녹차, 초콜릿, 포도, 딸기, 사과
	프로안토시아니딘	초콜릿, 사과, 딸기, 포도, 적포도주
플라바논	나린제닌, 헤스페레틴	자몽, 오렌지, 레몬
플라본	루테오린, 아피제닌, 탄제레틴	샐러리, 파슬리, 녹색잎 향신료, 감귤류
이소플라본	제니스테인, 다이드제인	두류
플라보놀	쿼세틴, 캠페롤	양파, 브로콜리, 껍질콩, 케일, 고추, 메밀, 사과, 차류, 초콜릿, 적포도주
안토시아니딘	시아니딘	포도, 적포도주, 복분자, 블루베리, 체리, 라즈베리, 크랜베리, 검정콩, 가지

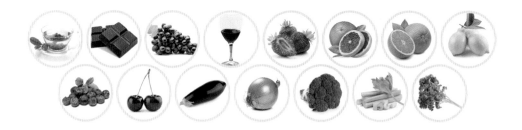

3. 이소플라본

1) 개요

이소플라본은 식물성 에스트로겐으로 대두나 대두 함유식품에 많은 양이 들어 있으며 종류로는 제니스테인, 다이드제인이 있다. 일반적으로 대두가 발효되면서 체내 흡수율이 높은 제니스테인, 다이드제인이 많이 형성된다고 하여 대두 발효식품은 효율성 높은 이소플라본 급원 식품이 될 수 있다.

2) 체내 기능

이소플라본은 에스트로겐과 매우 유사한 화학구조를 가지고 있어서 에스트로겐과 흡사한 기능을 한다. 이 과정을 통해 여성 건강에 긍정적인 효과를 나타낸다.

① 갱년기 증상

대두 및 이소플라본 섭취는 폐경기 이후 여성들의 홍조, 두통, 불면증, 우울증 등의 갱년기 증상 개선 효과가 있는 것으로 보고되어 폐경기 이후 나타나는 증상과 질병 완화 및 예방의 가능성이 있다.

② 골다공증

동물 실험 결과 이소플라본은 골 재형성을 돕는 호르몬 역할 뿐 아니라 파골세포 활성 억제에도 관여하는 것으로 나타났다. 따라서 골다공증 예방 및 완화를 위해 대두 섭취는 적절한 방법이 될 수 있다.

③ 심혈관 질환

폐경기 여성들은 에스트로겐 부족으로 혈중 콜레스테롤 농도 상승과 같은 지질대사에 변화가 일어난다. 임상실험 결과, 이소플라본 섭취량이 증가하면 LDL-콜레스테롤 및 총콜레스테롤 농도가 감소하여 심혈관질환 예방의 가능성이 나타났다.

④ 암

이소플라본은 에스트로겐과 구조적 유사로 에스트로겐 수용체에 대하여 경쟁적으로 결합하여 과다한 에스트로겐 노출에 의한 암을 예방할 수 있으므로 에스트로겐 관련 암 예방에 효과적인 대처 방안의 가능성이 있다.

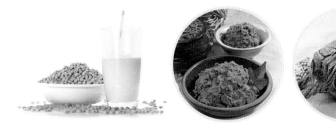

4. 카테킨

1) 개요

무색의 수용성인 카테킨은 플라보노이드로 녹차의 쓴맛과 떫은맛을 결정짓는 주요 물질이다. 카테킨은 인체 흡수율이 높으나, 찻잎을 가공하는 과정에서 산화를 통해 일부 함량의 변화를 가져올 수 있다.

녹차와 차 잎에는 EGCG(epigallocatechin gallate), EGC(epigallocatechin), ECG(epicatechin gallate), EC(epicatechin) 등이 적포도주, 사과, 포도, 초콜릿에는 C(catechin), GC(gallocatechin) 등의 카테킨이 있다.

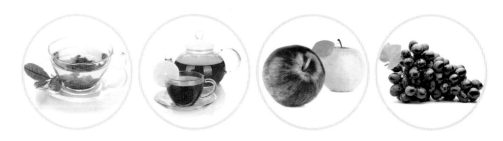

2) 체내 기능

① 항산화 기능

카테킨의 자유라디칼 제거 및 LDL-콜레스테롤 산화 방지, 지방의 과산화 방지 능력이 실험을 통해 입증되었고 그 능력은 비타민 C와 비타민 E 보다 더욱 효과적이었다.

② 암과 심혈관 질환

녹차의 섭취는 여러 종류의 암 예방 가능성이 제시되고 있고 특별히 많은 양의 녹차를 섭취했을 때 위암 예방에 큰 효과를 보였다. 또한 녹차는 콜레스테롤과 지방의 흡수를 지연시키고 혈액 콜레스테롤을 저하시켜 심혈관 질환에 효과적인 것으로 나타났다.

자유라디칼(Free radicals)

우리 몸으로 들어온 산소의 대부분은 세포 호흡을 통해 물로 바뀌어 배설되지만 약 2%의 산소는 불완전한 상태로 존재하다가 화학반응성이 큰 유해물질인 자유라디칼(free radical)이 된다 그림5-1 . 자유라디칼은 유해산소, 활성산소라고 불리며 일단 생성되면 생체조직을 공격하고 세포를 손상시킨다 그림5-2 .

우리 몸에 있는 자유라디칼 방어체계

- 자유라디칼을 제거하는 식세포
- 항산화 효소
- 피토케미칼 및 항산화 영양소와 같은 항산화 물질

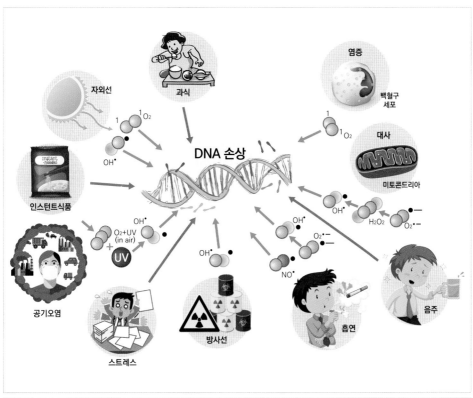

그림5-1 우리 몸에서 자유라디칼의 생성 경로

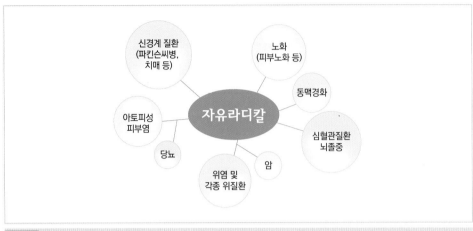

자유라디칼에 의한 질병

5. 쿼세틴

1) 개요

플라보놀에 속하는 쿼세틴은 식이로 섭취하는 플라보노이드 중 가장 많은 양을 차지하며, 양파, 사과, 딸기류, 포도, 레몬, 토마토, 양상추, 콩류, 녹차, 홍차 등에 많이 함유되어 있다. 쿼세틴이 풍부한 양파의 경우 껍질을 벗기는 물리적 조작에 의해 많은 양의 쿼세틴을 손실할 수 있다. 또한 열처리 시간이 길어질수록 쿼세틴 손실 양이 증가되므로, 조리과정에 유의하여야 한다.

2) 체내 기능

① 항산화 기능

쿼세틴은 수용성, 지용성 환경에서 자유라디칼 감소에 효과적이었다는 시험관 실험 결과가 보고되었다. 또한 많은 양의 쿼세틴 섭취는 LDL-콜레스테롤 산화 방지 및 지방 과산화를 막는 것으로 보고되고 있다.

② 암

역학조사 결과 쿼세틴 섭취가 많으면 식도 및 위암 예방 효과가 있다고 보고되었다. 쿼세틴은 DNA의 산화적 손상을 막아주고 손상세포의 세포자살을 일으키는 것으로 연구되고 있다.

③ 심혈관 질환

퀘세틴을 많이 섭취하면 LDL-콜레스테롤 산화를 방지하고 동맥경화를 예방하는 효과가 있어서 심혈관 질환을 예방하고 그로 인한 사망률을 낮춘다.

양파 요리를 할 때,

지나치게 껍질을 제거하거나 오랜 시간 동안 물에 담구면 퀘세틴 손실이 많아진다.

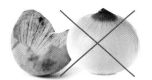

6. 그 외 피토케미칼

1) 페놀화합물

페놀화합물은 항산화 기능 및 혈액 콜레스테롤 농도를 낮추고 심장병 및 암의 위험도를 감소시키는 것으로 보고되었다. 종류로는 엘라직 산, 갈릭 산, 카페익 산, 페룰릭 산이 있으며, 주된 급원식품으로는 딸기, 키위, 자두, 포도, 적포도주, 건포도, 토마토 등이 있다.

2) 술포라펜

술포라펜은 유기황의 성분으로 대장암 위험성을 감소시킨다고 보고되었다. 급원식품으로는 배추, 브로콜리, 콜리플라워, 케일, 양배추, 순무 등이 있다.

3) 알릴화합물

알릴화합물은 수용성, 지용성 유기황 화합물에 함유되어 있으며, 간암, 유방암, 위암, 대장암 등의 예방효과 및 혈액 콜레스테롤과 혈압을 낮추는 효과가 보고되었다. 급원식품으로는 마늘, 양파, 부추, 파 등이 있다.

4) 인돌

인돌은 유방암 등의 예방효과를 가지고 있으며, 급원식품으로 브로콜리, 콜리플라워, 양배추 등이 있다.

5) 사포닌

사포닌은 대부분의 콩류와 인삼에 많은 성분으로 항암 효과가 있다고 보고되었다. 마른콩류, 전곡류, 사과, 샐러리, 딸기, 포도, 양파, 녹차, 홍차, 적포도주 등에 소량 존재한다.

표5-7 식품의 피토케미칼의 체내 기능

식품	체내기능		피토케미칼
당근	• 노화 지연 • 폐 기능 향상	• 암 예방 • 당뇨병 합병증 예방	베타-카로틴
살구	• 노화 지연 • 당뇨병 합병증 예방	• 폐 기능 향상 및 폐암 예방	베타-카로틴
늙은호박	• 노화 지연 • 폐 기능 향상	• 암 예방 • 당뇨병 합병증 예방	베타-카로틴
고구마	• 노화 지연 • 폐 기능 향상	• 암 예방 • 당뇨병 합병증 예방	베타-카로틴
시금치	• 노화 지연 • 폐 기능 향상 • 시력 감퇴 둔화	• 암 예방 • 당뇨병 합병증 예방 • 황반 퇴화 및 백내장 예방	베타-카로틴 루테인 지아잔틴
케일	• 노화 지연 • 폐 기능 향상 • 황반 퇴화 및 백내장 예방 • 뇌, 기관지 종양 성장저하	• 암 예방 • 당뇨병 합병증 예방 • 알레르기 염증반응 감소 • 오염 물질에서 폐 보호	베타-카로틴 루테인 인돌 술포라펜 쿼세틴
브로콜리	• 노화 지연 • 폐 기능 향상 • 알레르기 염증반응 감소	• 암 예방 • 당뇨병 합병증 예방	베타-카로틴 루테인 인돌 술포라펜 쿼세틴

식품		체내기능	피토케미칼
잎상추		• 알레르기 염증반응 감소 • 뇌, 기관지 종양 성장저하 • 오염 물질에서 폐 보호	쿼세틴
배		• 알레르기 염증반응 감소 • 뇌, 기관지 종양 성장저하 • 오염 물질에서 폐 보호	쿼세틴
마늘		• 암 예방 • 혈액 콜레스테롤 저하 및 혈압강하 • 알레르기 염증반응 감소 • 뇌, 기관지 종양 성장저하 • 오염 물질에서 폐 보호	쿼세틴 알릴 화합물
양파		• 암 예방 • 혈액 콜레스테롤 저하 및 혈압강하 • 알레르기 염증반응 감소 • 뇌, 기관지 종양 성장저하 • 오염 물질에서 폐 보호	쿼세틴 알릴 화합물
부추		• 암 예방 • 혈액 콜레스테롤 저하 및 혈압강하	알릴 화합물
쪽파		• 암 예방 • 혈액 콜레스테롤 저하 및 혈압강하	알릴 화합물
배추		• 암 예방	술포라펜, 인돌
양배추		• 암 예방	술포라펜, 인돌
사과		• 심장병 예방	페놀 화합물
블루베리		• 노화 지연 • 암 예방과 혈액 콜레스테롤 저하	안토시아닌 엘라직 산
딸기		• 노화 지연 • 암 예방과 혈액 콜레스테롤 저하	안토시아닌 엘라직 산
수박		• 전립선 암과 심장병 예방	라이코펜

식품		체내기능	피토케미칼
토마토		• 전립선 암과 심장병 예방	라이코펜
포도		• 암과 심장병 예방 • 알레르기 염증반응 감소 • 뇌, 기관지 종양 성장저하 • 오염 물질에서 폐 보호	레스베라트롤 엘라직 산 쿼세틴
오렌지		• 항산화 작용 • 암과 심장병 예방 • 폐 보호 기능	헤스페리딘 탄제리틴 리모넨

제2절 항산화 영양소

　인체 내로 들어 온 산소의 대부분은 정상적인 호흡과정을 통해 물로 바뀌고 소변 등으로 배출되나 약 2%의 산소는 불완전한 상태로 머물다가 반응성이 큰 화학물질인 자유라디칼로 바뀌게 된다 그림5-3.

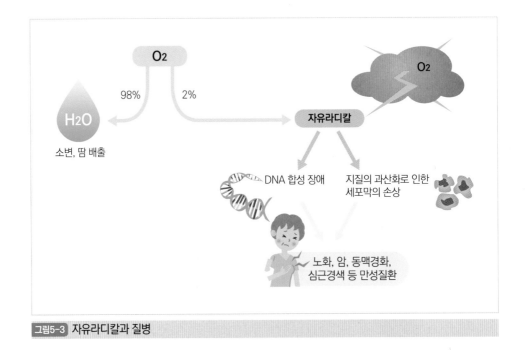

그림5-3 자유라디칼과 질병

자유라디칼은 세포 내에서 DNA나 단백질, 지방과 같은 거대분자를 산화시키는데, 거대 분자가 산화되면 제 기능을 수행할 수 없을 뿐 아니라 주위에 있는 거대분자를 연속적으로 산화시켜서 세포 변이 및 사망을 일으킨다. 따라서 산화로 인해 암, 순환기계 질환, 당뇨병 등이 발생되게 된다.

다행히도 우리 몸에는 자유라디칼을 제거하기 위한 방어 시스템을 가지고 있다. 식세포, 항산화 효소, 피토케미칼 및 항산화 영양소와 같은 항산화 물질들이 바로 그것이다. 따라서 일상에서 생기는 산화 문제는 어느 정도 처리가 가능하다 그림5-4 .

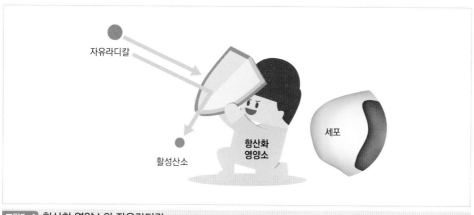

그림5-4 항산화 영양소와 자유라디칼

항산화 영양소의 대표적인 물질로는 비타민 E, 비타민 C, 셀레늄 등이 있다. 비타민 E는 자유라디칼을 제거하여 세포를 보호한다. 즉 자신이 산화되면서 다른 물질의 산화를 방지하는 효과적인 물질이다. 비타민 C는 풋고추, 브로콜리, 케일, 피망, 시금치, 고춧잎 등의 채소와 오렌지, 딸기 등의 과일에 풍부하며 산화된 비타민 E를 환원시켜서 비타민 E 절약 작용을 할 수 있다. 전밀이나 밀배아, 종실류, 견과류에 풍부하게 들어있는 셀레늄은 글루타티온 과산화효소의 성분으로 세포를 산화적 손상으로부터 보호하여 비타민 E의 절약작용을 담당한다.

제3절 피토케미칼과 질병

1. 암

피토케미칼의 암 예방 효과는 여러 가지 측면에서 나타난다.

1) 항산화제

일부 피토케미칼은 우리 몸에서 강력한 항산화제이며, 우리 몸의 세포막, DNA, LDL-콜레스테롤 등의 산화를 억제하여 암 예방에 중요한 역학을 담당한다. 항산화제 기능을 갖는 피토케미칼에는 레스베라트롤, 안토시아닌, 퀘세틴, 헤스페리딘, 캠페롤 등의 플라보노이드 등이 있다.

2) 효소 활성 조절제

일부 피토케미칼은 암의 빠른 진행을 유도하는 효소의 활성 감소 및 암화 억제 효소 활성도를 증가하여 체내에 많은 양의 발암물질이 들어오더라도 암을 예방해 줄 수 있다. 이러한 효소 활성 조절제 기능을 갖는 피토케미칼에는 알릴화합물, 엘라직산 등이 있다.

3) 발암 물질로의 전환 억제

일반적으로 발암물질들은 대부분 식품에서 비활성상태로 존재하다가 인체로 들어와서 발암물질로 전환되는데, 피토케미칼 중 발암물질로의 전환 억제제에는 카페익산 등이 있다.

4) 암화 개시 암세포의 종양으로 발전 저해제

일부 피토케미칼은 아세포가 종양으로 발전하는 것을 저해한다. 이런 기능을 갖는 피토케미칼에는 이소플라본이나 카테킨 등이 있다.

2. 심장순환기계 질환

피토케미칼은 심순환기계 질환 예방에도 효과적이다. 일부 피토케미칼은 LDL-콜레스테롤의 산화를 막아 동맥경화증을 예방하는 효과를 보인다. 또한 일부 피토케미칼은 혈액 콜레스테롤 농도를 낮추고 혈소판 응집력을 낮추며, LDL-콜레스테롤 농도를 낮추는 효과를 가지고 있다.

피토케미칼이 만성질환 발병 위험도 감소에 효과적이라고 하여 현대인들은 피토케미칼의 건강기능식품을 많이 섭취하고 있다.

그러나 학자들은 피토케미칼을 보충제 형태로 섭취했을 때 나타날 수 있는 독성 위험성을 경고하고 있다. 또한 아직은 피토케미칼의 적정 섭취량에 관한 연구가 부족한 실정이다. 그래서 보충제 형태보다는 신선한 과일과 채소를 많이 먹는 것이 더 중요하다. 신선한 과일과 채소에는 다양한 피토케미칼이 들어있고 그 외에도 여러 가지 영양소 및 화합물을 함유되어 있으므로 유익한 효과가 한층 상승될 수 있다. 이것이 우리의 건강을 보충제보다 자연식품에 의존해야 하는 이유 중 하나인 것이다.

 Point 동물성 화학물질

식물성 식품 뿐 아니라 일부 동물성 식품에도 피토케미칼 성분이 함유되어 있는 것으로 보고되고 있다. 달걀노른자나 연어에는 카로티노이드가 다소 함유되어 있어서 만성질환 예방에 효과적이다. 동물성 식품 중에 이런 피토케미칼이 함유되어 있다고 해서 어떤 학자들은 이런 성분을 주케미칼(zoo chemicals)이라고 부르기도 한다.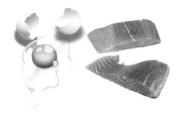

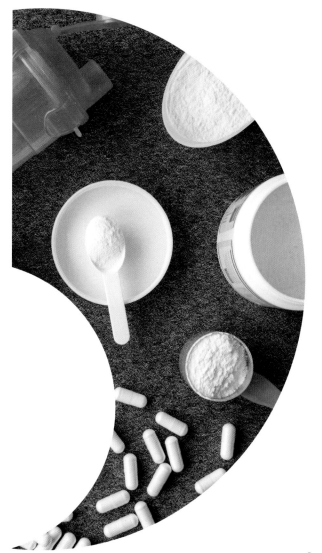

건강기능식품과
식품첨가물

건강기능식품과 식품첨가물

제1절 건강기능식품

우리나라 건강기능식품법에 의하면 "건강기능식품"이란 인체에 유용한 기능성을 가진 원료나 성분을 사용하여 제조(가공을 포함한다. 이하 같다)한 식품을 말한다로 정의하고 있다. "기능성"이란 인체의 구조 및 기능에 대하여 영양소를 조절하거나 생리학적 작용 등과 같은 보건 용도에 유용한 효과를 얻는 것을 말한다 그림6-1 표6-1 표6-2 .

용어 설명

- **식품** : 의약으로 섭취하는 것을 제외한 모든 음식물
- **건강기능식품** : 질병의 치료나 예방을 목적으로 하지 않으며 인체에 유용한 기능성을 가진 원료나 성분을 사용하여 제조 또는 가공한 식품
- **건강식품** : 일반적인 식품과 비교하여 건강증진의 효과가 있다고 기대되어 널리 섭취되어온 식품. 과학적인 근거가 부족한 경우가 많고 광범위하게 사용됨
- **건강보조식품** : 건강기능식품법이 적용되기 전인 2002년 이전에 표기되던 용어로 현재는 사용하지 않음

표6-1 식품의 주요 기능

분류	식품의 기능	
1차 기능	생명 및 건강 유지와 관련되는 영양 기능	건강기능식품 주요 기능
2차 기능	맛, 냄새, 색 등의 감각적, 기호적 기능	
3차 기능	건강 유지 및 증진에 도움이 되는 생체조절 기능 등	

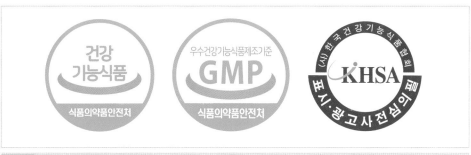

그림6-1 건강기능식품 인증마크

표6-2 건강기능식품과 유사 품목 비교

구분	식품		의약품	
	식품 (건강식품, 건강보조식품, 식이보충제)	건강기능식품	의약외품	일반의약품
정의	• 전통적으로 건강에 좋다고 여겨져 널리 섭취되어 온 식품 • 식약처로부터 안전성과 기능성을 인증받지 않은 제품	• 인체에 유용한 기능성을 가진 원료 또는 성분을 사용하여 제조한 식품	• 의약품의 용도로 사용되는 물품을 제외한 것으로 인체에 대한 작용이 경미하거나 직접 작용하지 않는 것	• 사람이나 동물의 질병치료, 예방 목적으로 사용되는 물품 • 사람이나 동물의 구조와 기능에 약리학적 영향을 줄 목적으로 사용하는 물품
관련법	식품위생법, 축산물위생관리법	건강기능식품법	약사법	약사법
대표식품	녹용, 동충하초	홍삼정	박카스D, 레모나S산	까스활명수─큐
이미지				

1. 건강기능식품 시장규모와 추세

2021년 현재 국내의 건강기능식품의 시장규모가 5조원 이상으로 추정된다 그림6-2 . 최근에는 건강기능성식품이 2030 세대를 위한 이너뷰티, 슬리밍뷰티 제품에서부터 5060세대를 위한 웰에이징 제품처럼 생애주기에 맞추어 다양화되고 있으며 고령자의 증가에 따라 건강기능식품의 전체 섭취량도 증가하고 있다. 건강기능식품은 선물용 제품과 직접 구매 제품으로 볼 때 선물용에서 가장 많은 비중을 차지하는 것은 홍삼이며, 직접 구매 제품은 유산균, 비타민류, EPA−DHA 함유 유지(오메가−3) 제품 등의 순으로 판매되고 있다 그림6-3 .

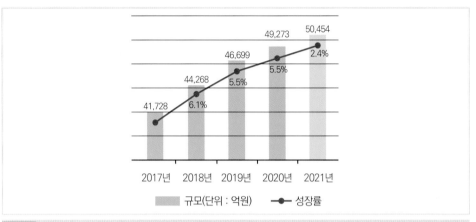

그림6-2 국내건강기능식품의 시장규모 및 성장률

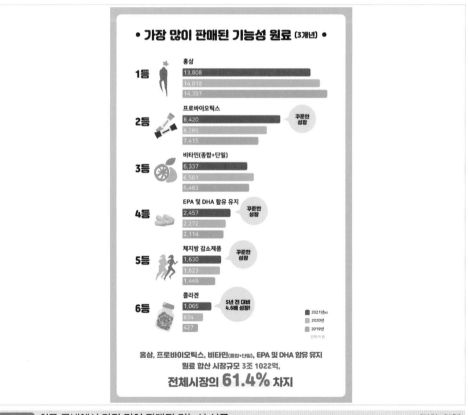

그림6-3 최근 국내에서 가장 많이 판매된 기능성 식품 (단위: 억원)

2. 기능성식품의 종류

　식품의약품안전처는 기능성 원료 평가에 따라 원료의 기능성을 '영양소 기능', '질병발생 위험 감소 기능', '생리활성 기능' 총 3가지로 구분하고 있다 표6-3 .

　건강기능식품의 제형은 12가지로 생산되고 있고, 건강기능성 원료는 60종에 이르며 성분으로 영양소는 28종이다 표6-4 표6-5 .

표6-3　기능성 원료 및 영양소의 구분

기능성 구분	기능성 내용	원료 또는 성분
영양소 기능	• 인체의 정상적인 기능이나 생물학적 활동에 대한 영양소의 생리학적 작용	영양소
질병발생 위험감소 기능	• 'ㅇㅇ 발생 위험 감소에 도움을 줌'으로 표시 • 질병의 발생 또는 건강상태의 위험감소와 관련한 기능	기능성 원료
생리활성 기능	• 'ㅇㅇ에 도움을 줄 수 있음'으로 표시 • 인체의 정상기능이나 생물학적 활동에 특별한 효과가 있어 건강상의 기여나 기능향상 또는 건강유지·개선을 나타내는 기능	

자료_ 건강기능식품 기능성 원료 인정 현황, 식품의약품안전처, 2016

표6-4　건강기능식품의 12개 제형

구분	형태					
기존제형 (6가지)	정제 (tablet)	캡슐 (capsule)	환 (pill)	과립 (granule)	액상 (liquid)	분말 (powder)
확대제형 (6가지)	편상 (flake)	페이스트상 (paste)	시럽 (syrup)	겔 (gel)	젤리 (jelly)	바 (bar)

표6-5 건강기능성 원료 및 성분(식품의약품 안전처장 고시)

구분	원료 및 성분
영양소 (28종)	• 비타민 및 무기질(또는 미네랄) 25종 비타민 A, 베타카로틴, 비타민 D, 비타민 E, 비타민 K, 비타민 B_1, 비타민 B_2, 니아신, 판토텐산, 비타민 B_6, 엽산, 비타민 B_{12}, 비오틴, 비타민 C, 칼슘, 마그네슘, 철, 아연, 구리, 셀레늄(또는 셀렌), 요오드, 망간, 몰리브덴, 칼륨, 크롬 • 필수지방산 • 단백질 • 식이섬유
기능성원료 (60종)	• 인삼, 홍삼, 엽록소 함유식물, 클로렐라, 스피루리나, 녹차 추출물, 알로에전잎, 프로폴리스추출물, 코엔자임Q10, 대두이소플라본, 구아바잎추출물, 바나바잎추출물, 은행잎추출물, 밀크씨슬(카르두스 마리아누스)추출물, 달맞이꽃종자추출물, ω-3 지방산 함유유지, 감마리놀렌산 함유유지, 레시틴, 스쿠알렌, 식물스테롤/식물스테롤에스테르, 알콕시글리세롤 함유 상어간유, 옥타코사놀 함유유지, 매실추출물, 공액리놀레산, 가르시니아캄보지아추출물, 루테인, 헤마토코쿠스추출물, 쏘팔메토열매추출물, 포스파티딜세린, 글루코사민, N-아세틸글루코사민, 뮤코다당·단백, 알로에겔, 영지버섯자실체추출물, 키토산/키토올리고당, 프락토올리고당, 프로바이오틱스, 홍국, 대두단백, 테아닌, 엠에스엠(Methyl sulfonylmethane, MSM), 폴리감마글루탐산, 히알루론산, 홍경천추출물, 빌베리추출물, 마늘
	• 식이섬유(14종) 구아검/구아검가수분해물, 글루코만난(곤약, 곤약만난), 귀리식이섬유, 난소화, 성말토덱스트린, 대두식이섬유, 목이버섯식이섬유, 밀식이섬유, 보리식이섬유, 아라비아검(아카시아검), 옥수수겨식이섬유, 이눌린/치커리추출물, 차전자피식이섬유, 폴리덱스트로스, 호로파종자식이섬유

건강기능성 성분 중 비타민은 비타민 A, 비타민 D, 비타민 E의 지용성 비타민과 비타민 C, 비타민 B군의 수용성 비타민이 있다 표6-6.

표6-6 비타민의 건강기능성과 영양섭취기준

비타민	기능	영양섭취기준
비타민A	• 어두운 곳에서 시각 적응 • 피부와 점막을 형성하고 기능을 유지 • 상피세포의 성장과 발달	RI : 300~700 μg RE
비타민D	• 칼슘과 인의 흡수와 이용 • 뼈의 형성과 유지 • 골다공증 발생 위험 감소	AI : 5~15 μg
비타민E	• 유해산소로부터 세포를 보호(항산화)	AI : 3~12 mg α-TE
비타민B$_1$	• 체내 에너지 대사에 필요함	RI : 0.3~1.2 mg
비타민B$_2$	• 체내 에너지 생성에 필요함	RI : 0.3~1.5 mg
니아신	• 체내 에너지 생성에 필요함	RI : 2~16 mg
비타민B$_6$	• 단백질, 아미노산 이용에 필요함 • 혈액의 호모시스테인 수준을 정상으로 유지	RI : 0.1~1.5 mg
엽산	• 세포와 혈액 생성 • 태아 신경관의 정상 발달 • 혈액의 호모시스테인 수준을 정상으로 유지	RI : 65~400 μg
비타민B$_{12}$	• 정상적인 엽산 대사에 필요함	RI : 0.3~2.4 μg
비타민C	• 결합조직 형성과 기능의 유지 • 철의 흡수에 필요함 • 유해산소로부터 세포를 보호(항산화)	RI : 35~100 mg

(RI : 권장섭취량, AI : 충분섭취량)

건강기능성 성분 중 무기질은 다량무기질로 칼슘, 마그네슘, 인이 있으며, 미량무기질로는 철, 아연, 구리, 셀레늄, 요오드가 있다 표6-7.

표6-7 무기질의 건강기능성과 영양섭취기준

무기질	기능성	영양섭취기준
칼슘	• 뼈와 치아 형성 • 신경과 근육기능 유지 • 혈액 응고 • 골다공증 발생 위험 감소	RI : 210~1000 mg
마그네슘	• 에너지 이용에 필요함 • 신경과 근육기능 유지	RI : 100~350 mg
인	• 뼈와 치아 형성 • 산, 알칼리 균형	RI : 100~1200 mg
철	• 체내 산소 운반 • 혈액 생성 • 면역기능 • 에너지 생성에 필요함	RI : 0.3~14 mg
아연	• 정상적인 면역기능 • 정상적인 세포분열	RI : 2~10 mg
구리	• 철의 운반과 이용 • 유해산소로부터 세포를 보호(항산화)	RI : 240~840 μg
셀레늄	• 유해산소로부터 세포를 보호(항산화)	RI : 9~65 μg
요오드	• 갑상샘호르몬 합성 • 에너지 생성 • 신경발달	RI : 90~150 μg

3. 여러 가지 기능성

항산화 기능은 체내 호흡과정에서 만들어지는 유해산소(활성산소)를 제거하여 노화 방지와 같은 만성퇴행성질환들을 예방하는 기능을 말한다 표6-8.

고지혈증의 원인이 되는 혈중콜레스테롤을 개선하는 기능은 ω-3 지방산, 식이섬유소가 대표적이다 표6-9.

장건강에 좋은 기능은 식이섬유소, 프로바이오틱스, 프리바이오틱스를 들 수 있다 표6-10.

기억력과 인지능력을 개선하는 기능성은 신경전달 물질과 관련이 깊고, 신경전달 물질은 아세틸콜린, 세로토닌 등이 있다.

표6-8 **황산화작용 건강기능식품 원료의 기능성**

기능성 원료	기능성 성분	기능성 내용
스피루리나/ 클로렐라/ 엽록소 함유 식물	엽록소, 피코사이아닌	항산화
녹차추출물	카테킨, 탄닌, 플라보노이드	항산화
β-카로틴	β-카로틴	• 시각의 암적응 • 피부와 점막 형성과 기능 유지 • 상피세포의 성장과 발달
비타민C	비타민C	유해산소로부터 세포 보호
비타민E	비타민E	유해산소로부터 세포 보호
코엔자임 Q10	코엔자임 Q10	항산화

표6-9 **혈중 콜레스테롤 개선 기능성 원료**

원료	성분
감마리놀렌산 함유 유지	감마리놀렌산
레시틴	인지질, 포스파티딜콜린
식물스테롤/식물스테롤에스테르	식물스타놀 에스테르, 유리스테롤
구아검/구아검가수분해물	식이섬유
글루코만난	
귀리	
대두식이섬유	
옥수수겨	
차전자피	
이눌린/치커리추출물	
대두단백	Crude protein, Daidzein, Zenistein
키토산/키토올리고당	Glucosamine, chito-oligosaccharide
스피루리나	Phycocyanin

표6-10	장 건강을 위한 건강기능식품 원료			
인정된 기능성 원료		고시형 기능성 원료		
갈락토올리고당	커피만노올리고당분말	알로에 겔	차전자피	
구아검가수분해물	프로바이오틱스	알로에 전잎	이눌린/치커리추출물	
대두올리고당	프로바이오틱스	구아검/구아검가수분해물		
라피노스	대두올리고당	글루코만난		
락추로스파우더	목이버섯	난소화성말토덱스트린		
밀전분유래 난소화성	분말한천	대두식이섬유		
말토덱스트린	라피노스	밀식이섬유		
프락토올리고당	액상프락토올리고당	보리식이섬유		
이소말토올리고당	이소말토올리고당	아라비아검		
자일로올리고당	프로바이오틱스	폴리덱스트로스		

장 건강에 좋은 유산균

- **프로바이오틱스** : 일정 농도 이상 섭취 시 대장 내에서 해로운 균의 성장과 병원성 균의 감염을 억제하고, 신체 면역계를 활성화시켜 건강에 이로운 영향을 미치는 박테리아
- **프리바이오틱스** : 프로바이오틱스의 먹이가 되는 올리고당 등의 물질
- **신바이오틱스** : 프로바이오틱스 + 프리바이오틱스

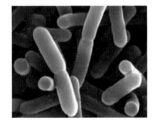

세로토닌이 부족하면

- 우울장애 : 무기력·허무감·무능감·고립감·죄책감 등
- 성격장애 : 사회·문화적 기대를 벗어난 일탈된 행동
- 식욕 감소 : 음식을 먹기 싫어함
- 불안장애 : 뇌 전두엽 이상으로 세로토닌 기능 저하
- 월경전증후군 : 세로토닌 감소 시 증상이 심해짐
- 알츠하이머형 치매 : 환자의 뇌에서 세로토닌이 감소함

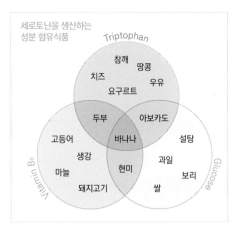

세로토닌을 생산하는 성분 함유식품

Triptophan: 참깨, 땅콩, 치즈, 우유, 요구르트
Vitamin B6: 고등어, 생강, 마늘, 돼지고기
Glucose: 설탕, 과일, 보리, 쌀
두부, 아보카도, 바나나, 현미

제2절 식품첨가물

우리나라 식품위생법에서 "식품첨가물"이란 '식품을 제조·가공·조리 또는 보존하는 과정에서 감미(甘味), 착색(着色), 표백(漂白) 또는 산화방지 등을 목적으로 식품에 사용되는 물질을 말한다. 이 경우 기구(器具)·용기·포장을 살균·소독하는 데에 사용되어 간접적으로 식품으로 옮아갈 수 있는 물질을 포함한다'로 정의하고 있다.

1. 식품첨가물의 분류

식품첨가물은 식품의 품질 보존을 위한 보존료(방부제), 살균(소독)제, 항산화제(산화방지제)와 맛과 향기 개량을 위한 감미료, 산미료, 조미료, 착향료가 있고, 색깔 개량제로 착색료, 발색제, 표백제, 밀가루 개량제, 갈변 방지제가 있으며, 물성과 조직개량제로 검, 당알코올, 품질개량제, 금속제거제, 팽창제, 유화제, 연화방지제 등이 있고, 그 밖에 식품제조가공 보조제로 응고방지제, 소포제, 이형제, 피막제, 청징제 등이 있다 그림6-4 표6-11 .

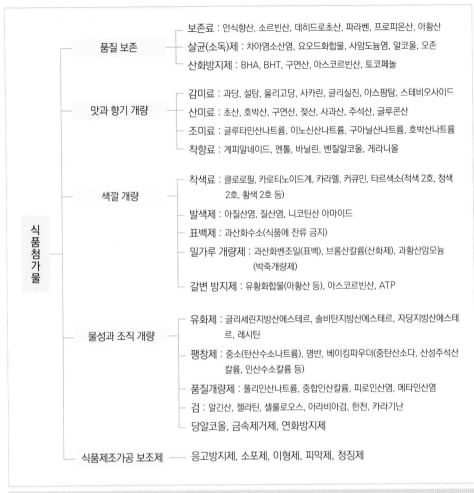

그림6-4 식품첨가물의 분류와 종류

표6-11 식품첨가물의 분류와 기능, 사용식품, 부작용

식품첨가물		기능	사용 식품	부작용
보존료	데하이드로초산, 데히드로초산 나트륨, 소르빈산, 소르빈산 칼륨, 안식향산, 안식향산 나트륨 안식향산 칼륨, 파라옥시안식향산부틸, 파라옥시안식향산이소부틸	세균류의 성장을 억제하거나 방지하여 식품이 잘 썩지 않도록 하기 위해 식품에 첨가하는 화학물질	치즈, 초콜릿, 청량음료, 유산균음료, 칵테일, 고추장, 자장면, 버터, 치즈, 마가린, 빵, 단무지, 오이지, 생선묵, 햄, 청주, 간장, 된장, 식초	중추신경마비, 출혈성 위염, 간에 악영향(간경화, 간염에 위험), 발암성
감미료	톨신, 아스파테임, 사이클러 메이트, 사카린나트륨	단맛을 내며 설탕의 수백 배의 효과를 내는 물질	청량음료, 유산균음료, 발효유, 어패류, 가공품, 간장, 된장, 식초, 잼, 과자, 빙과류	소화기 및 신장 장애, 발암성
산화방지제 (항산화제)	디부틸히드록시톨루엔, 부틸히드로시아니솔, 몰식자산프로필, 에리소르빈산, 에리소르빈산나트륨, EDTA칼슘2나트륨, 터셔리부틸히드로퀴논, 아스코리빈산칼슘, 아스코르빌팔미테이트, 갈산프로필 등	지방질이나 비타민 A, D 등을 함유한 식품의 산패를 방지	어패류 건제품, 어패류 염장품, 어패류 냉동품, 유지, 버터	암 유발
화학조미료(MSG) (글루탐산 나트륨)		식품에 존재하지 않던 맛을 내거나 존재하던 맛을 더욱 강하게 바꾸고 없애는 물질	과자, 통조림, 음료수, 캐러멜, 카레, 다시다, 맛소금	빈속에 3~5회 이상 섭취하면 10~20분 뒤 작열감, 얼굴경련, 가슴압박, 불쾌감 2시간 지속
착색제 (타르색소)	적색2호, 적색3호, 황색4호, 황색5호, 적색40호, 적색102호, 녹색3호, 청색1호, 청색2호	소비욕구를 충족시키기 위해 색을 내게 하는 화학물질	치즈, 버터, 아이스크림, 과자류, 캔디, 소시지, 통조림고기, 푸딩	소화효소의 작용을 저지하고 간과 위 등의 장기장해를 일으키며 특히 최근에는 발암성이 주목을 끌고 있어서 식용색소에 대해서 재검토 중(특히 타르색소), 간, 혈액, 신장 장애, 발암성
발색제	아질산나트륨, 아초산나트륨, 질산칼륨, 질산나트륨, 니코틴산아마이드, 아스코르빈산	색을 선명하게 하는 데 사용하는 물질	햄, 소시지, 어류 제품	헤모글로빈 빈혈증, 호흡 기능 약화, 급성구토, 의식불명, 간장암 유발
팽창제	베이킹파우더, 이스트 파우더	빵이나 과자를 부풀리게 하는 화학물질	빵, 케이크, 비스킷, 초콜릿	메트헤모글로빈빈혈증, 구토, 산중독, 식품의 비타민 파괴
아황산 표백제	메타중이황산칼륨, 무수아황산, 산성아황산나트륨, 치아황산나트륨	색깔을 희게 하는 데 사용하는 화학물질	과자, 빵, 빙과류	신경염 및 순환기 장애, 위점막 자극, 기관지염, 천식 유발

	식품첨가물	기능	사용 식품	부작용
살균제	표백분, 고도표백분, 치아염소산나트륨, 이염화이소시아눌산나트륨	어육제품을 살균하는 데 사용하는 화학물질	두부, 어육제품, 햄, 소시지	피부염, 고환위축, 발암 (유전자 파괴)
산미료	구연산, DL-사과산, 이산화탄소	탄산가스나 유기산이 들어 있어 마실 때 청량감을 주는 물질	청량음료, 과일통조림, 젤리, 맥주	비만이나 식욕감퇴유발, 충치발생, 위궤양 및 위산과다 악화. 특히 콜라의 경우 충치와 소화불량, 위장염, 설사, 두드러기, 두통 유발
소포제	규소수지, 미리스트산, 올레인산	거품을 소멸 또는 억제시켜 작업을 원활하게 하고 용기가 커질 필요가 없도록 하는 물질	간장, 청주, 맥주, 잼, 시럽, 젤리, 물엿, 두부	소화기 및 신장 장애, 발암성
유화제	글리세린지방산에스테르, 소르비탄지방상에스테르, 자당지방산에스테르, 스테아로일유산칼륨	서로 혼합되지 않는 두종의 액체를 안정적으로 혼합시키는 제3의 물질. 계면활성제, 아이스크림, 마요네즈의 유화와 빵, 카스텔라의 유연성 지속 등에 사용	마가린, 쇼트닝, 케이크, 캐러멜, 껌, 초콜릿, 아이스크림, 비스킷, 두부, 케첩, 버터, 쿠키, 크래커	피부장애, 내장세포파괴, 간손상
강화제	분말비타민A, 유성비타민A 지방산에스테르, 비타민 B₁, 염산염, 엽산, L-라이신염산염, L-발린	식품에 영양소를 강화할 목적으로 사용. 조리, 가공, 보존 중에 손실된 영양소를 보충하든지 본래 함유되지 않은 것을 첨가하여 식품의 영양가를 높임	제빵용 밀가루, 코코아, 분유, 껌, 비스킷, 국수, 두부, 조제분유	빈속에 3~5회 이상 섭취하면 10~20분 뒤 작열감, 얼굴경련, 가슴압박, 불쾌감 2시간 지속
용제 및 추출제	글리세린, 프로필렌글리콜, 핵산, 석유왁스, 모르폴린지방산염	용제 : 식품첨가물을 용해하여 식품에 균일하게 사용하는 2차제 추출제 : 일종의 용제로서 어떤 성분을 추출할 목적으로 사용	빵, 케이크, 카스텔라, 만두, 견과류 가공품, 아이스크림, 식물종자의 유지 추출(콩기름 등), 과실류 또는 과채류의 피막제	호흡기관 자극, 마취작용, 신장, 간장에 손상
품질개량제	산성피로인산나트륨, 피로인산나트륨, 피로인산칼륨, 폴리인산나트륨, 폴리인산칼슘, 제2인산나트륨, 제3인산나트륨, 제3인산칼륨	포유동물의 육고기나 어육을 가공할 때 결착성을 높여 씹을 때의 식감을 향상시키고 식품의 탄력성과 보수성 및 팽창성을 증대시키며, 변질, 변색을 방지하게 하는 효과를 갖는 첨가물. 육류 이외에도 일반식품에 여러 목적으로 널리 쓰임	수산물통조림, 빙과, 청량음료, 야채통조림, 주스류, 청주, 햄, 소시지, 아이스크림, 면류, 치즈	혈액속의 칼슘을 침전, 칼슘, 동, 마그네슘 등의 손실, 미네랄 흡수 방해

	식품첨가물	기능	사용 식품	부작용
양조용 첨가물	표백분, 고도표백분, 치아염소산나트륨, 이염화이소시아뉼산나트륨	주류, 장류, 기타 발효식품의 양조과정 중에 수질 교정, 발효력강화를 위한 영양원, 잡균 번식 방지, 제품의 변색방지, 탈치 등으로 사용	장류, 주류	미네랄 흡수 방해, 중추신경 작용 억제하여 기능 마비

2. 식품첨가물의 허용량과 안전성

허용된 대부분의 식품첨가물은 일일섭취허용량(ADI)이 정해져 있어 이를 지켜서 섭취하면 크게 문제가 되지 않는다. 그 이유는 일일섭취허용량은 실험동물에게 아무런 영향을 주지 않는 최대 투여량을 안전계수(100)로 나눈 값으로 극히 적은 량이기 때문이다 그림6-5 . 또한 식품첨가물 중 맛 개량을 위해 첨가하는 감미료, 산미료, 조미료는 사용량의 제한 없이 사용할 수 있다.

용어설명

- 일일섭취허용량(ADI, Acceptable Daily Intake) : 사람이 일생동안 섭취하였을 때 현시점에서 바람직하지 않은 영향이 나타나지 않을 것으로 예상되는 화학물질의 1일 섭취량. 체중 kg당 mg수로 표시
- MNEL(최대무작용량, maximum no effect level) : 동물에게 아무런 영향을 주지 않는 투여의 최대량, 체중 kg 당 mg수로 표시

$$ADI = MNEL \times \frac{1}{100}$$

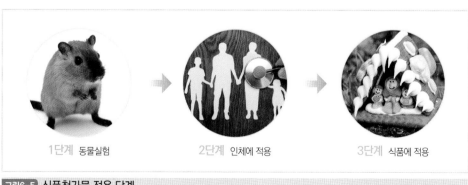

1단계 동물실험 　 2단계 인체에 적용 　 3단계 식품에 적용

그림6-5 식품첨가물 적용 단계

사용이 허가된 식품첨가물은 대부분 섭취하면 몸에 축적되지 않고 대부분 간에서 대사되어 소변으로 배설된다 그림6-6.

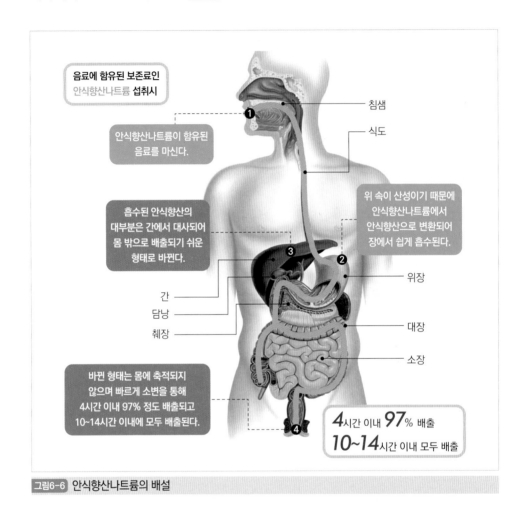

음료에 함유된 보존료인
안식향산나트륨 섭취시

안식향산나트륨이 함유된
음료를 마신다.

흡수된 안식향산의
대부분은 간에서 대사되어
몸 밖으로 배출되기 쉬운
형태로 바뀐다.

위 속이 산성이기 때문에
안식향산나트륨에서
안식향산으로 변환되어
장에서 쉽게 흡수된다.

바뀐 형태는 몸에 축적되지
않으며 빠르게 소변을 통해
4시간 이내 97% 정도 배출되고
10~14시간 이내에 모두 배출된다.

침샘
식도
간
담낭
췌장
위장
대장
소장

4시간 이내 **97**% 배출
10~14시간 이내 모두 배출

그림6-6 안식향산나트륨의 배설

그러나, 인체에 유해한 영향을 미쳐 사용이 금지되거나 사용량을 극히 제한하는 식품첨가물은 섭취시 그 양을 따져보아야 한다 표6-12. 따라서 사용량을 제한하는 한 가지 식품첨가물이 들어있는 식품으로만 과량섭취하는 것은 피해야 한다.

표6-12 주의해야 할 식품첨가물의 용도와 몸에 미치는 영향

첨가물명	작용	사용되는 식품	특성
초산나트륨	발색제	햄, 소시지, 베이컨, 콘비프, 생선 햄, 연어알, 연어알젓	구토, 설사, 치아노제, 혈압강하, 혈구붕괴, 뇨세관폐색, 유전자 손상성, 변이원생, 염색체 이상, 론아민을 만든다. 알레르기성, 베이비 푸드에는 금지되어 있다.
아스파르탐	합성감미료	사카린의 대체, 청량음료수, 젤리, 츄잉껌, 아이스크림	쥐(rat)의 경구 투여에서 뇌 등에서 손상. 토끼의 경구 투여에서 골격 이상 등이 있음
EDTA-Na EDTA-Ca$_2$Na	산화방지제	마요네즈, 통조림	독성이 강하고, 칼슘 부족을 일으킨다. 혈압 강하, 위장장애, 신경마비
OPP OPP-Na	방부제	그레이프 후루츠, 레몬, 오렌지, 삶은 면	디페닐보다 독성이 강하다. 유전자 손상성, 변성원성, 성장억제와 신장 이상, 방광암
과산화수소	살균료 표백제	어묵과 같은 생선가공제품, 청어알, 오징어 훈제품 등	점막의 진무름, 유전자 손상성, 염색체 이상, 쥐 실험에서 발암, 일과성 중독 보임, 강한 급성 중독현상이 나타남
초산비닐수지 아세트산	츄잉껌 기초제, 피막제	츄잉껌	쥐 실험에서 발암성, 피부염 눈의 장애
사카린 사카린Na	합성감미료	청량음료수, 절임, 과자류, 아이스크림, 묵 등 각종 가공제품	염색체 이상, 쥐 실험에서 자궁암, 방광암, 캐나다에서는 금지
디부틸히드록시톨루엔(BHT)	산화방지제	식용유지, 버터, 어패류 건제품, 어패류 염장품, 츄잉껌 등	혈청 콜레스테롤 상승, 이상행동, 호르몬 병용으로 발암, 유전자 손상성, 변이원생, 염색체 이상, 쥐의 경우 체중저하, 탈모
과산화벤조일	밀가루 개량제	빵	중추 신경마비, 혈구 파괴, 비장비대, 요세관폐색, 설사, 구토
식용적색 2호	합성착색료	과자, 청량음료수, 양주, 냉과	변이원생, 염색체 이상
식용적색 3호	합성착색료	구운 과자, 채소절임, 어묵, 딸기 분말식품	염색체 이상, 발암성 의심
식용적색 104, 105호	합성착색료	어묵, 소시지, 양과자, 생선조림, 전통과자	유전자 손상성, 변이원생, 염색체 이상, 빛에 따라 독성이 높아진다. 발암성
식용 106호	합성착색료	생선조림, 채소절임, 된장절임, 햄, 전통과자, 말린 새우, 양과자, 소시지	위와 같음
식용녹색 3호	합성착색료	과자, 청량음료수	쥐의 실험에서 발암, EC유럽에서 금지, 염색체 이상
식용청색 1호	합성착색료	과자, 청량음료수	쥐의 실험에서 발암, EC유럽에서 금지
식용청색 2호	합성착색료	전통과자, 팥고물류, 냉과자	쥐의 실험에서 발암, 염색제 이상
티아벤타졸 (TBZ)	방부제	그레이프 후루츠, 레몬, 오렌지, 바나나	구토, 현기증, 적혈구 감소, 성장억제, 변이원생, 염색체 이상, 쥐 실험에서 기형발생
부틸 하이드록시이니솔(BHA)	산화방지제	식용유지, 버터, 마가린	변이원생, 염색체 이상, 쥐 실험에서 발암성, 보행장애, 간장 울혈증

자료_ 야채퓨레

과다 섭취시 유해성이
우려되는 첨가물과 섭취방법

두부(황산칼슘·응고제)
세포기능 저하 우려
찬물에 몇 번 헹군 뒤 요리

햄(아질산염·보존료)
발암위험
끓는 물에 2~3분 데침. 노란
기름은 제거

단무지(사카린나트륨·감미료)
발암논쟁
찬물에 5분쯤 담갔다 사용

베이컨(아질산염·보존료)
발암위험
물에 데친 후 키친타월로 눌러
기름기 제거

맛살(푸마르산·산도조절제)
생식기능 저하 우려
흐르는 물에 한두 번 헹구고
사용

소시지(아질산염·보존료)
발암위험
칼집을 살짝 낸 뒤 끓는 물에
데침

어묵(아질산염·보존료)
발암위험
뜨거운 물에 데치거나 끓인 물에
살짝 헹구기

식빵(수산화나트륨·산도조절제)
알레르기질환 가능성
전자레인지에 살짝 데워 먹기

라면(인산염·산도조절제)
메스꺼움
끓은 물에 면을 삶은 뒤 다시
물을 부어 끓임

식품첨가물 줄이는 법

뜨거운 물로 데친다.
햄, 소시지, 어묵에 들어 있는 아질산나트륨과 소르빈산칼륨은 요리하기 전에 재료에 칼집을 내고
뜨거운 물에 살짝 데쳐 조리하고, 라면의 방부제(보존료)는 면만 삶은 후 찬물에 헹궈 다시 끓이는
방법으로 줄일 수 있음

찬물에 헹구거나 담근다.
단무지에 사카린나트륨, 빙초산과 맛살에 착색제, 산도조절제는 찬물에 5분간 담구고, 두부 속의 응
고제와 소포제는 찬물에 여러 번 헹군 후 요리하면 줄일 수 있음

굽는다.
유통기한이 긴 식빵에 들어 있는 방부제(보존료), 젖산칼슘은 프라이팬이나 오븐에서 살짝 굽거나
전자레인지에 데우면 첨가물을 줄일 수 있음

유전자 조작 식품과
환경호르몬

유전자 조작 식품과 환경호르몬

유전자 조작 식품(Genetically Modified Organisms, GMO)

1. 정의

유전자 조작이란 동물, 식물, 미생물 등을 대상으로 해충 저항성, 제초제 내성, 내한성, 내한발성, 바이러스 저항성 등 다양한 유용유전자를 인위적으로 절단, 연결하여 재조합한 DNA를 이종의 생물에 주입하여 신품종을 만드는 유전자 재조합기술이다. 이 기술은 식물뿐만 아니라 동물, 미생물 등 종과 관계없이 다양하게 응용되며, 이 기술을 농산물에 적용하여 새롭게 개발한 농작물과 식품이 소위 유전자 조작 식품 또는 유전자 변형 식품으로 불린다.

2. 유전자 조작 식품의 필요성

먹을거리가 흘러넘쳐 성인병을 걱정하고 다이어트가 사회의 최대 화두가 되는 나라가 있는가 하면 식량난으로 목숨을 잃어가는 최빈국도 적지 않게 있다. 이런 추세는 지구의 환경 변화와 인구증가로 인해 더 심화될 가능성이 있다. 지구온난화, 환경오염, 산업발달에 의한 농지면적의 축소 등이 이런 문제를 더 어렵게 한다. 전 세계인구는 2050년까지 90억 명 혹은 그 이상으로 증가될 것이다. 일반적으로 인구증가는 유아사망률 감소와 평균수명 증가에 기인하지만, 이런 인구 폭증에 대한 구체적인 대비책은 아직 마련되어 있지 않다. 앞으로 지구촌에서 먹고 사는 문제가 최대 쟁점이 되어 식량문제가 국가 간의 갈등과 분쟁의 소지가 될 거라는 게 미래학자의 예측이다.

이런 문제의 해결을 위해 오래전부터 농산물의 품질개량과 생산량 증대를 위해 부단한 노력을 기울여왔다. 새로운 농약과 비료의 개발, 동식물의 육종을 통해 짧은 기간에 단위면적당 수확량을 획기적으로 증대하는 성과를 이루어 냈다. 우수 종끼리 교배를 반복하여 더 우수한 종을 만들어 내는 게 종래의 재래적 육종기술이었다. 씨 없는 수박도 만들고 다수확종인 통일벼도 이렇게 만들어 인류의 생존을 도와왔다. 그러나 이런 기술은 시간이 오래 걸리고 성공률도 높지 않다는 폐단이 있고 투자한 돈과 노력에 비해 결실은 만족스럽지 못하다는 결점이 있다.

암수 간의 교배로 염색체를 섞어 우량종을 개발하던 종래의 육종법 대신 유전자 조작기술은 인공적으로 특정 염색체(유전자)를 목적 생명체에 삽입하여 형질(성질)을 바꾸는 방법이다. 이러한 방법은 신품종의 개발에 수년이 소요되던 어려움을 단시간에 해결하는 마법 같은 수단이 되었다.

그 결과로 기존의 농산물 등에 특정 유전자를(종간의 벽을 허무면서) 삽입, 도입하여 사막이나, 동토, 가뭄, 바닷물, 또는 병충해에 견디며 농약이 필요 없고, 제초제에도 죽지 않으며 다수확의 신품종의 개발 등이 가능해졌다.

3. 유전자 조작 식품의 현황

유전자 조작 식품은 그림7-1 과 같이 대두, 옥수수, 등 다양한 식품 등이 재배 면적이 증가되고 있다. 세계적으로 재배되는 콩의 79%, 옥수수의 32%, 캐놀라(유채)의 24%, 면화의 70%는 유전자 조작 식품이며 그중에 40%는 미국이 생산한다. 미국에서 재배하는 콩의 94%, 옥수수의 89%, 면화의 91%가 유전자 조작 식품이다. 또한 아르헨티나에서 재배하는 옥수수·대두·면화는 100% 유전자 조작 식품이다. 또한 우리나라 수입되고 있는 유전자 조작 식품은 148건으로 옥수수, 면화, 콩, 식품첨가물, 사탕무, 카놀라유 등이다 그림7-2 . 또한 유전자 조작 식품의 종류로는 콩, 옥수수, 카놀라유, 목화, 우유, 설탕, 아스파탐, 주키니 호박 등이 있다 그림7-3 .

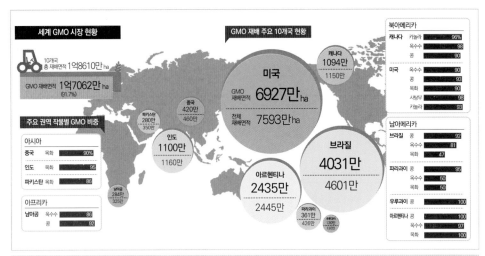

그림7-1 유전자 조작 농작물 재배 면적 추이

자료_ 한국바이오안전성정보센터 유전자변형생물체 관련 주요통계(국제농업생명공학정보센터 자료 재가공)
※ 2013년 말 기준

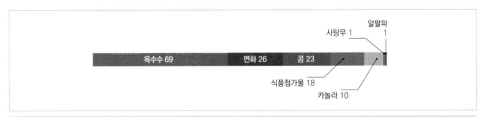

그림7-2 우리나라에 수입되는 유전자 조작식품

자료_ 식품의약품안전처

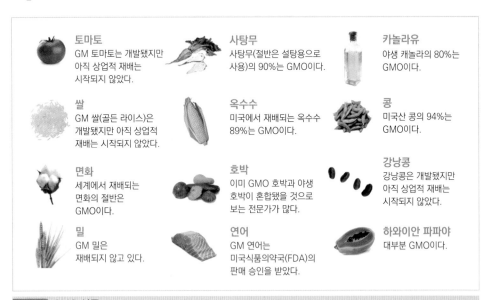

그림7-3 GMO 식품

1) 콩

미국산 수입콩의 90%는 라운드 업(RoundUp)이라고 불리는 제초제에 내성을 갖도록 유전적으로 변형된 곡물이다. 이렇게 유전조작을 하면 농부들이 더 많은 제초제를 사용해 잡초를 제거할 수 있게 된다. 그 결과 GM 콩을 사용해 만든 많은 식품이 화학약품에 오염된다.

2) 옥수수

초국적 농산물농산품 복합기업 몬산토(Monsanto)에 납품되는 국내 생산 옥수수의 절반이 유전자 변형작물이다. 유전자 조작 옥수수는 콘 시럽의 형태로 대부분 음료수와 스낵, 소스류 등에 포함돼 체중 증가와 대사 장애를 초래하는 것으로 알려졌다.

3) 카놀라유

캐나다에서 품종을 개량한 유채이다. 유채 씨앗에서 짠 채종유는 50년대부터 식용으로 쓰이지 않고 공업용으로 사용되었다. 채종유의 일부 성분이 성장 불량이나 심장, 부신, 간장 질환의 원인이 된다는 것이 밝혀졌고, 독성물질이 들어 있다는 것도 확인되었기 때문이다. 캐나다에서 1978년에 방사선 조사방식을 통해서 새 품종을 개발해서 카놀라(Canola)라는 이름을 붙였다.

4) 목화

수확량 증가와 병충해 방지를 위해 많은 목화가 유전자 조작으로 재배되고 있다. 특히 인도와 중국이 원산지인 목화품종들이 건강에 유해한 것으로 알려졌다.

5) 우유

미국 내 젖소 중 22%에 유전자 변형된 성장 호르몬(rbGH)이 주입되고 있다. 몬산토가 생산한 이 호르몬은 소의 우유 생산을 15%까지 높인다. 우유에 있는 IGF-1(유사 인슐린 성장호르몬)은 결장암, 유방암과 관련이 있는 것으로 보고되었다.

6) 설탕

유전자 조작 사탕무는 2009년에 미국에 처음 소개됐다. GMO 사탕무는 옥수수와 마찬가지로 제초제 라운드업에 내성을 갖도록 만들어졌다.

7) 아스파탐

설탕 대신 사용하는 인공감미료 아스파탐은 유전적으로 조작된 박테리아로 제조 된다. 아스파탐의 인체 내 안전성에 의문이 제기되고 있으며, 발암물질로도 알려져 있다.

8) 주키니 호박과 옐로 스쿼시

유전자 변형된 이 두 작물에는 특정 해충이나 바이러스에 내성을 갖는 살충성 단 백질이 포함돼 있다. 주키니 호박과 옐로 스쿼시를 많이 섭취한 사람들, 특히 임산부 와 태아의 혈관에서 살충제 성분이 검출이 보고되었다.

9) 파파야

유전자 조작 파파야 품종은 1999년부터 하와이에 상업적으로 도입돼, 현재 전체 파파야 가운데 4분의 3을 차지하고 있다. 유전자 변형을 통해 파파야가 링스팟 바이 러스에 저항성을 갖고 숙성을 늦추게 만들었다. 과일의 숙성을 지연시킬수록 유통이 쉽게 이루어지기 때문이다.

4. 유전자 조작 식품 위험성

유전자 조작 식품의 인체 위해성 평가는 식품의 생체 이용률, 식품 건전성에 대한 독성시험을 그림7-4 와 같이 평가한다.

1) 알레르기 반응

알레르기 반응을 일으키는 단백질을 생성하는 유전자가 옥수수 속으로 들어가게 되면, 식품 알레르기로 고생하는 사람들이 심각한 위험에 처하게 될 가능성이 있다.

2) 독성의 증가

유전자 변형으로 인해 예상하지 못한 방법으로 자연 식물의 독소가 증가할 가능성이 보고되었다.

3) 항생 물질과 살충제 저항성 증가

식물의 유전자 변형 작업 과정에서 지표 유전자라고 불리는 것을 사용하여, 원하는 유전자가 성공적으로 이식되었는지 판단하게 된다. 대부분의 지표 유전자가 항생 물질에 대한 저항성을 되며 증가가게 된다. 또한 해충이 이 유전자에 의해 생성된 독소를 접하게 되면 저항성이 발전되어 살충제에 무용지물이 될 수 있음이 경고 되었다.

4) 다른 유기체에 영향을 미침

1999년 5월에 코넬 대학교의 연구가들은 유전자 조작 옥수수의 꽃가루가 묻은 나뭇잎을 먹은 황제나비 애벌레가 병들어 죽은 사례가 있다고 보고하였다.

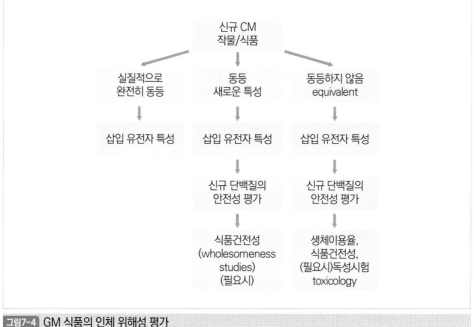

그림7-4 GM 식품의 인체 위해성 평가

자료_ 김형진(2005), 한국생명공학연구원

5) 제초제도 견디는 슈퍼 잡초의 번성

유전자 조작 작물을 심고 나면 씨와 꽃가루를 통해 잡초들에도 유전자 조작이 들어가서, 제초제에도 견딜 수 있는 슈퍼 잡초 생산 가능성이 제기되었다.

5. 유전자 조작 기술

유전자 조작 기술은 종의 벽을 넘어서 한 생물의 염색체 안에 다른 생물의 유전자를 넣는 기술이다 그림7-5 .

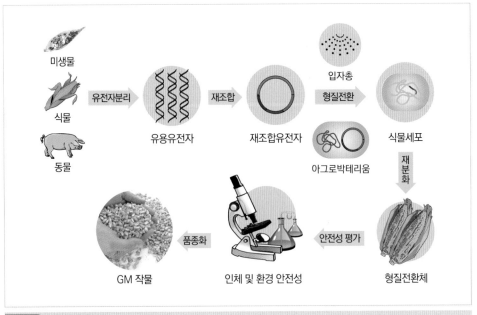

그림7-5 유전자 조합기술

동물·식물·미생물 등에서 추출한 유용유전자가 준비되면 숙주에 해당 유전자를 끼워 넣는 과정을 통해 재조합 유전자를 만들고 이것을 아그로박테리움에 이식한다. 아그로박테리움은 식물에 기생하는 병균으로 감염된 식물에 자신의 유전자를 이식시키는 성향이 있다. 이후 아그로박테리움을 식물세포에 감염시키면, 식물세포에 외부 유전자가 이식돼 형질전환된 식물이 생산하게 되고 인체 환경 안전성 평가 후 품종이 결정되어 GMO 작물이 생산하게 된다.

환경호르몬

1. 환경호르몬(내분비계 교란물질, Endocrine disruptors)

동물이나 사람의 체내에 들어가서 내분비계의 정상적인 기능을 방해하거나 혼란시키는 화학물질로 통상 '환경호르몬(Environmental hormone)'으로 일컬어진다. 미국은 생체 항상성(homeostasis)의 유지와 발달과정의 조절을 담당하는 체내 정상 호르몬의 생산, 방출, 이동, 대사, 결합, 작용, 혹은 배설을 간섭하는 체외물질이라 정의하였고(미국 환경보호청('98. EPA)) OECD는 사람의 생식기계와 건강에 장해를 일으키는 외인성 물질이며 야생생물체의 호르몬계에 영향을 미쳐 생태계이상을 초래하는 물질이다.('97, OECD) 우리나라는 내분비 기능에 변화를 일으켜 생체 또는 그 자손의 건강에 위해한 영향을 나타내는 외인성 물질이라 정의하였다.('99, 식약청)

환경호르몬은 생태계 및 인간의 호르몬계에 영향을 미쳐 전 세계적으로 생물계의 종속에 위협이 될 수 있다는 경각심을 일으켜 오존층 파괴, 지구온난화 문제와 함께 세계 3대 환경문제로 등장하였다.

2. 특성

환경호르몬은 내분비계에 작용하므로 극미량으로 생식기능장해 유발하고 자연의 먹이사슬을 통해 동물이나 사람의 체내에 축적되며 생체호르몬과는 달리 쉽게 분해되지 않고 안정하다. 특히 환경 중 및 생체 내에서의 반감기가 길다(DDT 인체내 반감기 : 10년, 다이옥신류 인체내 반감기 : 7~8년). 또한 강한 지용성으로 인체 등 생물체의 지방조직에 농축되는 특성을 가지고 있다.

환경호르몬은 다양한 노출경로를 통하여 인체에 영향을 미친다 그림7-6 .

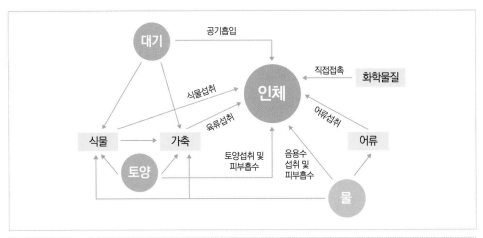

그림7-6 환경호르몬 노출경로

3. 종류

환경호르몬은 우리 생활주변에 다양하게 존재한다. 환경호르몬은 각종 산업용 화학물질(노닐페놀, 비스페놀 등), 살충제, 제초제 등의 농약류(DDT, aldicarb 등), 유기중금속류(카드뮴, 납, 수은), 다이옥신류(소각로에서 발생 또는산업폐기물: PCDDs, PCDFs, PCBs), 식물에 존재하는 호르몬유사물질(Coumestrol 등), 의약품으로 사용되는 합성 에스트로젠류(DES, tamoxyphen 등), 식품첨가물(항산화제 : BHT, BHA 등), 플라스틱 용기, 음료캔, 병마개, 수도관의 내장코팅제, 치과 치료 시 이용되는 아말감 코팅제(비스페놀 A), 합성세제(알킬페놀), 컵라면 용기(스티렌 다이머, 트리머) 등이 보고되었다.

세계생태보전기금, 일본 후생성에 지정한 환경호르몬은 표7-1 에 제시되었다.

표7-1 환경호르몬 종류

세계생태보전기금(WWF) 분류(67종)	일본 후생성의 분류 (142종)	내분비계장애물질 용출우려가 되는 생활용품
• 다이옥신류 등 유기염소물질 6종 • DDT 등 농약류 44종 • 펜타-노닐 페놀 • 비스페놀 A • 디에틸헥실프탈레이트 등 프탈레이트 9종 • 스티렌 다이머, 트리머 • 벤조피렌 • 수은 등 중금속 3종	• 프탈레이트류 등 가소제 9종 • 플라스틱에 존재하는 물질 17종 • 다이옥신 등 산업장 및 환경 오염물질 21종 • 농약류 75종 • 수은 등 중금속 3종 • DES 등 합성에스트로젠 8종 • 식품 및 식품첨가물 3종 • 식물에 존재하는 에스트로젠 유사호르몬 6종	• 플라스틱 용기, 음료캔, 병마개, 수도관의 내장코팅제, 치과치료시 이용되는 코팅제 : 비스페놀 A • 합성세제 : 알킬페놀 • 컵라면 용기 : 스티렌 다이머, 트리머 • 폐건전지 : 수은

4. 환경호르몬의 작용 기전

호르몬은 생물체의 생리 작용을 조절하기 위해 내분비선으로부터 혈관으로 분비되는 화학물질이다. 호르몬이 혈액을 타고 돌아다니다가 목표로 하는 세포에 도착하여 세포에 존재하는 수용체와 성공적으로 결합하면, 이 신호가 세포 내 유전자에 도달해 유전자의 특정 부위를 활성화시켜 작용이 일어난다. 호르몬이 수용체에 결합하여 유전자체계에 반응이 일어나도록 하는 관계는 마치 열쇠가 열쇠 구멍에 꽂혀 자물쇠가 열리는 열쇠-자물쇠 관계와 유사하다 그림7-7(a).

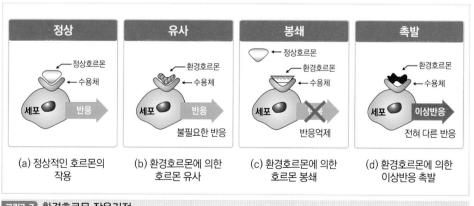

(a) 정상적인 호르몬의 작용 (b) 환경호르몬에 의한 호르몬 유사 (c) 환경호르몬에 의한 호르몬 봉쇄 (d) 환경호르몬에 의한 이상반응 촉발

그림7-7 환경호르몬 작용기전

환경호르몬은 정상 호르몬같이 유사 작용한다 그림7-7(b).

내분비계장애물질이 호르몬과 유사하여 수용체에 결합함으로써 반응이 일어난다. 그러나 정상적인 반응과는 달리 비정상적인 생리작용을 야기한다. 비스페놀A, PCB, 노닐페놀, 프탈레이트에스테르 등(에스트로젠 유사체로 작용) 이러한 환경호르몬은 정상 호르몬같이 유사 작용을 하여 내분비계 호르몬의 교란작용을 유발할 수 있다.

환경호르몬은 수용체 봉쇄작용을 한다 그림7-7(c).

호르몬 수용체의 결합부위를 봉쇄함으로써 정상 호르몬이 결합하지 못하여 호르몬 작용 차단한다. DDE, vinclozolin(농약의 일종)은 안드로젠 수용체와 결합하여 안드로젠 호르몬의 작용 봉쇄 작용한다.

환경호르몬은 촉발작용을 한다 그림7-7(d).

정상호르몬과 화학적 구조가 유사, 호르몬 수용체에 결합하여 비정상적인 생리작용 야기한다. 또한 다이옥신류, PCBs는 DNA의 조절부위에 결합하여 유전자 발현 또는 세포분열을 조절하는 신호 발생한다.

5. 환경호르몬의 영향

Point 환경호르몬의 영향

- 호르몬 분비의 불균형을 일으킨다.
- 생식능 저하 및 생식기관 기형을 유발한다.
- 성장저해 일으킨다.
- 암 유발을 한다.
- 면역기능을 저해한다.
- 성조숙증이 유발된다.

1) 야생생물에 대한 영향

① 파충류 및 양서류

1980년 플로리다주의 아포프카호수의 디코폴, DDT에 오염되어 악어 수가 반감되고, 수컷 악어의 암컷화 및 수컷 성기 왜소화되었다. 또한 PCBs에 노출이 된 거북이

알의 부화수 감소, 성비 불균형(암컷이 많음)이 보고되었다. 다이옥신류, 중금속오염되어 양서류의 부화율 감소, 기형이 증가되었다 그림7-8 표7-2 .

② 어류

1980년대 후반 영국, 합성세제와 유화제의 성분인 비이온성계면활성제의 분해물(알킬페놀)에 의해 하천이 오염되어 수컷 생식능 저하 및 수컷의 암컷화, 정소위축, 암컷의 간에서만 만들어지는 난황단백질(vitellogenin)이 수컷에서 생산되었다. 또한 오대호에 서식하는 2~4년생 연어에서 갑상선비대증이 발생되었고 일본 도쿄의 다마강, 쓰미다강 알킬페놀 오염(96~97)으로 수컷 잉어의 비율이 현저히 감소하였다. 펄프공장 하류에 다이옥신이 방출되어 농어류에서 성숙지연, 생식기의 퇴행성 위축, 성징결여 등을 보였다 그림7-8 표7-2 .

③ 조류

PCBs, DDT/DDE, 다이옥신류, 살충제(케폰)에 오염되어 갈매기, 가마우지, 왜가리, 물수리, 펠리칸, 매, 독수리 등에서 생식능력 및 성적습성의 변화(암컷끼리 둥지틀기), 수컷에서 난관의 발달, 알의 부화장애, 면역능력 감소, 갑상선 비대, 부리의 기형, 배란 및 산란 장애 등이 나타났다 그림7-8 표7-2 .

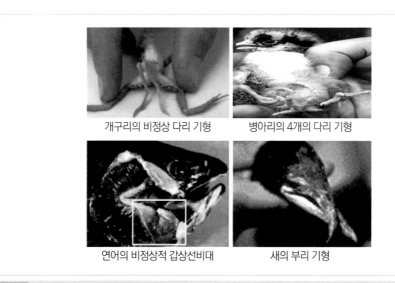

개구리의 비정상 다리 기형 병아리의 4개의 다리 기형

연어의 비정상적 갑상선비대 새의 부리 기형

그림7-8 환경호르몬의 피해 사진

④ 포유류

발트해 연안이 PCB에 오염되어 바다표범생식선의 스테로이드 합성 장애, 갑상선 기능 저하를 보였다. 플로리다에서는 DDE, PCBs에 오염되어 아메리카표범 수컷에 시 암컷호르몬인 에스트로젠이 정상에 비해 수배 이상 높게 검출, 발육과 생식기이 상이 나타났다.

표7-2 동물에서 나타난 환경호르몬 피해 사례

	생물	장소	영향	추정되는 원인물질
패류	고둥	일본해안	웅성화, 개체수 감소	유기주석화합물
어류	옥새송어	영국하천	자성화, 개체수 감소	노닐페놀 *판정되지 않음
	잉어	영국하천	자웅동체화	노닐페놀 *판정되지 않음
	연어	미국오대호	갑상선비대형성, 개체수 감소	불명
파충류	악어	미국 플로리다주 호수	음경왜소화, 알의 부화율 저하, 개체수 감소	호수에 유입된 DDT 등 유기 염소계 농약
조류	갈매기	미국 오대호	자성화, 갑상선종양	DDT, PCBs *판정되지 않음
	미국 가마우지	미국 미시간호	알의 부화율 저하	DDT, PCBs *판정되지 않음
포유류	바다표범	네덜란드	개체수 감소, 면역기능 저하	PCBs
	흰돌고래	캐나다	개체수 감소, 면역기능 저하	PCBs
	아메리카 표범	미국	정류정소, 정자수 감소	불명
	양	호주(1940년대)	다발성사산, 기형 발생	클로버유래의 식물성 에스트로겐

2) 인체에 미치는 영향

현재까지 환경호르몬의 인간에 대한 영향을 나타낼 수 있는 양에 대해서 정확히 밝혀져 있지 않았다. 1970년대 합성에스트로젠인 diethylstilbestrol (DES)라는 유산방지제를 복용한 임산부에서 임산부에는 무영향이나 이들의 2세에서 생식능 감소, 여아의 경우 자궁기형, 불임, 면역기능 이상이 발생되었다. 또한 덴마크에서는

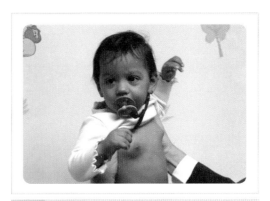

그림7-9 인체에 미치는 환경호르몬의 영향(유아의 성조숙증)

1992년 기준 과거 50년 동안 남자들의 정자수가 반감, 1996년 일본 남성 500명 중에서 정자수와 정자운동성에서 1명만 WHO의 기준을 충족한 결과를 보였다 그림7-9 .

6. 환경호르몬 평가 방법

내분비계장애물질을 평가하는 방법에는 생체내 시험(in vivo assay), 시험관내 시험(in vitro asssay), 현장조사(field survey) 등이 있다.

내분비계장애물질의 영향에 대한 명확한 규명을 위해서는 어느 한 가지의 시험만으로 이루어지는 것이 아니라 이들 세가지 방법이 서로 협조적으로 이루어져야 가능하다.

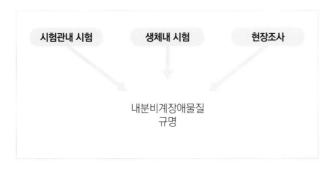

1) 생체내 시험

생체내 시험은 시험물질을 시험동물에 직접 투여하여 실시하는 시험으로서 물질의 영향을 직접적으로 확인할 수 있는 장점이 있다. 그러나 이 시험은 시간이 오래 걸리며, 심지어 수세대에 걸쳐 실시하기도 한다. 간단히 말하면 쥐에 시험물질을 투여하여 독성여부를 관찰하는 것 등이 생체내 시험의 예이다 표7-3.

2) 시험관내 시험

시험관내 시험은 생체내의 조건을 인위적으로 만들어 시험관 등의 생체밖에서 실시하는 시험으로서 생체내 시험보다 용이하고, 결과를 신속히 볼 수 있는 장점이 있다. 따라서 현재 이 방법은 유해화학물질을 일차적으로 검색하는데 널리 이용되고 있다. 그러나 이 방법은 생체내 시험 결과와의 상관관계 확보 등 그 이용에 한계가 있고, 현재로는 시험관내 시험은 생체내 시험을 대체하기 보다는 보완적 측면에서 이용될 수 있다 표7-3.

3) 현장조사

현장조사는 실제 생태계에서 내분비계장애물질에 대한 노출영향을 집단수준의 차원에서 조사하는 것이다. 이러한 현장조사는 생태계 현장에서 영향유무를 단순히 육안적인 관찰로만 하는 것이 아니라, 기존의 생체내 시험, 시험관내 시험, 생태학적조사, 그리고 각종 통계학적 기법을 이용한 통합적인 프로그램으로 운영되어야 한다. 이러한 현장조사가 효율적으로 이루어지기 위해서는 사전에 생태계 조사를 통한 대표성 있는 모니터링 지역의 선정, 내분비 장애영향을 스크리닝할 수 있는 시험기법 및 생물학적지표(biomarker)의 개발, 수집된 자료를 이용 집단수준의 영향을 분석할 수 있는 통계프로그램의 개발 등이 이루어져야 할 것이다 표7-3.

표 7-3 OECD와 미국 Endocrine Disruptor Screening and Testing Advisory Commitee(EDSTAC)에서 제안한 생체내 시험 및 시험관내 시험법

생체시험 – *in vivo* test	
비특이적 시험	• 설치류 최기형성 시험 • 설치류 임신지속 시험 • 설치류 행동 변화 시험
에스트로젠 관련시험 (여성호르몬)	• 설치류 자궁 증식시험(복강투여) • 설치류 자궁내막증식 시험 • 설치류 질 성숙 시험 • 설치류 유선 성숙 시험 • 설치류 성적행동 변화 시험
안드로젠 관련시험 (남성호르몬)	• 설치류 악하 감수성 시험 • 랫드 전립선 모델 • 마우스 저장낭 • 개 전립선 초음파 모델
야생생물관련 시험	• 어류 발생, 생식시험(생식능, 부화율, 기형율, 조직관찰 등) • 메추라기, 청둥오리 생식시험(체중, 수정능, 부화능, 생식선 관찰 등) • 생식호르몬 외 추가호르몬 독성 지표 • 무척추동물 시험 • 생체내 난황단백질 유도시험
시험관내 시험 – *in vivo* test	
비특이적 시험	• 세포생장시험 : T-47D 세포, ZR-75-1 인체유선암 세포 • 소 자궁세포 • 원숭이 난소모델 • 설치류 정소모델 • 형질도입세포를 이용한 리포터유전자 활성화 시험(CAT, Ludiferase, beta-galactosidase reporter gene assay)
에스트로젠 관련시험 (여성호르몬)	• 인체 세포계 스크리닝 • 동물세포계 스크리닝 • 효모 스크리닝 • 세포네 에스트로젠유도 단백질 생산량 측정시험(예 : 난황단백질)
안드로젠 관련시험	• 인체 및 동물세포계 스크리닝 • 곤충세포계 • 정소세포에서의 호르몬 생산시험
세포밖 시험 (cell-free assay) 주로 에스트로젠, 안드로젠 활성	• 수용체 결합 시험 • 미소관 중합 • 에스트로젠 등의 호르몬 측정 • 물질에 노출된 개체의 생물학적 지표개발

7. 대처방안

환경호르몬의 대처방안은 생활환경관리와 원인물질 관리가 있다.

1) 생활환경 관리

쓰레기 발생량 감소, 쓰레기 분리수거, 합성세제, 농약, 살충제의 사용량 감소, 1회
용품 사용자제, 육류의 지방부위 섭취 자제, 과일이나 야채는 깨끗이 세척하여 껍질
을 벗겨 섭취한다. 또한 전자레인지에 플라스틱용기 안의 음식 데우는 일을 삼가며
랩으로 음식을 씌워 전자레인지에 데우는 일을 삼가한다. 또한 금연과 치아 치료 시
아말감 사용을 억제한다.

2) 원인물질 관리

실제 또는 잠재적 위해성에 따른 관리대상물질의 우선순위 선정하고 환경 및 인간
건강에 영향을 미치는 농도 이하의 기준치 설정 및 모니터링하며 환경으로의 방출을
최소화하기 위한 배출목록 작성 및 보고 제도를 운영한다. 환경호르몬을 대체할 물
질, 방법의 개발하고 청정생산 기술 장려 및 지원한다. 대상물질의 내분비 교란 정도
를 측정할 수 있는 방법과 규제치를 감시할 수 있는 지표(biomarker)를 개발하여 소
비자에게 상품과 위해성에 대한 정보 제공 및 표시제 도입하며 생산에서부터 폐기에
이르기까지의 전 과정 평가를 통한 오염방지 및 청정생산 기술을 이행한다.

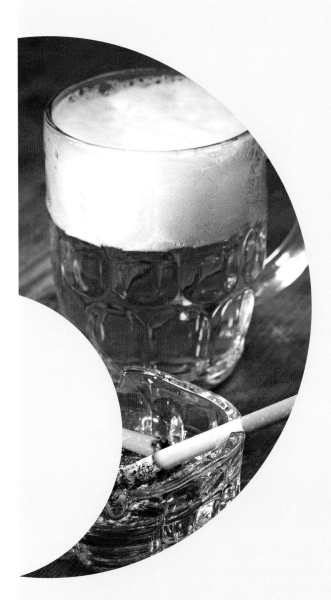

음주와
흡연

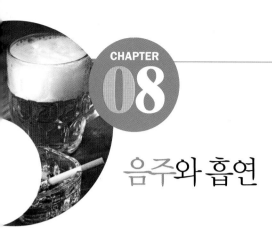

CHAPTER 08

음주와 흡연

제1절 음주

오랜 역사를 가진 술은 다양한 맛과 향을 가지고 있어서 사회생활이나 인간관계를 도와주고 더러는 흥분이나 긴장을 해소시켜주고 또는 식욕이나 소화를 돕는 긍정적인 기능을 가지고 있다. 그러나 과도한 음주로 폭력이나 음주운전과 같은 사회문제가 야기되고 또 술은 60가지 이상의 질병과 직접 간접적으로 연관되어 있는 것으로 알려져 있다. 즉, 술은 적당히 마시면 백약지장(百藥之長)이지만 지나치

건강이나 종교적인 측면에서 술에 대한 경고가 꾸준히 이루어지고 있지만 현대사회 사람들은 술에 대해 관대하다. 탈무드에 술에 대한 재미있는 이야기가 있다. 인류 최초로 아담은 술을 만들었다고 한다. 이 술에 호기심을 느낀 악마는 아담에게 술 한 잔을 얻어마시게 된다. 그 맛에 감동한 악마는 자신도 술의 멋진 맛에 도움이 되고 싶다고 하고 포도밭에 거름을 뿌려주겠다고 했다. 악마는 거름을 주러가는 길에 양, 사자, 원숭이, 돼지의 4마리 짐승을 잡아왔고 그들의 피를 거름으로 만들어 포도밭에 부었다. 놀랍게도 그 해 포도의 수확량은 엄청나게 많아 모든 인간들이 마실 수 있는 만큼의 술을 만들 수 있었다. 그러나 아쉽게도 포도밭에 뿌려진 동물의 피 때문에 여러가지 부작용이 생기게 되었다. 그 부작용은 '술을 처음 마실 때는 양과 같이 온순하고', '조금 더 마시면 사자처럼 포악해지고', '더 마시면 원숭이처럼 춤을 추고 노래를 부르게 되며', '그 이상 더 마시면 돼지처럼 추해지게 된다'라고 한다. 이 이야기 속에서 술에 점점 취해가는 우리 모습이 떠오르지 않는가? 계영배의 지혜를 구해본다.

면 수명을 단축시키는 독(毒)이 된다는 백독지장(百毒之長)이다. 현재 우리나라에서는 지나친 음주에 대한 폐해가 심각해지고 있어 국가 차원에서의 절주 운동이 전개되고 있다.

1. 음주율

1996년 이후 우리나라 음주율 추이를 살펴보면 남성은 미미하게 증가한 반면 여성은 급격하게 증가하였고 더불어 음주 시작연령도 점차 낮아지는 것으로 나타났다. 이는 한국사회의 여성 음주와 조기 음주의 위험성을 일컫는 것이다. 2015년 국민건강통계에 의하면 우리나라 남자의 월간음주율은 70%를 넘고 있었고 여자의 경우에는 40%를 넘고 있었다 그림8-1 .

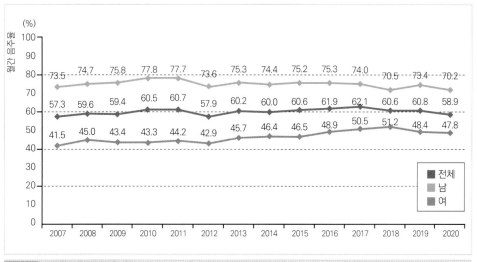

그림8-1 현재 음주율 추이

참고_ 제 8기 2차년도(2020) 국민영양조사
※ 월간 음주율 : 최근 1년 동안 월 1회 이상 음주한 분율
※ 2005년 추계인구로 연령표준화

또한 만 19세 이상 고위험음주율은 남자가 여성보다 훨씬 높게 나타났으며(21.6% vs 6.3%), 남자는 '19년 18.6%에서 '20년 21.6%로 3.0%p 소폭 증가한 반면 여자는 변화 없었다 그림8-2 . 월간폭음률은 남자가 여자의 2배 정도였다(51.9% vs 24.7%) 그림8-3 .

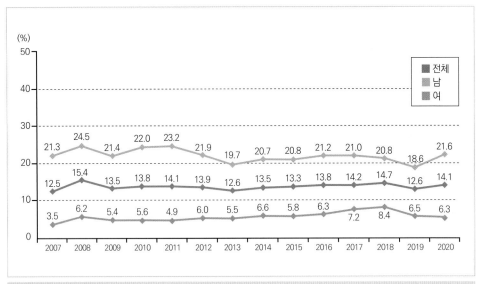

그림8-2 고위험 음주율

참고_ 제 8기 2차년도(2020) 국민영양조사

※ 고위험 음주율 : 1회 평균 음주량이 7잔(여자 5잔) 이상이며 주 2회 이상 음주하는 분율, 만 19세 이상

※ 2005년 추계인구로 연령표준화

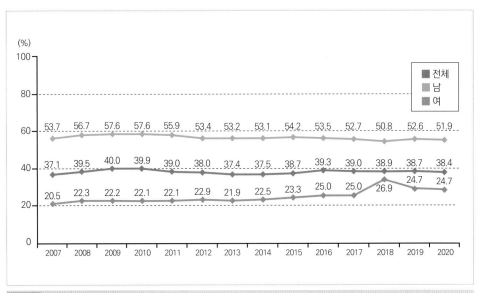

그림8-3 월간 폭음률 추이

참고_ 제 8기 2차년도(2020) 국민영양조사

※ 월간 폭음률 : 최근 1년 동안 월1회 이상 한번의 술자리에서 남자의 경우 7잔(또는 맥주 5캔) 이상,
 여자의 경우 5잔(또는 맥주 3캔) 이상 음주한 분율, 만 19세 이상

※ 2005년 추계인구로 연령표준화

2. 알코올의 대사

알코올은 별도의 소화과정이 필요하지 않고 위와 소장에서 빠르게 흡수되며, 흡수된 알코올은 주로 간에서 대사되지만 일부 소량은 위에서 먼저 대사된다.

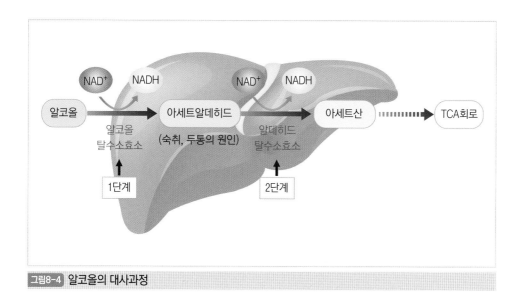

그림8-4 알코올의 대사과정

일반적으로 알코올은 알코올탈수소 효소에 의해 아세트알데히드(acetaldehyde)가 된 후 다시 알데히드탈수소효소에 의해 산화되어 아세트산(acetic acid)으로 분해되고 이렇게 생긴 아세트산은 에너지로 바뀌며 여분의 아세트산은 중성지방 형태로 축적된다 그림8-4.

우리 몸에서 일정량의 술은 간의 알코올탈수소효소에 의해 산화된다. 그러나 효소의 산화능력 이상의 술을 마시게 되면, 간의 마이크로솜 에탄올 산화계(microsomal ethanol oxidizing system, MEOS)를 이용하여 알코올을 대사시키게 되는데, 만성적으로 술을 많이 마시면 마실수록 이 시스템이 더욱 활성화되어 알코올을 산화시키므로 술을 마시면 마실수록 주량은 더욱 늘어나게 되는 것이다. 주량은 또한 유전이나 흡연, 식이, 내분비 요인 등과 같은 환경적 요인들에 의해서도 영향을 받게 된다.

사람마다 술에 취하는 정도가 다른 까닭은 무엇 때문일까?

사람이 술에 취하는 정도가 다른 까닭은 사람마다 성별, 인종, 나이, 체중, 운동량, 음주 전 음식 섭취량, 알코올 대사 속도, 약의 복용, 가족력 등이 다양하여 알코올에 대한 반응속도의 차이가 있기 때문이다. 특히 알코올 대사의 속도 차이는 효소에 영향을 많이 받는데, 이 효소는 유전적으로 간에서 그 함량이 조절된다. 따라서 태어날 때부터 알코올 분해효소의 양이 적은 사람은 알코올 분해효소가 많은 사람에 비해 얼굴이 쉽게 붉어지며, 빨리 취하고, 늦게 깨는 경향을 보인다. 알코올 분해효소는 술을 자주 마실수록 약간 늘어나기도 하는데 이 때문에 술을 마시다 보면 주량이 늘어날 수도 있는 것이다.

3. 음주와 영양문제

알코올은 1g당 약 7kcal 에너지를 만든다. 그런데 이 때 생기는 에너지는 대부분 열에너지 형태로 발산된다. 또한 술은 에너지 외에 다른 영양소를 거의 함유하고 있지 않은 'empty calorie'이기 때문에 다량의 술을 자주 섭취하는 경우에는 비타민과 무기질 같은 미량 영양소의 섭취가 부족할 수 있다. 또한 술은 포도당 신생과정을 억제하기 때문에 공복 상태에서 술을 마시게 되면 저혈당이 유발되어 위험할 수 있다. 뿐만 아니라 알코올 중독인 사람들은 술 외에 다른 음식은 전혀 먹지 않거나 적은 양의 식품만 섭취하므로 흔히 영양불량 상태가 나타난다.

1) 알코올과 비타민

① 비타민 A : 만성 음주로 지방간 혹은 간경변이 발생한 환자의 경우 비타민 A의 저장량이 정상인에 비해 부족하여 야맹증이나 성기능 장애와 같은 비타민 A의 결핍증이 나타났다.

② 비타민 D : 과량의 술은 비타민 D의 배설량을 증가시켜 비타민 D 결핍증이 발생되므로 만성 음주자의 경우 골절 빈도가 증가되는 것을 볼 수 있다.

③ 비타민 E : 알코올 중독자인 경우 혈액 비타민 E 농도가 정상인보다 낮았고, 비타민 E와 셀레늄이 동시에 부족하면 간 질환 정도가 더 심해지는 것으로 나타났다.

2) 알코올과 수용성 비타민

과량의 음주는 티아민, 리보플라빈, 니아신, 비타민 B_6, 엽산, 비타민 B_{12}, 비타민 C 등의 수용성 비타민 결핍증을 흔히 발생시킨다. 이는 과도한 알코올이 수용성 비타민 배설을 증가시키거나 또는 비타민 대사에 관여하는 효소의 기능을 억제시키기 때문이다. 알코올 중독자들에게서 흔히 발생하는 Wernicke-Korsakoff's syndrome에서 필름 끊김 현상이 자주 보이는데, 이것 역시 티아민 결핍과 밀접한 관련성이 있는 것으로 나타났다.

3) 알코올과 무기질

과량의 음주는 아연, 마그네슘, 칼슘 등의 무기질 결핍을 초래한다.

① 아연 : 과량의 술을 섭취하면 아연의 배설량이 증가되고 이로 인한 미각과 후각 기능이 저하 및 비타민 D 결핍을 초래하여 칼슘 흡수를 방해할 수 있다.

② 마그네슘 : 알코올 중독자들에게서 혈액 마그네슘 농도가 저하되어 근육의 강직 현상과 신경계 손상 등 마그네슘 결핍을 일으키는 것으로 나타났다.

③ 칼슘 : 많은 양의 알코올을 섭취하면 부갑상선 호르몬의 분비가 저하되고 연속하여 소변의 칼슘 배설량 증가 및 뼈의 강도 감소로 골절의 위험도가 증가된다. 또한 알코올은 뼈 형성 세포에 직접적인 독성 물질로 작용하여 뼈의 형성을 억제하기도 한다.

술을 마실 때 지방이나 단백질 음식을 함께 먹으면 알코올의 흡수속도가 감소되어 술에 대한 피해를 줄일 수 있다. 반면 탄산음료 혹은 약물과 함께 술을 마시거나, 피로한 상태에서 술을 마실 때 그리고 도수가 높은 술을 마실 때에는 인체 내에서 알코올의 흡수속도가 증가하여 영양소 결핍이 더 가중될 수 있다.

4. 음주와 건강문제

과량의 음주는 여러 종류의 암뿐 아니라 뇌, 구강, 간, 췌장, 위, 소장, 대장, 식도, 유방, 심혈관계에 여러 가지 질병을 유발할 수 있다.

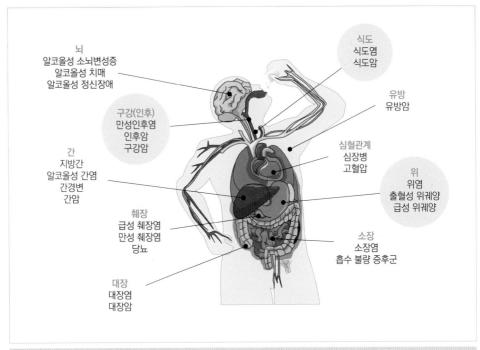

그림8-5 알코올이 신체에 미치는 영향

1) 숙취

일시적인 음주에도 알코올과 아세트알데히드는 숙취를 유발할 수 있다. 대사되지 못한 알코올은 구토나 설사로 인한 탈수, 다뇨, 발한 등의 현상과 체내 전해질 불균형을 일으키고, 위와 소장 내벽에 염증을 유발시킨다. 아세트알데히드는 혈관을 확장시키며 이로 인해 두통 및 안면 홍조가 나타나고, 맥박수 증가, 발한, 오심, 구토, 혈압 저하, 쇼크 등의 증상을 일으킨다.

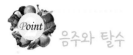

음주와 탈수

우리가 맥주를 마시는 경우에 유난히 소변을 자주 보게 되는데, 이 때 소변으로 빠져나가는 것은 술이 아니라 인체의 수분이다. 알코올의 이뇨작용으로 섭취한 술의 양보다 훨씬 더 많은 양의 수분이 체내에서 빠져 나가므로 음주 시 물을 가급적 많이 마시는 것이 도움이 될 수 있다.

만성적인 음주는 인체의 소화기계, 심혈관계, 신경계, 조혈기관, 호르몬, 뼈 등에 피해를 줄 수 있어서 간질환, 위장질환, 심혈관질환이 발생하며, 뇌, 신경세포에도 부정적인 영향을 미친다.

2) 간질환

잦은 과음은 간의 손상을 일으켜 지방간과 간경화를 일으킨다. 간은 알코올 대사 외에도 체내 영양소의 대사 및 저장을 담당하고 외부로부터 들어온 이물질을 처리하는 기관이므로, 만성 음주로 간이 손상되면 체내 영양 및 건강상태의 문제가 생긴다. 만성적인 과음은 간의 중성지방 합성을 촉진시키면서 동시에 분해를 저하시켜 종종 지방간이 발생된다. 지방간은 간세포에 산소 및 영양소의 공급이 원활하지 않아 간 괴사나 간경화로 진행될 수 있다. 만성 과음자는의 90%는 지방간이 발병되며, 10~20%는 알코올성 간경화로 발전된다. 따라서 만성과음으로 인한 지방간의 치료법에는 금주가 선행되어야 한다.

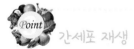

간세포 재생

금주와 더불어 손상된 간세포를 재생시키기 위해 단백질, 비타민, 무기질 등의 영양소가 풍부한 식품을 다양하게 섭취하자. 동시에 정상체중을 유지시키면서 포화지방산 함량이 높은 동물성 지방 섭취를 가급적 덜 먹는 것이 지방간 개선에 효과적이다.

약물이 대사되는 곳은 간이다. 따라서 약물을 복용하면서 술을 마시게 되면, 간의 부담이 증가하여 알코올 대사가 떨어지게 된다. 따라서 건강을 위해 장기적인 약을 복용하는 경우에는 금주하는 것이 가장 현명한 방법이다.

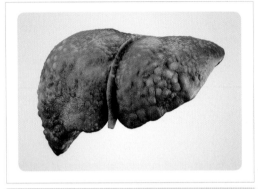

그림8-6 음주와 간경화

3) 위장질환

잦은 음주로 위산분비가 과다하면 섭취한 알코올과 함께 위를 자극하여 위 점막을 손상시키고 나아가 위궤양으로 발전될 수 있다. 음주로 소장점막이 손상되면 비타민 B₁, 엽산, 비타민 B₆ 등의 수용성 비타민 흡수에 지장을 주고 철분의 흡수를 저하시켜 빈혈이 발생되기도 한다. 만성적인 음주는 담즙 분비를 저해하고 이는 정상적인 지방 소화를 방해하여 잦은 설사 증세가 유발되기도 한다.

4) 심혈관계 질환

잦은 음주는 고혈압의 원인이 되고 또한 과산화지질 생성을 촉진하여 혈관벽에 침착시켜 심장질환, 관상동맥질환 등의 심혈관계 질환을 일으킨다. 소량의 음주는 HDL-콜레스테롤을 상승시켜 심혈관계 질환을 예방할 수 있다는 보고가 있었으나, 하루 3잔 이상 술을 마신 사람들은 고혈압 위험률이 50% 증가되었고, 심혈관계 질환에 의한 사망률을 증가시켰다.

5) 뇌, 신경세포

알코올은 뇌 중추신경계에 영향을 미쳐 운동과 인지 기능에 혼란을 일으킨다. 그래서 가끔 얌전한 사람이 술에 취하면 평소에는 하지 못하던 말도 쉽게 하거나 난폭한 음주 태도나 성격이 나타나기도 한다. 또한 만성적인 음주는 신경세포를 파괴하여 지능저하, 기억력 상실, 집중력 부족을 가져오고 때때로 알코올성 치매의 원인이 되기도 한다 그림8-7 .

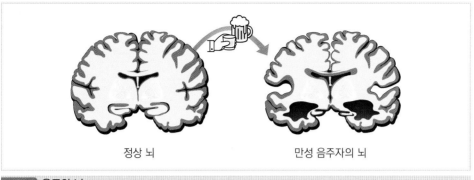

정상 뇌   만성 음주자의 뇌

그림8-7 음주와 뇌

5. 음주와 여성

여성들의 활발한 사회진출로 여성의 음주율이 증가하고 있으나, 여성들은 남성들에 비해 음주에 대해 취약하다. 여성은 남성에 비해 체지방 함량이 많고, 제지방량(체중−체지방량)이 적어서 알코올 흡수될 수 있는 공간이 적다. 또한 여성의 위의 알코올 탈수소효소의 활성도는 남성의 절반 정도이다. 따라서 같은 양의 술을 마시더라도 여성은 남성보다 쉽게 취하고, 음주 피해를 더 받게 된다.

임산부의 음주는 태아 성장과 발달에 영향을 끼친다. 알코올은 태반의 혈관을 수축시켜 산소 및 영양소 공급을 저하시키고 태반 내에서 아세트알데히드로 변화되어 태아 기형을 초래한다. 또한 태아의 기관발달은 임신 초기부터 시작되므로 **그림8-8** 어느 시기든지 임신부의 음주는 태아의 건강을 저해하게 된다. 알코올 중독인 산모에게서 태어난 아기에게 보고된 태아알코올 증후군(fetal alcohol syndrome; FAS)은 소뇌증, 정신지체, 저체중, 외견상 좁은 눈매와 미간, 인중이 희미하여 안면의 입체감이 적으며, 윗입술이 아랫입술보다 길고 가는 짝입술이 나타나며 귓불 기형, 소아 심장병, 약한 근력 등의 특징이 나타난다 **그림8-9**.

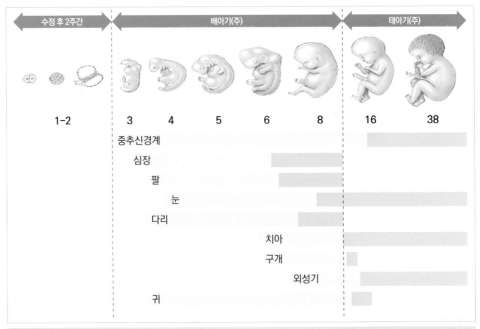

	수정 후 2주간			배아기(주)					태아기(주)	
	1-2		3	4	5	6	8		16	38

중추신경계
심장
팔
눈
다리
치아
구개
외성기
귀

그림8-8 주차별 태아의 성장발달

과음하지 않고 술 마시는 방법

- 술은 알코올 도수가 낮은 종류로 선택하여 마신다.
- 작은 잔에 따라서 마신다.
- 술을 알코올이 안 들어있는 음료와 섞어 마신다.
- 술을 마시면서 틈틈이 물도 함께 마신다.
- 일주일 중 술을 마시지 않는 날을 정한다.
- 술자리에서 음식(안주)도 함께 먹는다.

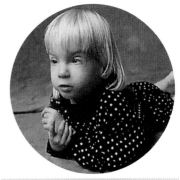

그림8-9 태아 알코올 증후군

표준잔이란?

보통 언급하는 '한 잔'은 '표준잔(standard drink)'을 의미하며 이는 순 알코올 함량으로는 약 10~12g에 해당된다.

1 표준잔 = 맥주 1컵 = 막걸리 1사발 = 와인 1잔 = 소주 1잔 = 위스키 1잔

제2절 **흡연**

1900년대에는 흡연이 청춘과 고뇌의 낭만적 상징으로 여겨진 적도 있었으나 2000년대 들어서면서 흡연은 대부분 만성질환의 강력한 위험요인으로 입증되었다. 따라서 현재사회에서 금연은 선택이 아닌 행복한 삶을 위한 필수요소이다.

1. 흡연율

1998년 우리나라 만 19세 이상 성인의 흡연율은 남자 66.3%, 여자 6.5%이었으며 그 후 남자 흡연율은 꾸준하게 감소하는 모습을 보이고 있다 `그림8-10`. 2020년 흡연자는 성인 인구 5명 중 1명(약 20.6%)으로 추정되고 있다. 담뱃값 인상, 금연구역 확대 등 국가의 적극적인 금연정책이 흡연율 감소에 영향을 미친 것으로 여겨진다. 그러나 성인 여성 흡연율은 2010년 6.3%에서 2020년 6.6%로 지난 10년간 흡연율이 변동이 없는 것으로 조사되고 있다. 여성 음주에 이어서 여성의 흡연도 경각심을 가져야 할 부분이다.

2018년 경제협력개발기구(OECD) 회원 국가 간 15세 이상 인구의 매일흡연율을 비교한 결과, 우리나라 남자 매일흡연율은 30.5%로 OECD 회원국 중 세 번째로 높고, 여자의 매일흡연율은 4.5%로 회원국 중 세 번째로 낮은 것으로 나타났다 `그림8-11`.

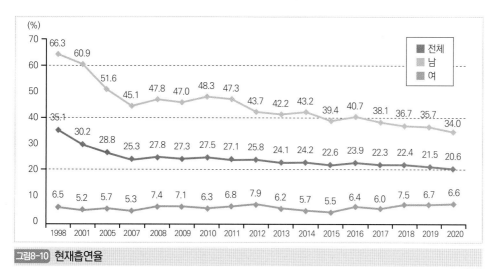

`그림8-10` **현재흡연율**

참고_ 제 8기 2차년도(2020) 국민영양조사
※ 현재흡연율 : 평생 담배 5갑(100개비) 이상 피웠고 현재 담배를 피우는 분율(19세 이상)

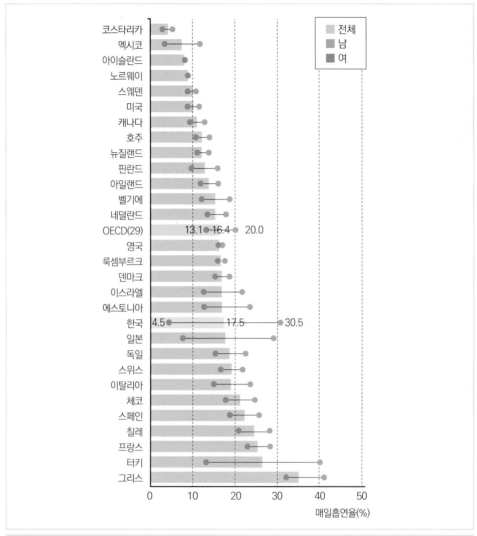

그림8-11 매일흡연율 국제 비교-OECD 29개 회원국

참고_ 주간 건강과 질병 · 제14권 제25호(2021.6.17)

※ 매일흡연율 : 15세 이상 인구 중 매일 담배를 피우는 인구의 비율

※ OECD(29) : 2018년(혹은 인접년도) 통계가 있는 29개국의 평균

2. 흡연과 영양문제

1) 식습관 및 영양섭취실태

일반적으로 흡연자의 술, 탄수화물, 기름진 음식 등 고열량 식품의 섭취는 높고 반면에 채소나 과일의 섭취는 매우 부족한 편이다. 이것은 흡연자들의 식후에 담배를 피우는 습관과 담배 자체의 미각 예민도 감소와 관련이 있다. 또한 흡연자들은 아침 결식과 불규칙한 식사 패턴 등으로 영양섭취상태가 매우 불량한 편이다.

2) 혈청 지방질

흡연과 혈액 지방질과의 관계는 흡연정도와 성별, 연령에 따라 다르게 나타났다. 하루 흡연양이 많은 남성의 경우 혈액 HDL-콜레스테롤양은 비흡연자에 비해 낮고 중성지방질과 LDL-콜레스테롤양은 높은 것으로 나타났다. 여대생의 경우 하루 흡연양이 낮더라도 혈액 HDL-콜레스테롤양이 낮은 것으로 나타났다. 이는 흡연이 심장순환계 질환의 위험성을 증가시키는 강력한 위험인자임을 시사한다.

3) 항산화 비타민 영양상태

흡연은 인체에서 유리기를 많이 만들어 내고 이로 인해 체내 항산화영양소를 더 많이 소모하게 한다. 따라서 체내에서 비타민 C의 대사가 증가되어 흡연자에게 혈액 비타민 C 농도가 낮게 나타난다.

3. 흡연과 건강

2012년 현재 지난 30년 동안 우리나라의 모든 사망자 중 흡연 관련 질환이 원인인 경우는 남자 34.7%, 여자 7.2%로 나타났다. 그 중 폐암이 가장 많았으며, 흡연으로 인한 사망률은 흡연정도와 흡연기간과 모두 관련이 있었다. 전 세계적으로 흡연 관련하여 암으로 사망이 33%(약 212만명), 호흡기계 질환이 29%(약 187만명), 심혈관 질환이 29%(약 186만명)로 예측되고 있다 그림8-12 .

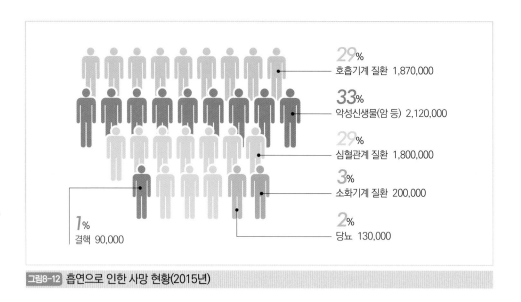

그림8-12 흡연으로 인한 사망 현황(2015년)

29% 호흡기계 질환 1,870,000

33% 악성신생물(암 등) 2,120,000

29% 심혈관계 질환 1,800,000

3% 소화기계 질환 200,000

1% 결핵 90,000

2% 당뇨 130,000

한 연구에 의하면 21세기에 전 세계적으로 담배로 인한 사망자는 약 10억 명이 될 것이라고 예측하여 다시금 흡연의 위험성에 대해 경각심을 일깨워준다.

1) 흡연과 수명

역학조사 결과, 흡연자의 수명은 비흡연자에 비해 평균 5~8년 낮게 나타났다. 이는 담배 1개피가 약 5분 30초의 수명을 단축시키는 것을 의미한다. 최근 10년간 위암과 간암 사망률은 감소하는 추세를 나타냈는데 반면 폐암 사망률은 증가하는 추세이다. 이런 경향은 흡연과 밀접한 관련성이 있는 것이다.

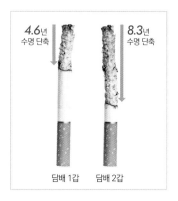

4.6년 수명 단축

8.3년 수명 단축

담배 1갑　　담배 2갑

2) 흡연과 질병

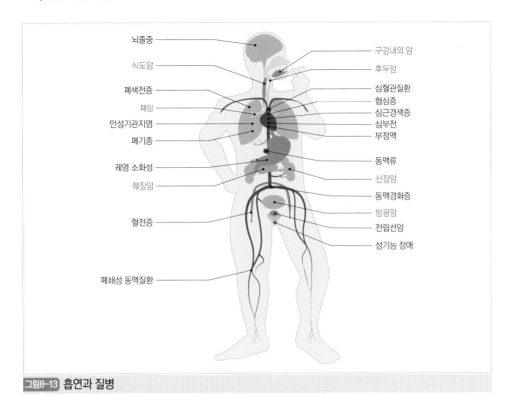

그림8-13 흡연과 질병

암 흡연은 폐암, 구강암, 후두암, 식도암, 췌장암 등의 여러 가지 암을 발생시킨다 그림8-13. 그 중 폐암의 발생은 흡연과 밀접한 관련이 있어서 하루에 15개피 이상 피우는 흡연자는 비흡연자에 비해 폐암 발생 위험도가 30배나 증가하였다. 또한 흡연에 대한 폐암 발생률은

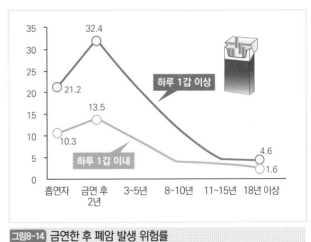

그림8-14 금연한 후 폐암 발생 위험률

금연을 한다고 해서 바로 감소되는 것이 아니고 약 10년 이상이 경과되어야지만 흡연의 피해에서 벗어날 수 있다 그림8-14. 흡연은 순간이지만 그 피해는 오랫동안 영향

을 미치고 있음을 상기해야 한다.

만성 폐질환 암 외에 흡연은 만성 폐질환 위험률을 높이는데 특히 흡연자의 폐기종이나 만성 기관지염으로 사망 확률은 비흡연자에 비해 10배나 높은 것으로 나타났다.

심혈관계 질환 흡연은 동맥경화증을 유발하는 강력한 위험인자이며 또한 심근경색, 말초혈관질환 및 뇌졸중 발생 위험 요인이다. 여성 흡연자의 심근경색 위험도는 비흡연자보다 3배나 높은 것으로 나타났다. 전반적으로 심혈관계 질환은 하루 흡연 정도에 영향을 받는 것으로 나타났다.

3) 흡연의 유해물질

담배연기에는 2000여종의 유해한 화학물질이 포함되어 있으며 그림8-15 , 주된 유해물질로는 일산화탄소, 니코틴, 타르를 꼽는다.

① 일산화탄소

일산화탄소는 신체에 공급되는 산소를 감소시켜 신진대사 장애 및 조기노화의 원인이 될 수 있다.

② 니코틴

니코틴은 담배 중독을 일으키는 주요 물질이며, 담배 1개피를 피우면 약 1mg의 니코틴이 인체에 흡수될 수 있다. 니코틴은 LDL-콜레스테롤 농도를 높여 혈압을 상승시키거나 동맥경화증을 일으키고 내분비나 호흡기에도 피해를 준다. 니코틴은 담배를 피우면 4~5초 만에 뇌로 전달되어 영향을 미치는데, 반면 체외로 완전히 배출하려면 약 3일의 시간이 소요된다.

③ 타르

타르는 담배의 맛과 향을 결정하며 흡연욕구를 강하게 일으키는 물질로 잇몸이나 기관지 표피세포를 직접 파괴하거나 만성염증을 일으키고 혈액을 통해 이동하면서 신체에 피해를 주게 된다.

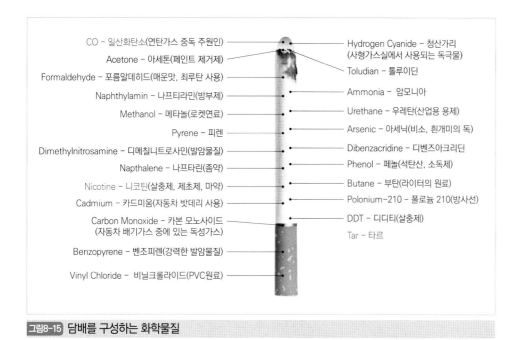

CO – 일산화탄소(연탄가스 중독 주원인)
Acetone – 아세톤(페인트 제거제)
Formaldehyde – 포름알데히드(매운맛, 최루탄 사용)
Naphthylamin – 나프티라민(방부제)
Methanol – 메타놀(로켓연료)
Pyrene – 피렌
Dimethylnitrosamine – 디메칠니트로사민(발암물질)
Napthalene – 나프타린(좀약)
Nicotine – 니코틴(살충제, 제초제, 마약)
Cadmium – 카드미움(자동차 밧데리 사용)
Carbon Monoxide – 카본 모노사이드
(자동차 배기가스 중에 있는 독성가스)
Benzopyrene – 벤조피렌(강력한 발암물질)
Vinyl Chloride – 비닐크롤라이드(PVC원료)

Hydrogen Cyanide – 청산가리
(사형가스실에서 사용되는 독극물)
Toludian – 톨루이딘
Ammonia – 암모니아
Urethane – 우레탄(산업용 용제)
Arsenic – 아세닉(비소, 흰개미의 독)
Dibenzacridine – 디벤즈아크리딘
Phenol – 페놀(석탄산, 소독제)
Butane – 부탄(라이터의 원료)
Polonium–210 – 폴로늄 210(방사선)
DDT – 디디티(살충제)
Tar – 타르

그림8-15 담배를 구성하는 화학물질

4) 간접흡연

간접흡연이란 비흡연자가 흡연자와 같은 장소에 있어서 담배연기에 노출되는 것을 의미한다. 실제로 흡연자가 많은 밀폐된 공간에 비흡연자가 8시간 정도 있으면 담배 5개비를 피운 것과 같은 효과가 나타난다고 한다. 간접흡연은 두통, 기침, 재채기, 콧물, 알레르기 증상악화를 일으킨다. 부모가 흡연을 하는 경우에는 자녀인 영유아와 한 공간에서 흡연하지 않았는데도 자녀의 기관지염이나 폐렴 등 호흡기 질환이 더 많이 발생하였다고 한다.

2020년 현재, 우리나라 간접흡연 노출률은 직장실내 10.3%, 가정실내 3.9%, 공공장소실내 12.0%로 2013년 이후 현재 비흡연자의 직장·가정·공공장소 실내 간접흡연 노출률은 지속적 감소 추세에 있다 **그림8-16**. 간접흡연에 대한 피해를 줄이기 위해 정부와 지방자치단체는 꾸준히 적극적인 금연정책을 내놓고 있다.

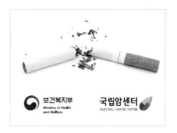

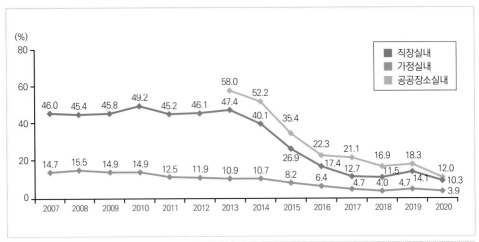

그림8-16 현재 비흡연자의 간접흡연 노출률 (단위, %)

참고_ 제 8기 2차년도(2020) 국민영양조사

※ 직장실내 : 현재 일을 하고 있는 일반담배(궐련) 비흡연자(과거 일반담배(궐련) 흡연자 포함) 중 직장의 실내에서 다른 사람이 피우는 담배연기를 맡은 분율, 만 19세 이상('13년 이후 준거기간 : 최근 7일)

※ 가정실내 : 현재 일반담배(궐련) 비흡연자(과거 일반담배(궐련) 흡연자 포함) 중 가정의 실내에서 다른 사람이 피우는 담배 연기를 맡은 분율, 만 19세 이상('13년 이후 준거기간 : 최근 7일)

※ 공공장소실내 : 최근 7일 동안 현재 일반담배(궐련) 비흡연자(과거흡연자 포함) 중 공공장소의 실내에서 다른 사람이 피우는 담배 연기를 맡은 분율, 만 19세 이상('13년 이후 준거기간 : 최근 7일)

※ '19년부터 일반담배(궐련)로 문항이 변경되어 연도 비교 시 주의

※ 2005년 추계인구로 연령보정한 표준화율

4. 여성과 흡연

흡연 때문에 발생하는 여성 건강상의 피해는 남성보다 더욱 심각하여 흡연 남성에 비해 호흡기 질환에 의한 사망은 2배, 심혈관계 질환에 의한 사망은 1.5배이다. 또한 여성의 흡연은 여성 생애주기별로 영향을 미쳐 조기폐경, 불임증, 피부의 조기노화 등을 강력하게 유발시킨다 표8-1 .

표8-1 여성 흡연의 피해

구분	영향
임신 및 출산	미숙아 혹은 선천성 기형아 출산, 사산 등
수유 및 육아기	모유 질 저하 및 양 부족, 영아 호흡기 질환, 지능 저하, 신체발육 저하
생식기	조기 폐경, 불임, 피부 조기 노화

임신부가 흡연을 하면 저체중아, 조산아, 사산아, 기형아 출산 등 그 피해는 더욱 심각하다. 흡연으로 인한 임신부 문제는 주로 니코틴과 일산화탄소로 인해 태아와 태반에 저산소증을 유발되었기 때문이다 그림8-17. 여성의 흡연은 본인뿐 아니라 자녀에게까지 직접적인 피해를 줄 수 있기 때문에 경각심을 가져야 할 것이다.

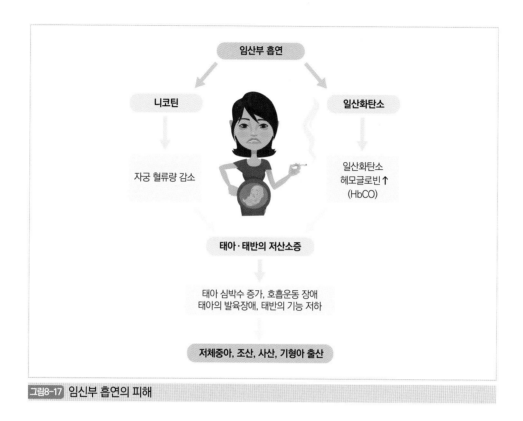

그림8-17 임신부 흡연의 피해

5. 청소년과 흡연

청소년건강행태조사에 의하면 2020년 현재 우리나라 청소년 흡연율은 4.4%로 꾸준히 감소추세에 있다. 그러나 청소년기에는 신체가 아직 완전하게 발달되지 않았고 특별히 폐의 발달이 성인의 30%에도 미치지 못하기 때문에 흡연에 의한 피해는 성인보다 더욱 심각함을 인지해야 한다. 우리나라에서는 청소년 흡연 및 대학생 흡연을 낮추기 위해 다양한 정책을 실시하고 있다.

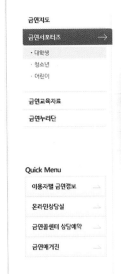
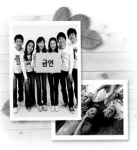

금연지도

금연서포터즈 →

· 대학생
· 청소년
· 어린이

금연교육자료

금연누리단

Quick Menu

이용자별 금연정보

온라인상담실

금연콜센터 상담예약

금연매거진

대학생 금연서포터즈란?

__2008년 1기를 시작으로 올해로 10기를 맞는__
보건복지부의 대학생 금연서포터즈는
금연을 통한 건강한 대한민국을 만들기 위한
열정적인 다양한 활동을 전개하고 있다.

지역사회의 금연거리 조성, 캠퍼스 내 금연 구역 지정 및 담배 판매
금지, 흡연자들의 보건소 금연클리닉 참여, 야구장 금연캠페인,
공중파 방송에서 금연 홍보 등 대학생 금연서포터즈는 그간의
활동을 통해 수많은 쾌거를 이뤄왔다.

보건복지부 대학생 금연서포터즈
올해로 10년 째, 건강한 대한민국을 위해 뛰고 있다.

| 대학생 금연서포터즈 10기 | 대학생 금연서포터즈 10기 특전 |

그림8-18 보건복지부 금연서포터즈

술과 담배를 함께 하면 암 발생 위험이 높아지나?

음주는 암 발생 위험도를 높인다. 또한 흡연도 암 발생 위험을 높이는 요인이다. 따라서 음주와 흡연
이 동시에 진행되면, 둘 중 하나만 하는 경우에 비하여 암 발생 위험은 더욱 커지게 된다. 실제로 음
주만 하는 사람에 비해 음주와 흡연이 동시에 진행되는 사람에게 구강암, 식도암, 인후두암 등의 소
화기계 암과 간암, 위암의 발생 위험도 높게 나타났다.

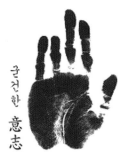
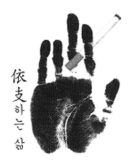

굳건한 意志

依支하는 삶

'의지'와 '의지'사이

담배에 의지하는 삶, 당신의 굳건한 의지에 달려있습니다.

그림8-19 금연 포스터

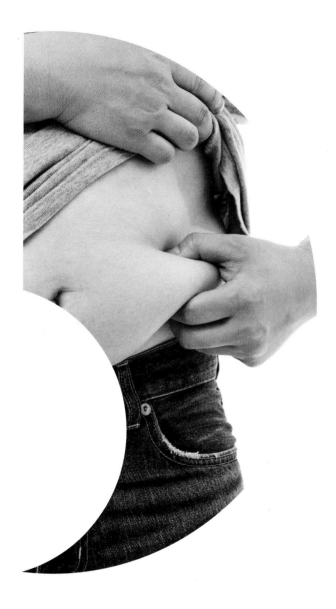

체중조절

체중조절

▶▶ 비만

식생활의 개선과 우리나라 국민들의 서구화된 생활양식 등의 변화로 인해 만성퇴행성질환이 증가하고 있다. 이 중 비만의 증가는 가속화되고 있으며, 통계청 자료에 의하면, 국민들의 평균 비만율은 2001년 29.2%에서 2015년 33.2%로 증가되고 있는 것으로 보고되었다.

비만은 지방세포의 비정상적인 증가로 지방조직이 과도한 상태로 축적된 것을 말하며, 만성질환의 하나이다. 지방조직은 에너지를 저장하는 역할뿐만 아니라, 외부에 대한 방어 기능 및 체내에서 단열제 역할을 하지만, 필요이상으로 축적이 되면 대사이상을 초래하여 합병증을 초래한다. 또한 전신의 체지방 축적보다는 '복부 비만'이 문제점으로 제시되고 있으며, 최근에는 피하지방보다는 복강 내 내장지방의 축적이 중요한 의미를 갖는다는 연구가 진행되면서 '내장지방형 비만'이라는 용어도 사용되고 있다.

제1절　비만의 원인

1. 유전적인 요인

에너지 대사에 관련되는 여러 요소들의 이상이 유전으로 나타날 수 있다. 단순히 유전적인 요인으로만 비만이 발생되는 것은 아니며, 여기에 환경적인 요인이 결합되었을 때 비만이 될 확률은 증가한다. 양쪽 부모가 모두 비만일 경우 자녀가 비만일 확률은 약 80% 정도이고, 한쪽 부모가 비만일 경우 약 40%이고, 부모 모두가 정상체중일 경우 10% 정도의 확률을 보인다. 이러한 양상은 순수하게 유전적인 요인도 있겠지만, 자녀들은 부모와 같은 식사를 하는 하고 식습관이 유사하기 때문에 부모가 비만일 경우 자녀가 비만이 될 가능성이 증가한다.

2. 내분비 및 대사 장애

비만이 내분비 및 대사 장애에 의해 발병하는 경우는 총 비만환자의 약 1% 정도이다.

3. 심리적인 요인

심리적인 요인으로는 피곤하거나 화가 났을 경우 과식을 할 수 있으며, 어떤 문제가 있을 경우 음식섭취를 통해 심리적인 보상을 받거나 도피하려는 경향이 발생한다. 또한 정신적인 우울증, 심리적인 불안감 및 과도한 스트레스 등이 발생하면 음식섭취를 통해 해결하려고 하고, 이는 과식이나 폭식을 유도하게 되며, 따라서 체내 에너지 불균형을 초래하여 비만을 유도하게 된다.

4. 운동부족

인체에 필요한 에너지는 기초대사량, 활동대사량 및 식품의 열발생 효과로 나눌수 있다. 기초대사량은 인간의 생명유지에 필요한 에너지이며, 가장 안정한 상태에서산소비량을 측정하여 결정한다. 기초대사량은 성별, 연령, 체격, 체성분, 내분비 및정신적인 상태 등에 영향을 받는다. 활동대사량은 운동의 종류, 강도 및 운동시간등에 따라 다르며, 신체활동으로 얼마나 활동적인가를 의미한다. 식품의 열발생 효과는 체내에서 식품이 소화 및 흡수되어 에너지를 발생하기 위한 대사과정에서 손실되는 에너지를 말한다.

식생활의 변화로 인해 식사 시 식이섬유의 섭취비율은 적어지고, 지방과 단백질함유 식품의 섭취는 늘고, 단순당의 섭취는 증가하여 필요이상의 열량섭취는 높아지고 있다. 또한 최근 자동차의 이용율의 증가, 엘리베이터 사용, 다양한 기계의 발달등의 편리해진 생활은 육체적으로 활동량이 부족하게 하는 원인으로 작용하여 비만을 증가시키는 원인으로 작용하고 있다. 섭취하는 열량에 비해 소비되는 열량이 적으면 남는 열량은 체내에 지방형태로 축적된다. 특히 비만인이 경우 정상체중인과같은 양을 섭취할지라도 활동량이 적기 때문에 체중을 증가시킬 확률이 높아진다.

5. 식사습관

비만은 하루 식사횟수, 식사간격, 식사속도 및 야식과 간식 등의 섭취에 영향을 받는다. 하루에 1~2끼의 폭식을 하는 것보다도 같은 양이라도 5~6번에 나누어 섭취하는 것이 비만을 예방하는 방법이다. 한 끼의 폭식은 인체 내에서 지방 축적의 과정을 자극하는 요인이 되기 때문이다. 또한 비만인들은 정상체중을 가진 사람에 비해음식을 빨리 먹는 습관을 가지고 있는데, 이는 우리 몸에서 음식으로 포만감을 느끼기도 전에 과잉의 음식을 섭취하게 되므로 비만을 초래할 수 있다. 식사횟수가 적고, 식사간격이 길수록 지방합성 효소의 활성이 증가되므로 지방의 체내 축적은 높아지게 된다. 식사속도가 빠르고, 입에서 씹는 횟수가 적을수록 소화 및 흡수 속도가 느려지므로 혈당상승 속도는 저하되므로 인체 내에서 섭취중추는 자극이 되지만, 포만

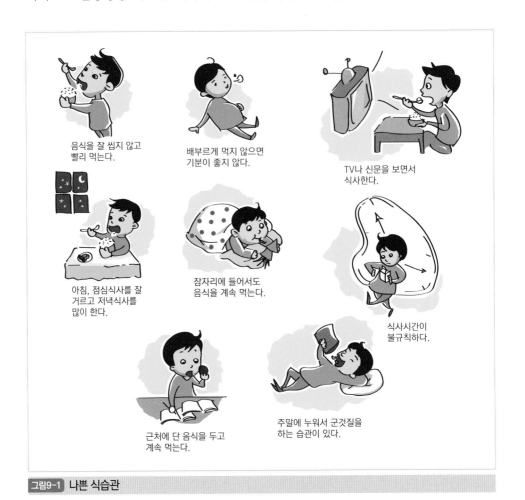

음식을 잘 씹지 않고 빨리 먹는다.

배부르게 먹지 않으면 기분이 좋지 않다.

TV나 신문을 보면서 식사한다.

아침, 점심식사를 잘 거르고 저녁식사를 많이 한다.

잠자리에 들어서도 음식을 계속 먹는다.

식사시간이 불규칙하다.

근처에 단 음식을 두고 계속 먹는다.

주말에 누워서 군것질을 하는 습관이 있다.

그림9-1 나쁜 식습관

중추는 제 기능을 하지 못하여 과식을 유발할 수 있다. 잠을 자기 전에 야식을 지속
적으로 즐기는 경우도 비만의 원인이 된다. 간식으로 떡, 빵, 과자, 잼 등의 고탄수화
물을 섭취하는 것은 인슐린 분비를 촉진시키고, 이러한 간식들은 대부분 단순당이기
때문에 빠른 시간 안에 혈당을 높여 비만의 원인이 된다 그림9-1 .

6. 환경적인 요인

오락게임, TV시청, 컴퓨터 게임 및 스마트폰 사용 등의 실내 취미생활의 보급은
활동량의 감소를 초래하였으며, 가공식품의 발달과 배달음식의 증가는 실내에 머무
는 시간을 증가시켜 외부의 활동량을 감소시켜 에너지 섭취량과 소비량의 불균형을
초래하였다. 또한 잦은 외식, 다양한 식사모임 등을 통해 식욕을 자극하는 식사는
비만의 원인이 될 수 있다. 이러한 비만의 원인으로 인한 결과는 그림9-2 와 같다.

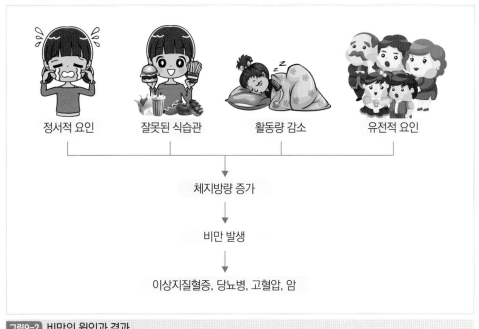

그림9-2 비만의 원인과 결과

제2절 **비만의 분류**

비만은 표9-1 과 같이 분류할 수 있다.

표9-1 비만의 분류

구분	분류	원인 및 내용
원인에 따른 분류	단순성 비만	과식, 운동부족
	증후성 비만	내분비 질환이나 유전성, 시상하부 장애 등
발생시기	소아비만	지방세포의 수 증가
	성인비만	지방세포의 크기 증가
지방조직의 형태에 따른 분류	지방세포 증식형	지방세포의 수 증가
	지방세포 비대형	지방세포의 크기 증가
	혼합형	지방세포의 수와 크기 증가
지방조직의 체내 분포에 의한 분류	상체비만(사과형)	허리와 배 등 상체에 지방축적
	하체비만(서양배형)	대퇴부 등 하체에 지방축적
지방 분포의 위치	내장 지방형	식생활 습관과 관련
	피하 지방형	

자료_ 장유경 등 공저. 도서출판 효일. 2008.

1. 원인에 따른 분류

1) 단순성 비만

과식과 운동부족에 의해 발생되는 비만이며, 비만인의 약 95% 정도가 본태성 비만인 단순성 비만에 속한다.

2) 증후성 비만

내분비 질환이나 유전성, 시상하부 장애 등으로 나타나는 비만의 형태이다. 증후성 비만의 빈도는 발생율이 낮지만, 비만인은 원인을 찾아 치료를 해야 되는 경우 염두해 두어야 한다.

2. 지방조직의 형태에 따른 분류

지방조직의 형태에 따른 분류는 지방조직의 세포의 수와 세포 크기에 의한 분류이며, 지방세포의 형태, 증식시기 및 비만의 발생시기와 연관성을 가지고 있다 그림9-3 .

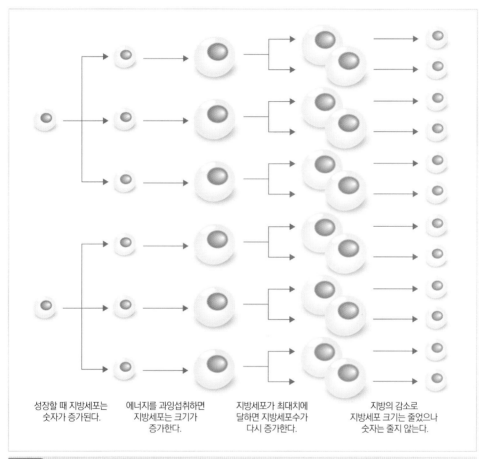

성장할 때 지방세포는
숫자가 증가된다.

에너지를 과잉섭취하면
지방세포는 크기가
증가한다.

지방세포가 최대치에
달하면 지방세포수가
다시 증가한다.

지방의 감소로
지방세포 크기는 줄었으나
숫자는 줄지 않는다.

그림9-3 **지방세포의 수와 크기의 변화과정**

1) 지방세포 증식형

지방세포의 크기는 정상이지만, 지방세포의 수가 증가하여 발생된 비만 형태이다. 정상체중을 가진 사람도 생후 1년, 사춘기 및 임신 후기에 지방세포가 급격히 증가한다.

2) 지방세포 비대형

지방세포의 크기가 증가하여 발생되는 비만의 형태이다. 특히 성인기에 발생하는 대부분의 비만의 형태이며, 복부비만과의 관련성이 높아서 고혈압, 당뇨병, 고지혈증 및 동맥경화 등의 대사성 질환의 원인이 된다.

3) 혼합형

지방세포의 크기와 수가 함께 증가된 비만이며, 특히 고도 비만에서 나타나는 형태이다.

3. 지방조직의 체내 분포에 의한 분류

1) 상체비만(상반신 비만, 남성형 비만)

허리의 피하지방이 둔부보다 더 많으면 상체비만(남성형 비만)으로 분류한다. 비만에 의한 합병증은 상체비만에서 발병율이 높다고 보고되었다.

2) 하체비만(하반신 비만, 여성형 비만)

상체에 비해 대퇴부에 지방이 축적되는 경우는 하체비만(여성형 비만)이라고 한다 그림9-4 .

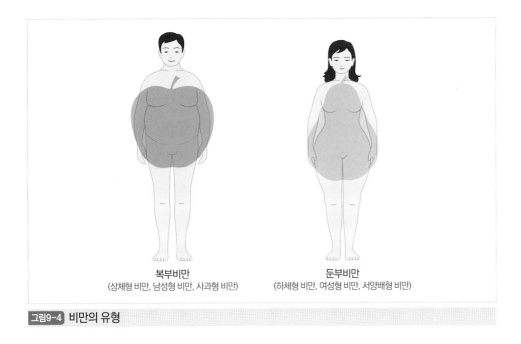

복부비만
(상체형 비만, 남성형 비만, 사과형 비만)

둔부비만
(하체형 비만, 여성형 비만, 서양배형 비만)

그림9-4 비만의 유형

4. 지방 분포의 위치

1) 피하지방형

지방이 피부 바로 밑에 쌓이는 것을 말한다. 주로 배나 허리, 허벅지, 엉덩이 등의 피부 밑에 쌓이고, 여성들에게 특히 많이 나타난다.

2) 내장지방형

내장을 중심으로 지방이 쌓이는 것을 말한다. 몸은 말랐는데 배만 불룩 나온 중년 남성이나 허리만 굵은 여성, 마른 체형인데 많이 먹는 사람, 다이어트 요요현상을 경험한 사람 등에서 남녀를 불문하고 다양한 연령대에서 나타난다 **그림9-5**.

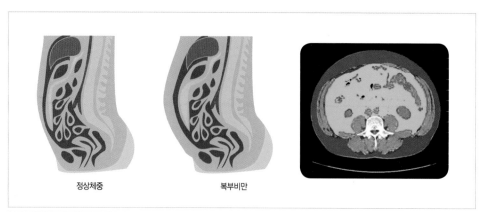

정상체중   복부비만

그림9-5 정상적인 복구와 복부비만, 복부비만 CT 사진(녹색 : 내장지방, 청색 : 피하지방)

제3절 비만의 판정 및 진단

비만의 판정으로는 체격지수와 피부두겹집기(피하지방 두께) 등에 의한 간접측정법과 신체전기저항 측정법, 컴퓨터단층촬영, 수중체중 측정법 등의 직접측정법이 있다.

1. 체격지수

1) 이상체중(표준체중)을 이용한 비만평가

정상체중은 ±10% 범위, 과체중은 10~20%이면 과체중, 현재의 체중이 20% 이상을 초과하면 비만으로 판정한다.

비만율 = (현재체중 − 이상체중)×100/이상체중

2) 체질량지수(Body mass index)

체질량지수는 가장 많이 사용되는 비만 측정방법이며, 신장과 체중을 이용하여 계산하는 방법이다.

$$체질량지수 = 체중(kg)/신장(m)^2$$

3) WHR(Waist-hip ratio; 허리-엉덩이 둘레비)

엉덩이 둘레에 대한 허리둘레의 비율이다. 판정기준은 남자는 0.9 이상이면 상체비만이고, 여자는 0.85 이하이면 하체비만에 해당된다. 허리둘레는 배꼽 위로 가장 가는 부분을 측정하며, 엉덩이 둘레는 엉덩이의 가장 많이 나온 둘레를 측정한다.

허리-엉덩이 둘레비 = 허리둘레 ÷ 엉덩이둘레

4) 허리둘레

복부내장 지방을 나타내는 지표이다. 남자의 경우 90㎝ 이상, 여자의 경우 85㎝ 이상일 때 복부비만으로 정의한다.

2. 피부두겹집기(피하지방 두께)

피하지방 두께는 캘리퍼(Caliper)를 이용하여 측정한다. 먼저 측정 부위의 중심부에 표시를 한 후, 엄지와 검지 손가락으로 표시된 측정 부위에서 위쪽으로 1cm 정도 떨어진 곳의 피하지방을 단단하게 잡고 잡아당겨 캘리퍼를 이용하여 측정한다. 가슴, 삼두근, 이두근 및 견갑골 등 다양한 신체 부위를 측정할 수 있다 그림9-6.

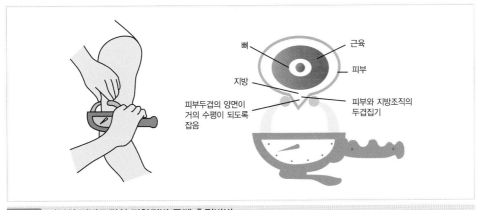

그림9-6 피부와 지방조직의 피하지방 두께 측정방법

이상의 비만 판정법에 따른 구분은 표9-2 와 같다.

표9-2 비만의 판정기준

종류		구분
체격지수	이상체중 혹은 표준체중	〈 80 매우 마름
		80~90 체중부족
		90~110 정상체중
		110~120 과체중
		≥120 비만
	체질량지수	〈 18.5 저체중
		18.5~22.9 정상
		23~24.9 과체중
		25~29.9 경도비만
		30~34.9 중등도 비만
		≥35 고도 비만
체지방분포 평가	허리-엉덩이둘레비율	남자 : 〉0.95, 여자 : 〉0.85일 때 복부비만으로 판정
	허리둘레	남자 ≥90cm, 여자 ≥85cm일 때 복부비만으로 판정
체지방비율 평가	피부두겹집기(피하지방 두께)	각 나이별 피부두겹두께의 백분위 사용 ≥ 90퍼센타일 : 비만위험 ≥ 95 퍼센타일 : 비만

Point Broca 변법과 대한당뇨학회 표준체중 계산법

Broca 변법	신장 160cm 이상인 경우 : 표준체중(kg) = {신장(cm)-100}×0.9
	신장 150~160cm인 경우 : 표준체중(kg) = {신장(cm)-150}÷2+50
	신장 150cm 미만인 경우 : 표준체중(kg) = {신장(cm)-100}
대한당뇨학회	남자 : 표준체중(kg) = 신장(m)×신장(m)×22
	여자 : 표준체중(kg) = 신장(m)×신장(m)×21

한편 그림9-7 을 활용하여 체중과 신장을 이용하여 간단히 체질량지수(BMI)를 구할 수 있다.

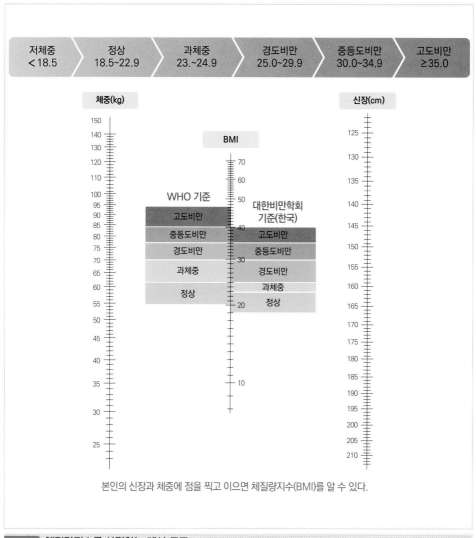

본인의 신장과 체중에 점을 찍고 이으면 체질량지수(BMI)를 알 수 있다.

그림9-7 체질량지수를 산정하는 계산 도표

3. 기타

생체전기저항 측정법(Bioelectrical impedance analysis, BIA)는 신체전기 저항 측정법은 인체에 미세한 전류 통과 후 저항을 측정하는 방법으로 체내 총수 분량 측정, 제지방량과 체지방량 산출을 할 수 있다 그림9-8. 컴퓨터단층촬영은 CT를 이용하여 피하지방과 내장지방의 차이를 면적의 비율로 제공하며, 복부의 체지방 분포를 정확하게 측정할 수 있 다. 수중체중 측정법은 물속에서 체중을 측정하여 신체밀도와 체조성을 산출하 는 방법이다.

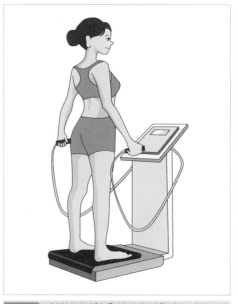

그림9-8 생체전기저항 측정법에 사용되는 기기

제4절 **비만과 관련된 질환**

정상체중을 유지하는 사람에 비해 비만한 사람은 당뇨병, 고지혈증, 고혈압, 관상 동맥질환 및 암 등의 발생빈도가 높다. 체질량지수가 증가할수록 질병발생 위험도가 증가하며, 체질량지수가 35kg/㎡ 이상일 경우 당뇨병으로 사망하는 경우가 8배, 암에 의한 사망률이 약 1.5배 증가한다. 이와는 반대로 체중을 10%만 줄여도 혈중 포도당 2.5㎎/dL, 혈중 콜레스테롤 11.3㎎/dL 및 수축기 혈압 6.6mmHg가 감소되는 효과가 나타나서 비만과 관련된 여러 가지 합병증의 발병률을 낮추는 것으로 보고되고 있다.

확률	1~2배	2~3배	3배 이상
발생 질환	•암(유방암, 대장암, 자궁암 등) •생식기 호르몬 이상 •수정능 손상 •요통 •태아기형(모의 비만)	•고혈압 •다양한 관상동맥질환 •중풍 •골관절염	•제2형 당뇨병 •담낭질환 •인슐린 저항성 •호흡곤란증

표9-3 비만에 따른 만성퇴행성 질환에 걸릴 확률

자료_ 대한영양사협회(2010), 임상영양관리지침서 제3판

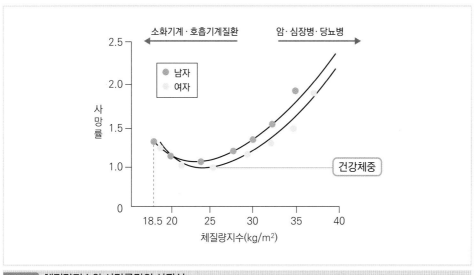

그림9-9 체질량지수와 사망률간의 상관성

1. 대사증후군(Metabolic syndrome)

식생활습관의 변화로 인해 우리나라 국민들의 건강에 있어서 복부비만과 대사증후군이 증가하는 추세이다. 대사증후군이 중요시 된 이유는 당뇨병, 심혈관계질환, 뇌졸중 및 암 등의 발병율을 증가시키는 원인이 되기 때문이다.

대사증후군의 진단기준은 표9-4와 같으며, 이 중 3가지 이상에 해당되면 대사증후군을 판정한다.

표9-4 대사증후군의 진단기준	
복부비만	허리둘레가 남자 90cm, 여자 85cm 이상
혈압	130/85mmHg 이상
공복 시 혈당	100mg/dℓ 이상
중성지방	150mg/dℓ 이상
HDL-콜레스테롤	남자 40mg/dℓ 미만, 여자 50mg/dℓ 미만

2. 당뇨병

제 2형 당뇨병(성인형 당뇨)의 가장 위험한 인자는 비만이다. 정상체중보다 과체중에 있어서 당뇨병 발병률은 약 13% 정도 높으며, 비만의 정도나 기간에 영향을 받는다. 체중이 증가함에 따라 혈당을 조절하는 인슐린에 대한 감수성이 감소한다고 알려져 있다. 즉, 지방세포에서 분비되는 여러 가지 인자가 지방조직, 근육 및 간 등에 영향을 주어 인슐린의 작용을 저해하는 것으로 알려져 있다. 그러나 비만일 경우 당뇨병이 발병할 확률은 높지만, 비만인 사람이 모두 당뇨병이 있는 것은 아니다.

3. 고혈압

혈압의 정상 범위는 120/80mmHg이며, 고혈압은 140/90mmHg 이상을 말한다. 고혈압인 사람의 85% 이상이 체질량지수가 25이상이며, 혈압은 체중이 증가함에 따라 높아지는 것으로 알려져 있다. 통계국민건강영양조사(2015)에서는 30세 이상 남자 3명 중 1명, 여자 4명 중 1명은 고혈압이라고 보고하였다. 비만인 사람의 경우 고인슐린혈증이 신장의 나트륨 흡수를 증가시켜 세포외액의 부피가 증가하고, 심박출량 증가 및 말초혈관의 저항이 증가됨으로 인해 고혈압이 발생되는 것으로 알려져 있다. 따라서 체중을 조절하여 비만이 발생하는 것을 조절한다면, 혈압조절과 동시에 심혈관질환의 합병증을 예방하는데 도움이 된다.

4. 암

비만은 남자에 경우 전립선암, 신장암, 방광암, 췌장암, 대장암 및 담낭암의 발병률을 높이며, 여자의 경우 유방암 및 자궁경부암의 발병의 원인이 된다. 특히 여성에 있어서 유방암 발병률이 높은데, 그 이유는 지방세포가 정상적인 호르몬의 분비를 저해하기 때문이다.

5. 통풍

통풍은 관절부위에 요산이 축적되어 발생되는 질병이며, 특히 단백질 영양과다 섭취나 과식으로 인해 비만자에게서 많이 나타난다. 체중이 증가함으로써 요산생성 및 축적이 증가하게 되어 통풍을 초래하며, 특히 정상체중의 30% 이상을 초과할 경우 발병률이 높다.

6. 호흡기 장애

비만은 호흡기 장애를 일으키며, 그 중 대표적인 증상은 코골이다. 비만해지면 경부나 인두 조직에 지방이 많아져서 기도를 압박하게 되며, 코골이는 만성피로나 수면무호흡증으로 이어지게 된다.

7. 기타

비만은 담낭질환, 관절염, 관상동맥질환 등의 위험도 증가시킨다. 비만으로 인한 합병증은 그림9-10 와 같다.

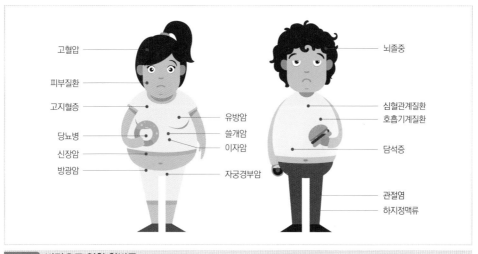

그림9-10 비만으로 인한 합병증

비만의 치료

2015년 통계국민건강영양조사에 의하면, 체질량지수 기준으로 성인 남자 5명 중 2명, 성인여자 4명 중 1명은 비만으로 보고되었다. 남자의 경우 1998년 25.1%에서 2015년 39.7%로 14.6%나 증가하였다. 비만의 원인을 파악하여 식생활습관의 변화, 활동량의 증가 및 행동의 변화 등을 통하여 체중을 감량하고, 이를 지속적으로 유지하는 것이 중요하다. 체중조절을 계획적으로 실천하면서 축적된 지방을 감소시키고, 단백질 조직의 손실이나 심각한 기초대사량의 변화를 방지해야 한다.

1. 식사요법

체중조절에 있어서 가장 중요한 것은 열량을 제한하는 것이다. 소비하는 열량에 비해 섭취하는 열량이 많을 때 인체 내에 지방이 축적되어 비만을 유발하며, 이와 반대가 되면 인체 내에 지방이 분해하여 체중이 감소하게 된다. 따라서 섭취하는 열량을 줄이는 것이 원칙이다. 그러나 기초대사량을 고려하여 하루에 1,200kcal 이하로 줄이는 것은 금하고 있으며, 일주일에 체중을 900g 이상 줄일 경우 전문가의 지시를 받는 것을 권장한다. 만약 하루에 총 열량을 500kcal씩 7일간 3,500kcal을 줄였을 때 체중은 450g이 감소되는 것으로 계산된다.

식사는 식품교환표를 참고하여 모든 식품군을 골고루 선택하여 균형을 맞출 것을 권장하며, 식사횟수는 3~4회로 소량씩 나누어 먹되 끼니를 거르지 않는 것이 중요하다. 또한 비타민과 무기질을 충분히 공급하기 위해 포만감을 주는 채소와 과일을 섭취하되, 기름진 음식과 단 음식은 피하도록 한다.

최근 비만의 정도에 따라 열량제한식이를 비롯하여 다양한 식사요법이 유행하고 있으나 실제로 많은 문제점을 가지고 있다. 예를 들면, 저탄수화물 고지방식을 할 경우 지나치게 탄수화물 섭취를 낮추면 인슐린 저하를 가져와 극심한 체지방 분해를 일으켜 체중은 감소하나 과도한 케톤체의 생성으로 부작용을 유발한다. 고지방식이는 혈액 내의 렙틴(leptin)을 저하시켜 공복감을 자극하여 더욱 과식을 하도록 유도한다. 저탄수화물 고단백식이의 경우도 케톤체 생성을 증가하여 신장에 부담을 주고 혈중 요산수치를 증가시키는 원인으로 작용할 수 있다. 식품별 당지수(Glycemic index, GI)는 음식의 소화율을 나타내는 것으로 GI가 낮은 식품은 식이섬유가 많아

식사 후에 포만감을 유지시켜 주며, 에너지의 증가가 없어도 식사의 양을 느끼게 해
준다.

식품선택 시 다음과 같은 식품을 선택하면 비만의 식사조절에 도움이 된다.

① 식이섬유가 풍부하고 포만감을 줄 수 있는 잡곡밥, 채소밥 및 버섯밥 등을
섭취한다.
② 국물은 포만감을 주므로 채소를 이용한 맑은 국을 싱겁게 섭취한다.
③ 우유는 저지방 또는 무지방 우유를 선택한다.
④ 튀김음식이나 가공식품 등을 선택하기 보다는 데친 요리, 찜 및 샐러드 등
을 섭취한다.
⑤ 젓갈류나 장아찌는 과식을 초래할 수 있다.
⑥ 유부나 어묵은 물에 살짝 데쳐서 기름을 제거하고 섭취한다.
⑦ 단 음식은 줄이고, 허브차 및 전통차(녹차 등) 등을 섭취한다.
⑧ 알코올은 열량이 높으므로 제한한다.

 Point 렙틴

1994년 쥐에서 렙틴(leptin)이란 물질이 발견되었으며, 렙틴은 지방조직에서 분비되어 뇌에 작용하
여 식욕과 배고픔, 물질대사, 행동을 포함한 에너지 섭취, 소비 조절에 중요한 역할을 하는 단백질 호
르몬이다. 렙틴은 포만감을 느끼게 하고, 에너지 소비를 증가시켜 체지방이 증가하는 것을 억제한다.

체지방량 정도에 따른 에너지 대사조절은 그림9-11 과 같다.

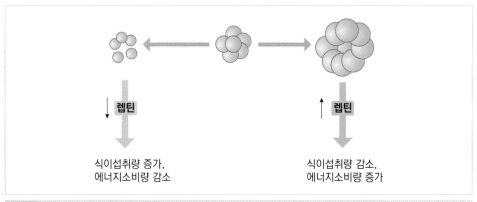

그림9-11 **체지방량의 정도에 따른 렙틴 농도 및 에너지대사 조절**

Point 고에너지 음식과 저에너지 음식

종류	고에너지 식품	저에너지 식품
식품	흰밥, 볶음밥, 빵류, 자장면, 생선튀김, 통조림류, 스낵류, 패스트푸드, 가공식품, 알코올 등	해조류 : 김, 다시마, 미역 등을 이용한 음식
		콩류 : 콩자반 콩비지, 두부조림 등
		나물과 채소 : 시금치 나물, 오이생채, 김치 등
		달걀 : 달걀찜
		육류 : 불고기 등의 순살음식

그림9-12 같이 에너지 평형상태는 체중에 영향을 미친다. 그러므로 표9-5 처럼 조리법에 따른 열량을 비교하여 식사요법을 실시할 수 있다. 탄수화물 섭취에너지의 77%가 축적되는데 비해 고지방식사시 축적에너지는 98%에 이른다. 그러므로 고지방식의 식사요법은 효과적이지 못하다 그림9-13 .

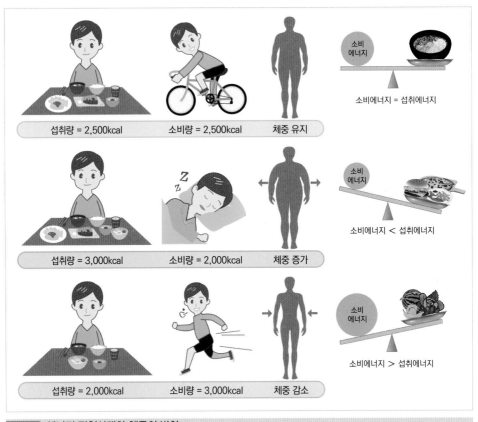

섭취량 = 2,500kcal　　소비량 = 2,500kcal　　체중 유지

소비에너지 = 섭취에너지

섭취량 = 3,000kcal　　소비량 = 2,000kcal　　체중 증가

소비에너지 < 섭취에너지

섭취량 = 2,000kcal　　소비량 = 3,000kcal　　체중 감소

소비에너지 > 섭취에너지

그림9-12 에너지 평형상태와 체중의 변화

표9-5 조리방법에 따른 열량 비교

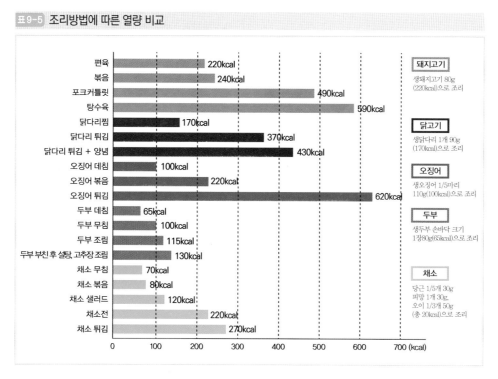

돼지고기
생돼지고기 80g
(220kcal)으로 조리

닭고기
생닭다리 1개 90g
(170kcal)으로 조리

오징어
생오징어 1/5마리
110g(100kcal)으로 조리

두부
생두부 손바닥 크기
1장80g(65kcal)으로 조리

채소
당근 1/5개 30g
피망 1개 30g,
오이 1/3개 50g
(총 20kcal)으로 조리

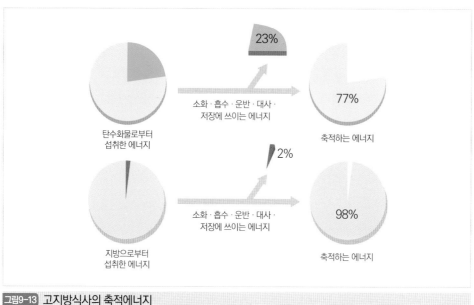

그림9-13 고지방식사의 축적에너지

2. 운동요법

　현실의 삶 속에서 우리는 다양한 식품의 유혹과 습관적인 음식에 대한 충동과 욕구를 극복하기 어렵기 때문에 성공적인 체중감량을 하는 것은 매우 힘들다. 그러므로 식생활습관을 수정하면서 운동요법을 병행하여 비만을 치료하는 것이 효과적이다. 규칙적인 운동을 통해 에너지 소모를 증가하여 체중을 감량하는 것이 좋다.

　일반적으로 열량제한식이를 지속적으로 할 경우 체중감소율이 떨어진다. 이는 열량섭취를 제한하여 체중이 감소되면서 그만큼 육체적 활동에 소모되는 열량이 줄어들기 때문이다. 열량제한식이는 초기에 전해질과 물이 많이 배설되기 때문에 체중감소가 쉽게 일어나지만, 체중이 감소되면서 같은 체중이라도 체구성이 다르고 에너지 함량이 점점 높아지기 때문에 같은 무게의 체중을 줄이기 위해서는 더 많은 열량을 제한해야 같은 효과를 볼 수 있다. 예를 들면, 초기에는 체중 1kg을 줄이는데 2,500kcal가 소모되었다면, 식이요법을 약 2주 정도 했을 경우 약 7,000kcal 이상 소모시켜야 체중 1kg을 감량할 수 있다는 의미이다.

　체중감량을 위한 운동의 원칙으로는 운동의 종류, 빈도, 강도 및 지속시간 등을 고려해야 한다. 즉, 운동빈도는 주 3~5회 이상, 운동강도는 최대 운동능력의 50~80%, 운동 지속시간은 30분 이상 및 운동의 종류는 유산소운동을 해야 한다. 비만을 치료하기 위해서는 열량섭취를 줄이는 것이 필수적이며, 식사와 생활습관에 변화가 일어남과 동시에 육체적 활동을 통한 열량 소모를 증가시켜야 한다. 유산소운동은 큰 근육을 사용하여 몸 전체를 움직이는 운동이며, 지구력을 향상시킨다. 종류로는 걷기, 달리기, 자전거 타기, 수영 등이 있다. 무산소운동은 운동에 필요한 에너지를 산소의 도움 없이 생성하는 빠른 운동으로 윗몸일으키기, 역도, 팔굽혀펴기 등이 있다.

　운동단계별 적절한 운동강도는 그림9-14 와 같다. 한편, 운동종목별 에너지 소모량은 그림9-15 와 같다.

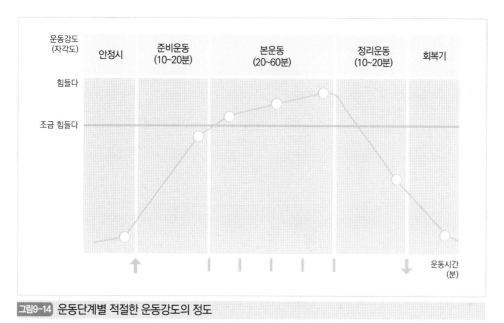

그림9-14 운동단계별 적절한 운동강도의 정도

자료 : Nutrilite, Beauty Carolle Control program(www.Nutrilite.co.kr)

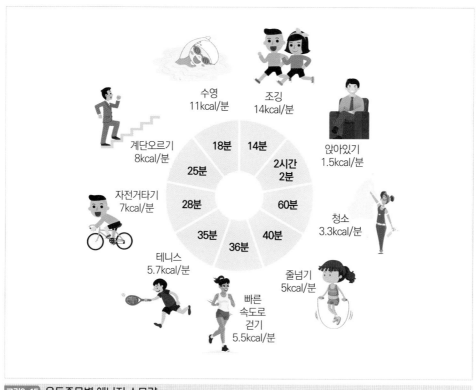

그림9-15 운동종목별 에너지 소모량

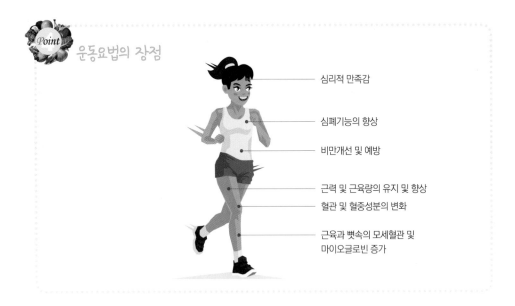

Point 운동요법의 장점

- 심리적 만족감
- 심폐기능의 향상
- 비만개선 및 예방
- 근력 및 근육량의 유지 및 향상
- 혈관 및 혈중성분의 변화
- 근육과 뼛속의 모세혈관 및 마이오글로빈 증가

3. 행동수정 및 자기관리

일반적으로 비만인은 식사속도가 빠르고, 식사횟수가 적은 반면에 과식과 야식을 많이 하는 경향을 보인다. 첫째로 나쁜 습관을 찾아내는 self-monitoring 단계를 시작한다. 식사시간, 섭취하는 음식의 종류, 태도, 감정상태, 장소 및 식사형태 등을 식사기록법을 통해 기록을 한다. 두 번째로 지속적으로 음식을 먹게 하는 내적 및 외적인 자극을 조절하여 체중을 줄이기 위해 노력해야 한다. 세 번째로 행동의 수정은 강요해서는 안 되며, 비만인이 바람직한 행동을 한 경우 보상을 해 주어야 한다. 보상은 올바른 식습관을 유지하는데 있어서 근원이 되며, 특히 배우자의 격려가 큰 도움이 된다.

4. 비만의 약물 및 수술요법

체중감소를 위한 약물로는 식욕을 억제하는 식욕억제제, 이뇨제, 대사항진제 등의 약물을 사용할 수 있지만, 비만을 치료하기 위한 좋은 해결 방법은 아니다. 식욕억제제의 경우 불면증, 불안, 입안 건조 및 변비 등의 부작용을 유발할 수 있으며, 호르몬 대사 장애도 나타날 수 있다. 따라서 체중조절을 위한 약물의 남용은 바람직한 방법이 될 수 없으며, 너무 약물에 의존하는 것은 좋은 방법이 될 수 없다.

비만치료를 위한 수술요법으로는 그림9-16과 같다. 수술요법은 병적인 경우 표준체중의 200% 이상인 경우와 체질량지수가 35 이상인 경우에 시행되고 있다. 수술 후에는 에너지 섭취의 감소와 영양소 흡수량이 줄어들어 체중이 감소된다. 그러나 비타민 결핍, 신결석, 저칼슘혈증 및 관절염 등의 합병증을 야기시킬 수 있다.

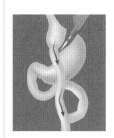
루엔와이 위 우회술
(Roux-en-Y gastric
bypass surgery)

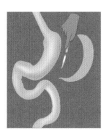
복강경 위소매절제술
(Laparoscipic sleeve
gastrectomy)

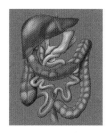
십이지장 전환술
(Vertical gastrectomy
with duodenal switch)

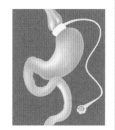
조절형 위밴드 수술
(Adjustable gastric banding)

그림9-16 **수술요법**

Point 체중 1kg을 감량하기 위해 걸리는 시간

체중감량의 가장 좋은 방법은 체지방 감량을 하는 것이다.
체지방 1kg은 약 7,700kcal를 생성한다.
하루에 500kcal씩 적게 섭취한다면, 약 16일 만에 체중 1kg이 감량한다.
7,700kcal÷500kcal/일 = 약 15일

Point 체중감량 성공을 위한 3가지 요소

- 체내에 섭취하는 에너지 섭취를 줄인다.
- 다양한 운동과 신체활동을 통하여 소비에너지를 증가시킨다.
- 감소된 체중을 유지하기 위해 노력한다.

유행하는 다이어트의 종류

분류		내용
단식(극단적인 열량 제한 식이)	장점	급격한 체중감소 현상이 나타나며, 비용이 들지 않는다.
	단점	그러나 단식 중단 후에는 요요현상이 나타나며, 케톤증, 통풍, 저혈압 등의 부작용이 우려된다.
초저열량식이	장점	단기간 내에 체중이 급격히 감소한다.
	단점	그러나 쉽게 피로감을 느끼고, 변비, 생리불순, 두통 및 케톤체 증가 현상 등이 나타날 수 있다.
고단백·저탄수화물 다이어트	장점	탄수화물 제한으로 초기에는 빠른 체중감소를 보인다.
	단점	비타민과 무기질의 결핍을 초래할 수 있다. 메스꺼움, 피로, 탈수, 체액의 산성화 등이 나타날 수 있으며, 오래 지속이 힘들고, 식품 비용이 많이 든다.
고지방·저탄수화물 다이어트	장점	공복감이 적으며, 식욕이 점차 감소된다.
	단점	혈중 요산의 증가, 케톤증, 메스꺼움, 피로 및 탈수 등을 유발할 수 있다.
원 푸드 다이어트	장점	준비가 간편하고, 단순하여 실행하기 쉽다.
	단점	오랜 지속이 불가능하고, 영양불균형이 발생하기 쉽다.

요요현상을 방지하려면

요요현상이란 음식물 섭취를 극도로 자제하여 살을 뺐을 때, 체중이 감량되었다가 다시 원래의 체중으로 급속하게 복귀하거나 그 이상으로 증가하는 현상을 말한다 그림9-17.

1) 식사요법
- 극단적인 다이어트를 피한다.
- 다이어트가 끝난 후에도 감량된 체중을 유지할 수 있는 식사요법을 계속한다.
- 감량된 체중을 유지하기 위해서는 열량의 양과 질이 중요하다.

2) 운동 및 일상생활
- 다이어트 후에도 운동을 생활화 한다.
- 유산소운동과 저항성 운동을 병행한다.
- 평상시의 신체활동량을 늘린다.

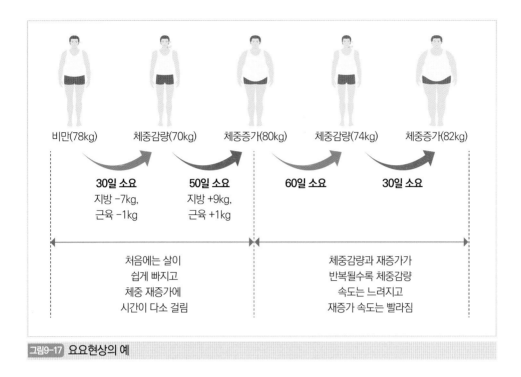

비만(78kg)　체중감량(70kg)　체중증가(80kg)　체중감량(74kg)　체중증가(82kg)

30일 소요
지방 −7kg,
근육 −1kg

50일 소요
지방 +9kg,
근육 +1kg

60일 소요

30일 소요

처음에는 살이
쉽게 빠지고
체중 재증가에
시간이 다소 걸림

체중감량과 재증가가
반복될수록 체중감량
속도는 느려지고
재증가 속도는 빨라짐

그림9-17 **요요현상의 예**

▶▶ 섭식장애

식이행동상의 장애를 의미하며, 신경성 식욕부진증(거식증)과 신경성 폭식증으로 나뉜다.

제1절 **섭식장애의 종류**

1. 신경성 식욕부진증

최소한의 체중을 유지하기 위해 식사를 거부하는 형태이다. 체중 증가에 대한 강한 공포감을 느끼며, 생명까지 위협할 수 있는 장애이다. 신경성 식욕부진증은 체중감소가 특징이며, 살찌는 것에 대한 걱정과 공포를 가지고

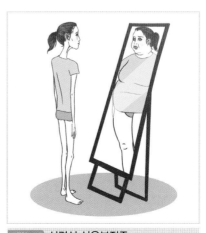

그림9-18 **신경성 식욕부진증**

있고 자신이 비만이 아닌데도 비만이라는 왜곡된 생각을 가지고 있다 그림9-18. 따라서 체중을 줄이기 위해 식사를 제한하거나 먹고 나서 인위적으로 토하는 등의 행동 등을 반복하게 된다.

2. 신경성 폭식증

신경성 폭식증은 단순히 일시적인 과식이나 식탐이 아니라, 음식에 대한 자제력을 잃고 비상식적으로 많은 양의 음식을 섭취하고, 폭식 후에는 의도적으로 구토와 설사를 일으킨다 그림9-19. 반복되는 폭식, 자가유발성 구토, 설사제 사용, 약물의 남용 및 지나친 운동 등에 의해 나타난다.

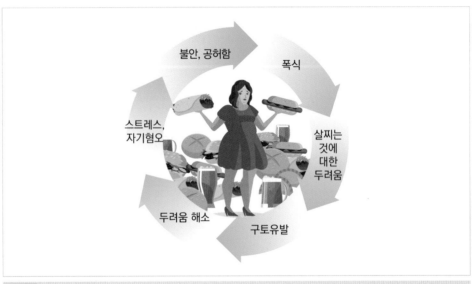

그림9-19 폭식의 악순환

제2절 섭식장애의 원인

원인으로는 생물학적, 심리적, 사회문화적 면에서 찾아볼 수 있으며, 비정상적인 다이어트 시 발생빈도가 높다.

1. 식사요인

단식, 식사량 줄이기, 식후 구토 및 다양한 종류의 다이어트로 인한 무리한 체중감량을 시도하는 경우 발생빈도가 높다.

2. 생물학적 원인

식욕폭식증인 사람의 경우 음식섭취 후 바로 배고픔이 나타나며, 곧바로 배부름과 배고픔이 반복적으로 발생한다. 정상인에 비해 3배 이상 높게 나타나며, 유전적인 경향도 가지고 있다.

3. 심리적 원인

우울증이나 자존감이 낮은 경우 섭식장애가 나타나는 경우가 많다.

4. 사회문화적 원인

뚱뚱하고 비만 체형의 혐오가 두드러지고, 다이어트가 사회적 규범으로 규정지어지는 사회 속에서 외모의 불만족은 점차 증가하고 있다. 또한 대중매체가 제공하는 날씬함의 기준과 식사조절의 혼란으로 체중조절을 가속화하여 섭식장애는 증가하고 있다.

제3절 섭식장애의 증상

1. 신경성 식욕부진증

체중감소가 심해지면 저체온증, 저혈압, 부종, 무월경, 탈수 증상, 전해질의 불균형 등의 내과적 소견과 부정맥, 서맥, 염증반응, 면역력 감소 등은 물론 심하면 사망에 이른다.

2. 신경성 폭식증

탈수 증상, 전해질의 불균형, 저혈압, 생리주기의 문제 등을 초래할 수 있다.

제4절 ### 섭식장애의 치료 및 영양관리

내과, 정신과, 심리학 및 영양학적 문제가 동반되므로 다각도에서 치료가 필요하다. 또한 정서적 안정, 정상체중의 인지, 항우울제 같은 약물치료 및 행동인지 치료와 정신과적 치료가 병행되어야 한다.

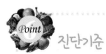

Point 진단기준

신경성 식욕부진증 (미국 정신과학협회)	• 연령이나 키에 비해 최소한의 정상 체중을 유지하기를 거부한다(정상체중의 85% 이하). • 표준체중 이하인데도 불구하고 체중 증가나 비만에 대해 지나친 두려움이 있다. • 자신의 체중, 신체크기, 외모에 대한 왜곡된 생각을 한다. • 초경 후 여성인 경우에 있어서 적어도 3회 이상 연속적으로 월경이 없다.
신경성 폭식증	• 반복되는 폭식을 하며, 한번에 많은 양의 음식을 빨리 섭취하거나 폭식행위에 대한 통제력이 부족하다. • 스스로 구토를 유도, 완화제나 이뇨제 사용 혹은 다른 약물 사용, 굶음, 지나친 운동 등의 체중증가를 예방하기 위한 반복되는 부적절한 행동을 한다. • 신체형과 체중에 대한 관심이 지나치게 많다.

출처 : 서울아산병원 www.amc.seoul.kr/asn/main.do

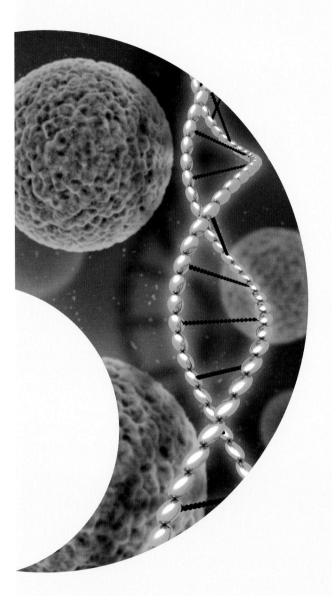

암

암

제1절 암의 특징

암(cancer)은 우리나라에서는 바위라는 의미인 암을 '巖·嵒·嵓·嵢' 등으로 표기하는데, 그 이유는 암의 표면이 울퉁불퉁하고 딱딱하여 게딱지와 같고 게가 옆으로 기어가듯이 암 세포도 퍼져 나가기 때문이라는 설이 있다.

신체를 구성하는 가장 작은 단위인 세포(cell)는 정상적으로 세포 자체의 조절 기능에 의해 분열하거나 커지고 분열 속도를 조절할 수 있고, 수명이 다하거나 손상되면 스스로 죽게 되어 전반적인 인체의 세포 수는 균형을 유지한다 그림10-1 . 그러나 여러 가지 원인에 의해 세포 자체의 조절 기능에 이상이 생기면 세포 분열 속도는 조절되지 않고 계속적으로 빠르게 분열, 증식하여 비정상적인 세포들이 과다하게 증식하여 종양을 형성하게 된다 그림10-2 . 종양에는 양성종양과 악성종양이 있는데, 주위 조직에 침입하여 기존의 조직을 파괴하거나 변형시키고 다른 조직으로 번져나가는 전이가 일어나는 것을 악성종양 즉, 암이라고 하며, 암은 신체의 어느 조직에서나 발생할 수 있다 표10-1 그림10-3 .

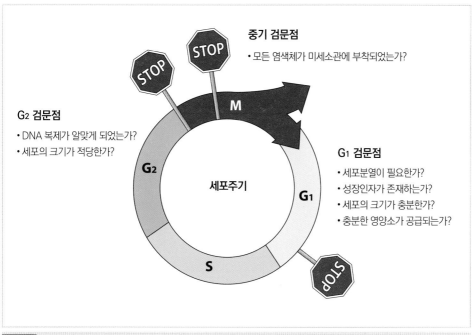

그림10-1 세포분열주기 조절

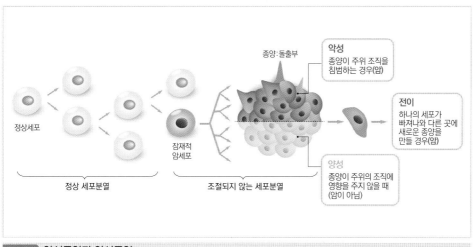

그림10-2 양성종양과 악성종양

표10-1 양성종양과 악성종양의 특성

	양성종양	악성종양
성장속도	느림	빠름
주위 조직 파괴	없음	있음
전이	없음	있음
치료	너무 커지면 수술로 제거	수술로 제거, 방사선 치료, 화학요법, 면역 요법 필요
예후	좋음	진단 시기, 분화정도, 전이여부에 따라 다름
재발	거의 없음	흔함
치료하지 않을 경우	생명에 지장 없을 수도 있음	거의 사망
핵의 크기	정상	비정상적으로 큼
형태	구체적인 모양과 크기	미분화, 미성숙

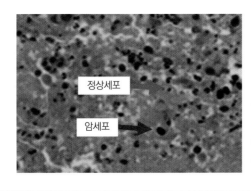

정상세포

암세포

★ 암세포는 왕성한 세포 분열을 위해 정상세포 보다 핵이 비정상적으로 커진다.

그림10-3 정상세포와 암세포(H&E 염색)

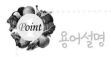

용어설명

- **텔로미어(Telomere)** : 세포 속에 있는 염색체의 양쪽 끝단에 있는 부분으로 DNA를 보호하는 역할을 한다. 세포가 분열되는 동안 세포가 사라지지 않도록 보호·완충하는 역할을 하는 텔로미어는 세포분열을 지속할수록 길이가 줄어들어 결국 소멸하게 되고, 세포는 분열 횟수가 정해져 있다. 이것이 노화이다.
- **암세포와 텔로미어** : 암세포는 텔로머라제(Telomerase)를 분비해서 텔로미어가 짧아지지 않고 계속적으로 분열할 수 있다.
- MKRN1 : 17번 염색체에 있는 유전자로 텔로머라제의 기능을 상실시켜 암세포를 늙어 죽게 만들 수 있다.

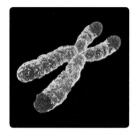

텔로미어

텔로미어 가설

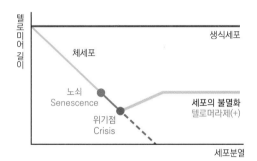

제2절 암 유병률과 사망률

암(신생물)은 질환별 사망률에서 단연 1위를 차지하는 질병으로 인구 3명당 1명이 암에 걸린다는 통계가 있을 정도로 유병률 또한 높은 질병이다 그림10-4. 암의 유병률은 갑상선암, 위암, 대장암 순서이고 사망률은 폐암, 간암, 위암 순으로 높다 그림10-5.

암은 진단 후 5년간 생존률이 중요한데 의료기술 향상과 조기진단의 증가로 5년간 생존률은 높아지는 추세이다 표10-2.

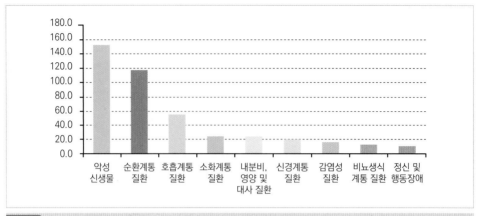

그림10-4 2015년 질환별 사망률 (인구 10만명 당)

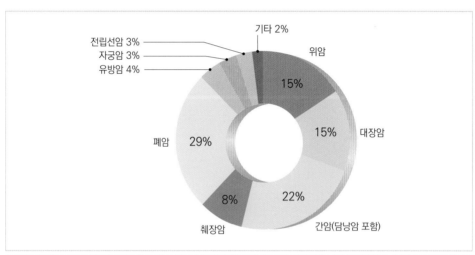

그림10-5 2015년 종류별 암 사망률

Point 암발생 증가의 원인

- 인구의 노령화 : 평균수명의 연장
- 개인습관 변화 : 식생활, 음주, 흡연, 소비문화, 운동
- 감염성 질환의 상대적 감소
- 가치관의 변화 : 사회-인구학적 요인
- 암 유발 환경 : 대기오염, 유해환경
- 검진과 조기진단의 활성화

암종	한국 ('96-'00)	한국 ('01-'05)	한국 ('10-'14)	미국[1] ('06-'12)	캐나다[2] ('06-'08)	일본[3] ('06-'08)
모든 암	44.0	53.9	70.3	69.0	60.0	62.1
갑상선	94.9	98.3	100.2	98.3	98.0	93.7
위	46.6	57.7	74.4	31.1	25.0	64.6
대장	58.0	66.6	76.3	66.2	64.0	71.1
폐	12.7	16.2	25.1	18.7	17.0	31.9
유방	83.2	88.5	92.0	90.8	87.0	91.1
간	13.2	20.2	32.8	18.1	19.0	32.6
전립선	67.2	80.3	93.3	99.3	95.0	97.5
췌장	7.6	8.2	10.1	8.5	8.0	7.7
자궁경부	80.0	81.3	79.7	68.8	73.0	73.4

표10-2 주요 암 5년 생존률 국제비교

제3절 암의 원인

1. 생물학적 요인

1) 유전

유전적인 요인은 암의 발생, 치료효과, 재발 등에 영향을 미친다. 종양촉진 유전자를 가지고 있어 활성화 되고 종양억제 유전자 결핍이나 불활성화 시, 또는 DNA복구 유전자 손상 시에 암이 쉽게 발생한다. 특히, 유방암, 전립선암, 난소암 등은 유전적인 영향이 크며, 선종성 용종이 있는 가족력을 가진 사람은 대장암에 걸릴 확률이 크다.

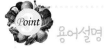

용어설명

- **종양유전자(ongogene)** : 세포분열을 유도하는 정상유전자인 원종양유전자에 '과활성 돌연변이'가 일어나면 종양유전자가 되며, 종양유전자는 우성으로 한 쌍의 대립유전자 중 하나에서만 과활성 돌연변이가 일어나도 암이 된다.
- **종양억제유전자(tumor suppressor gene)** : 세포의 생장을 조절하는 데 관여하는 유전자로 종양억제유전자에 돌연변이가 발생하면, 염색체 이상을 초래해 암이 발생한다.

2) 나이

모든 암의 50%가 65세 이상의 고령에서 나타나며, 고령으로 인한 면역력 저하 또한 암의 발생을 높이는 요인이다 그림10-6.

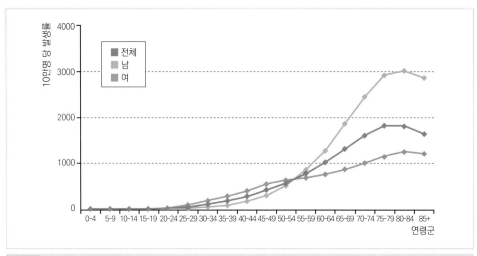

그림10-6 **연령별 암 발생률** (인구 10만 명당)

3) 면역력

면역세포는 암의 성장 및 전이에 있어서 중요한 단계를 특이적으로 조절할 수 있고, 암세포를 죽일 수 있다. 면역세포인 대식세포(macrophage)는 bacteria, virus 등의 감염성병원체뿐만 아니라 암세포 등에 대해 탐식작용을 일으켜 제거하므로 항암작용이 있다.

암세포를 굶겨야 암을 치료할 수 있다?

일부 암환자들은 암이 커지지 못하도록 굶겨서 암세포를 죽여야 한다고 식사를 하지 않는다. 그러나 이것은 잘못된 상식으로 영양섭취가 충분하지 못하면 면역력이 저하되어 암이 더 심해지고 치료가 어려워질 수 있다. 그러므로 암의 치료를 위해서는 암 세포가 좋아하는 설탕 등과 같은 단순당이나 고지방 식품의 섭취는 줄이고 면역력에 좋은 닭가슴살과 같은 단백질식품, 피토케미칼과 비타민이 풍부한 과일과 채소의 섭취를 충분히 하는 것이 중요하다.

4) 바이러스

자궁경부암은 인유두종바이러스(HPV, Human Paliloma Virus)에 감염되면 상피이형증과 상피내암의 전구 단계를 거쳐서 발생한다. 또한 인유두종바이러스는 구강암을 유발하기도 한다. 간암을 일으키는 원인 중에 B형 간염과 C형 간염 바이러스를 들 수 있는데, 특히 B형 간염바이러스에 감염되면 정상인보다 간암에 걸릴 확률이 100배나 높아진다. 이 외에도 엡스타인-바 바이러스(Epstein-Barr virus)는 임파종을 유발하며, 헤르페스 바이러스는 비인강악성종양의 원인이 된다.

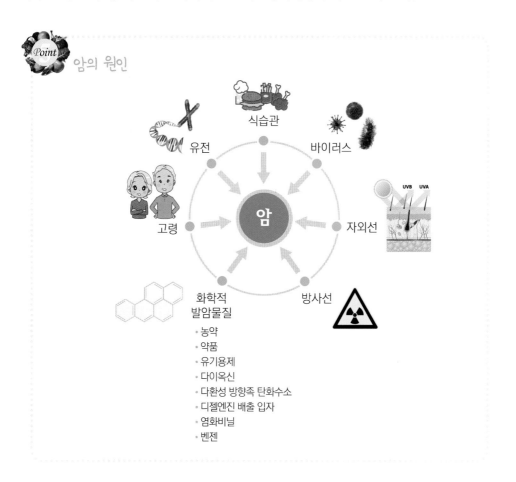

Point 암의 원인

식습관
유전
바이러스
고령 암 자외선
화학적 발암물질
방사선

- 농약
- 약품
- 유기용제
- 다이옥신
- 다환성 방향족 탄화수소
- 디젤엔진 배출 입자
- 염화비닐
- 벤젠

5) 헬리코박터 파이로리

헬리코박터 파이로리(*Helicobacter pylori*)는 사람 및 동물 등의 위장에 사는 세균으로 강한 산성의 환경인 위장에서 살 수 있는 것은 알칼리를 분비하여 세포 주변을 중화시키기 때문이다. 십이지장궤양, 위궤양, 위염, 위암, MALT 임파종을 유발하며 특발성 혈소판 감

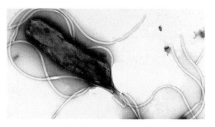

Helicobacter pylori

소성 자반병, 소아의 철 결핍성 빈혈, 만성 두드러기 등의 위외성 질환의 원인이 되기도 한다.

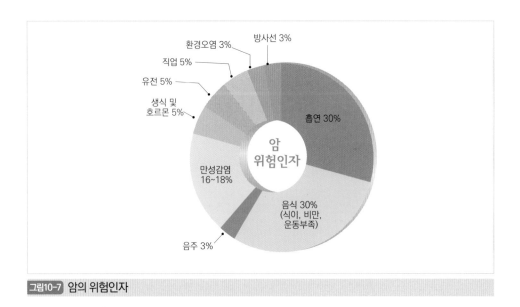

그림10-7 암의 위험인자

2. 화학적 요인

암을 유발하는 화학적인 물질은 계속적으로 발생하고 있으며, 그 종류 또한 많다. 국제 암 연구기관(International Agency for Research on Cancer, IARC)은 암을 일으키는 발암물질을 1군(Group 1), 2A군(Group 2A), 2B군(Group 2B), 3군(Group 3), 4군(Group 4) 등 5가지 그룹으로 분류하고 있다.

IARC의 발암물질 분류

- Group 1 : 확실히 사람에게 암을 일으키는 물질
- Group 2A : 사람에게 암을 일으키는 개연성이 있는 물질
- Group 2B : 사람에게 암을 일으키는 가능성이 있는 물질
- Group 3 : 사람에게 암을 일으키는 것이 분류가 되지 않은 물질
- Group 4 : 사람에게 암을 일으키지 않는 물질

표 10-3	IARC의 발암물질 분류
Group 1	자외선, X-선, γ-선, B형간염, C형간염, 인유두종바이러스, 헬리코박터파이로리, 디벤조다이옥신, 아플라톡신, 염화 바이닐, 벤젠, 벤조피렌, 포름알데히드, 라듐, 비소, 카드뮴, 석면, 미세먼지, 담배, 술
Group 2A	납화합물, DDT, 폴리염화바이페닐, 단백동화 스테로이드(호르몬의 한 부류), 시스플라틴(항암제의 일종), 아스팔트, 머스터드 질소
Group 2B	인간면역결핍바이러스(HIV), 이산화티타늄, 사염화탄소, 나프탈렌, 납, 니켈, 페놀프탈레인, 나이트로벤젠, 다이클로로벤젠, 다이옥신, 아세트알데히드, 클로로포름, 휘발유, 용접, 고사리

1) 벤조피렌

벤조피렌(benzopyrene)은 불완전 연소를 통해 생성된 물질로 공장굴뚝의 연기, 자동차의 배기가스, 담배연기, 탄 음식 등에서 나오는 물질로 DNA 복제 과정에 오류를 일으켜 암을 유발시킨다 그림10-8.

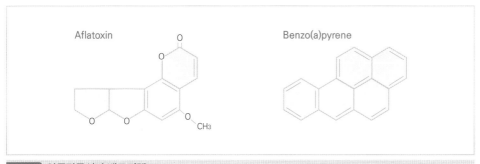

그림10-8 아플라톡신과 벤조피렌

2) 아플라톡신

아플라톡신(aflatoxin)은 *Aspergillus flavus* 등이 생산하는 곰팡이독으로 간암의 원인이 되는 발암 물질이다. 주로 호두, 땅콩과 같은 견과류에서 곰팡이가 자라서 독소를 생산한다 그림10-8 .

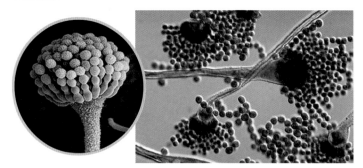

Aspergillus flavus

3) 암촉진제

Phorbol esters는 피부암을 유발하며, PKC(Protein Kinase C)가 활성화되면 세포분열이 촉진되어 암을 유발할 수 있고, 여성호르몬인 에스트로겐(estrogen)의 과다분비는 자궁암이나 유방암을 유발하기도 한다. 단백동화 스테로이드(anabolic steroid)는 남성 호르몬인 테스토스테론과 관계가 있는 스테로이드 호르몬의 한 부류로 IARC 2A등급 발암 물질이다.

4) 기타

담배, 알코올, 석면, 타르 등의 물질들은 호흡기로 흡입하거나 입으로 섭취하여 암을 발생시킨다.

 담배와 암

- 흡연은 모든 암 사망원인의 30%를 차지한다.
- 흡연자는 비흡연자에 비해 폐암 발생률이 10배 높다.
- 담배 1개비는 5분 30초 수명을 단축한다.
- 흡연과 관련이 깊은 암은 구강암, 식도암, 후두암, 췌장암, 방광암 등이다.

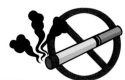

3. 물리적 요인

1) 자외선

자외선(ultraviolet, UV)은 사람의 육안으로 보이지 않는 750THz 파장을 갖는 스펙트럼으로 보라색 띠를 나타낸다. 자외선에 과다하게 노출되면 주근깨, 화상 등을 입을 수 있고, 심하면 피부암을 일으킬 수 있다.

2) 방사선

방사선(radioactive rays)은 방사성 원소의 원자핵이 붕괴되어 다른 원자핵으로 변할 때에 나오는 빛 또는 물질로 DNA 혹은 RNA의 수소결합을 끊어서 유전자를 파괴하거나 변형시키고, 세포를 파괴한다. 방사선의 종류에는 알파(α)선, 베타(β)선, 감마(γ)선, 엑스(X)선 등이 있다 그림10-9 . 엑스선(X-ray)은 자외선보다 짧은 파장으로 투과성이 강하여 물체의 내부를 볼 수 있어 의료용으로 사용하며, IARC 1등급 발암 물질이다 그림10-10 . 방사선에 노출은 암을 유발하는 등 인체에 해가 되지만 이를 집중하여 종양에 쬐면 종양세포를 파괴하고 유전자를 변형시켜 암을 치료할 수도 있다.

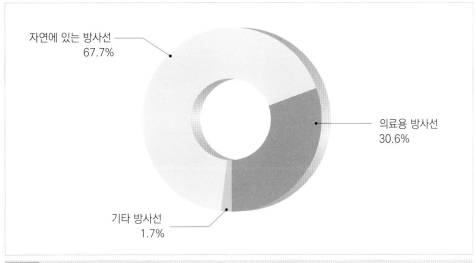

자연에 있는 방사선
67.7%

의료용 방사선
30.6%

기타 방사선
1.7%

그림10-9 **사람이 쬐는 방사선의 종류**

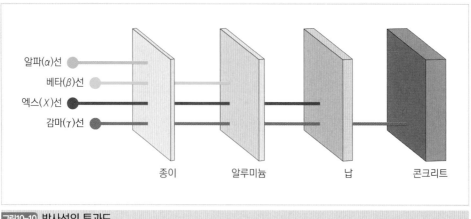

그림10-10 방사선의 투과도

알파(α)선
베타(β)선
엑스(X)선
감마(γ)선

종이   알루미늄   납   콘크리트

제4절 암의 진행과 진단

1. 암의 진행과정

1) 발암단계

① 개시단계

발암인자에 의해 DNA를 손상시켜 정상세포가 암세포로 전화되는 단계로 진행 속도가 빠르다.

② 촉진단계

유전자 손상과 증가하고 손상된 유전자는 복제되고 증식하여 종양을 형성하는 단계로 잠복기라고 할 수 있고 진행 속도가 느리다.

③ 전이단계

암세포는 커지고 혈관을 형성하여 다른 조직으로 이동하여 증식하는 단계이다 **그림10-11**.

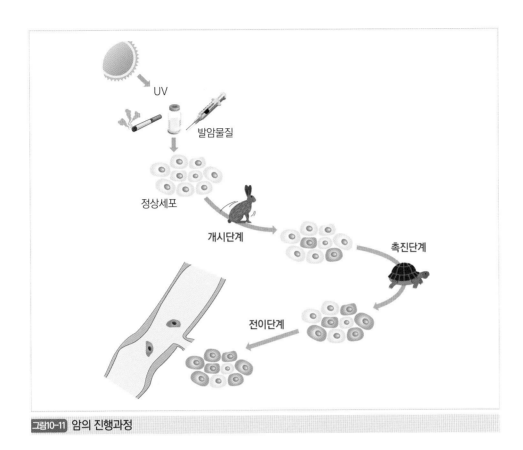

그림10-11 암의 진행과정

2) 암의 진행단계

암의 크기나 상태에 따라 1기, 2기, 3기, 4기로 나뉜다 표10-4.

표10-4 암의 진행단계

암의 진행단계	특징
1기	• 림프샘, 혈관성 전이가 없음 • 종양이 원발장기에 국한됨 • 수술로 절제 가능
2기	• 주위조직, 근접림프샘에 국소 전이 • 림프샘에 미세침입 • 수술로 완전절제 또는 불완전절제 불확실
3기	• 깊은 조직에 침범 • 림프샘에 침범 • 수술은 가능하나 완전제거 어려움
4기	• 전이됨 • 수술불가능

2. 암의 대사이상

암세포는 정상세포와 다른 대사이상을 초래한다. 탄수화물 대사에서 해당과정은 증가하고 TCA 회로를 저해하여 젖산을 축적하고 간에서 코리회로를 거쳐 젖산은 포도당으로 전환된다. 이 과정에서 암 환자의 혈당은 포도당 공급 후 5시간이 지나서 정상 혈당이 된다.

암세포의 아미노산 대사는 메티오닌을 편파적으로 이용하여 체단백 합성을 어렵게 하고, 체단백이 분해되어 알라닌을 증가시키고 증가된 알라닌은 간에서 포도당으로 전환되어 암세포에 이용된다. 암세포는 저분자 대사산물을 만들어 식욕부진과 미각 이상증상을 유발한다.

암세포의 지방대사는 자기복제에 필요한 양만큼 지방을 합성하지 못해 체지방을 분해하여 사용하게 된다.

이러한 전반적인 대사이상은 체조직의 소모로 이어져 체중감소, 식욕부진, 미각이상, 조기 만복감과 같은 악액질을 나타낸다 표10-5 .

표10-5 암의 대사이상

	암 환자 정상세포	암세포
대사적 특성	• 해당과정 증가(암세포에 유리) • 근육 단백질로 당신생 증가(저단백혈증) • 코리회로 증가 • 지방분해 증가 • 수분 보유 증가 • 나트륨 보유 증가	• 해당과정 증가 • 당신생 감소 • 지방분해 증가 • 콜레스테롤 합성과 분해 조절 능력 손상 • 단백질 합성 증가 • 아미노산 분해 감소 • 요소회로 효소 감소

3. 암의 진단

암의 진단 방법은 혈액검사, 조직검사, 세포병리검사, 영상진단검사(CT, MRI, PET-CT) 등의 방법으로 진단한다 그림10-12 .

그림10-12 암의 진단(CT와 PET-CT)

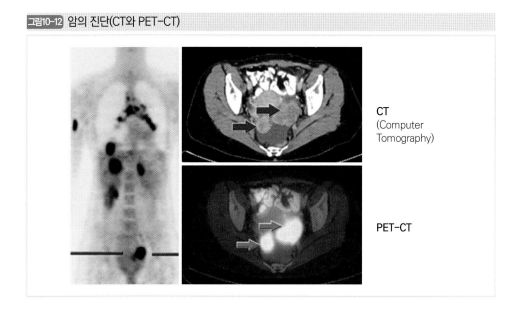

CT
(Computer
Tomography)

PET-CT

제5절 암의 치료와 예방

1. 암의 치료

암의 치료방법은 종양을 제거하는 수술, 암세포를 죽이기 위한 방사선요법, 약물을 투여하여 암세포의 성장을 저지하거나 죽이는 화학적 항암요법, 암세포만을 선택적으로 공격하는 표적치료 등이 있다.

2. 암의 예방

암은 식습관과 생활습관에 밀접한 관련이 있는 질병으로 이를 개선하여 예방하는 것이 가장 중요하다 그림10-13 그림10-14 .

암을 예방하는 10가지 생활 수칙
국민 암예방 수칙

 담배를 피우지 말고, 남이 피우는 담배 연기도 피하기

 채소와 과일을 충분하게 먹고, 다채로운 식단으로 균형 잡힌 식사하기

 음식을 짜지 않게 먹고, 탄 음식을 먹지 않기

 암예방을 위하여 하루 한두잔의 소량 음주도 피하기

 주 5회 이상, 하루 30분 이상, 땀이 날 정도로 걷거나 운동하기

 자신의 체격에 맞는 건강 체중 유지하기

 예방접종 지침에 따라 B형 간염과 자궁경부암 예방접종 받기

 성 매개 감염병에 걸리지 않도록 안전한 성생활 하기

 발암성 물질에 노출되지 않도록 작업장에서 안전 보건 수칙 지키기

 암 조기 검진 지침에 따라 검진을 빠짐없이 받기

 보건복지부   국립암센터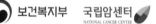
NATIONAL CANCER CENTER

 Point 암의 위협을 줄일 수 있는 생활습관

- 적당한 운동
- 햇빛에 과다한 노출을 피하기
- 고섬유질과 저지방의 섭취
- 자가진단을 해보기
- 종양의 조기발견을 위해 정기적인 검진을 받기

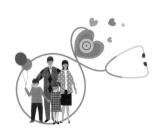

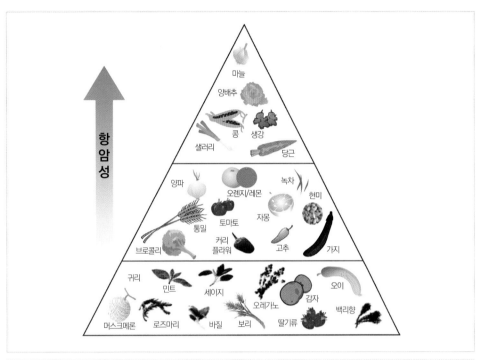

그림10-13 암 예방식품(미국 암연구소)

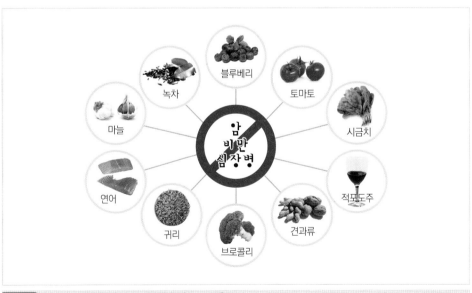

그림10-14 10대 암, 비만, 심장병 예방 식품(Time 지)

　그 외에도 암을 조기발견하여 치료하는 것도 중요한데 우리나라에서는 국가암검진 지침에 따라 건강검진을 받도록 하고 있다 표10-6.

표10-6 국가암검진 지침

암종	대상 인구	검진 간격	검사 방법
위암	40세 이상	2년	내시경 또는 상부 조영술
유방암	40세 이상(여성)	2년	유방 촬영 및 의사의 진찰
자궁암	20세 이상(여성)	2년	자궁 경부 세포 도말 검사
간암	40세 이상 고위험군*	6개월	초음파, 태아단백
대장암	50세 이상	1년	대변 잠혈 반응 → 대장경 또는 대장 조영

★ 40세 이상 B형 간염 항원 양성자, C형 간염 항체양성자, 간경변 환자

제6절 영양소와 암

암은 영양소와 식품의 성분과의 연관성이 깊은 질병이므로 식품의 섭취가 암을 예방하고 치료하는데 중요하다 표10-6 표10-7 .

표10-6 영양소와 암과의 관계

영양소		암과의 관계
열량		• 지방세포에서 분비되는 에스트로겐의 영향 : 유방암, 자궁암 • 고열량식이 : 대장암, 직장암, 전립선암, 식도암
단백질		• 가공육과 붉은색 육류 : 대장암, 유방암
지방		• 고지방식이 : 대장암, 직장암, 유방암, 전립선암
섬유소		• 암 생성을 억제, 피토케미칼 함유 식품이 많아 암 예방
알코올		• 위암, 간암, 폐암, 후두암, 식도암, 유방암
비타민	베타카로틴 비타민 C 비타민 E	• 암 예방, 항산화 작용
무기질	칼슘	• 대장암 예방 효과
	나트륨	• 암 발생 촉진
	아연	• 결핍 시 종양 생성 촉진
	셀레늄	• 암 예방, 항산화 작용

표10-7 암 증가와 감소 요인 식품

암의 종류	증가요인	감소요인
위암	소금, 염장식품, 훈제식품, 숯불구이 육류	파, 마늘, 채소, 과일
폐암	비소, 흡연, 200μg/day 이상의 β-carotene	과일, carotenoid 식품
간암	aflatoxin, 알코올	과일
대장암	가공육, 붉은 육류, 알코올, 포화지방	식이섬유소, 마늘, 우유, 칼슘, 과일
유방암	알코올, 지방	비전분성 채소
자궁내막암	붉은 육류	비전분성 채소
구강암, 후두암	알코올, 흡연	비전분성 채소, 과일, carotenoid 식품
식도암	알코올, 가공육, 붉은 육류, 뜨거운 음료	비전분성 채소, 과일, β-carotene 식품, 비타민 C 식품, 식이섬유
췌장암	붉은 육류	엽산 식품, 과일

Point 음주와 암

술이 암 발생 위험을 높이는 이유는?

- 술이 세포를 직접 자극
- 술의 대사물질인 아세트알데하이드가 지방간과 암 유발

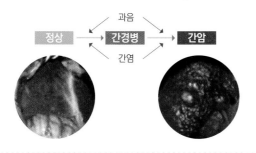

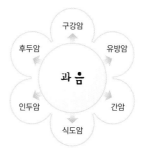

과음으로 간경변 유발되면
간암의 위험 증가!

Point 암은 전염된다?

병원균에 의한 감염성 질병이 아니기 때문에 암은 전염되지 않는다.

항암치료를 하면 머리카락이 빠지는 이유는?

암세포는 세포 성장이 빠르기 때문에 항암제는 성장이 빠른 세포를 공격한다. 우리 몸에서 성장이 빠른 세포는 구강세포, 머리카락 등의 모근 세포인데 항암제가 이들 세포를 암세포와 함께 공격하기 때문에 항암치료를 받으면 머리카락이 빠지고 입안이 헐 수 있는 것이다.

Point 암예방을 위한 식생활 지침

채소와 과일을 충분히 먹습니다.

- 생채소를 매일 매 끼니 먹습니다.
- 과일류는 매일 1회 이상 간식으로 섭취합니다.

다채로운 식단으로 균형 잡힌 식사를 합니다.

- 다양한 종류의 잡곡 및 도정하지 않은 곡류를 섭취합니다.
- 두류 및 두류 가공품(두유, 두부 등)을 매일 섭취합니다.
- 저지방 우유를 하루 1잔 정도 마십니다.
- 너무 뜨겁거나 매운 음식의 섭취는 피합니다.

음식을 짜지 않게 먹습니다.

- 인공조미료(화학조미료 포함)의 사용을 제한하며 음식을 싱겁게 만들어 먹습니다.
- 김치류는 짜지 않게 만들어 먹습니다.
- 음식을 먹을 때 추가적으로 소금이나 간장을 사용하지 않습니다.
- 젓갈류 및 염(소금) 저장식품(장아찌류, 생선을 이용한 식해 등)의 섭취는 제한합니다.
- 국이나 찌개의 국물 섭취는 제한합니다.

탄 음식은 먹지 않습니다.

- 육류 섭취 시, 이를 구워 먹기(숯불구이, 직접 구이 등)보다는 삶거나 끓여서(수육, 보쌈 등) 먹습니다.
- 숯불로 굽거나 직접 구워 탄 음식의 섭취는 삼갑니다.
- 지방함량이 많은 부위의 육류 섭취는 제한합니다.
- 붉은 색 육류는 1회에 1인분, 1주일에 2회를 넘지 않도록 합니다.
- 햄, 소시지 등의 육가공품을 가급적 먹지 않습니다.

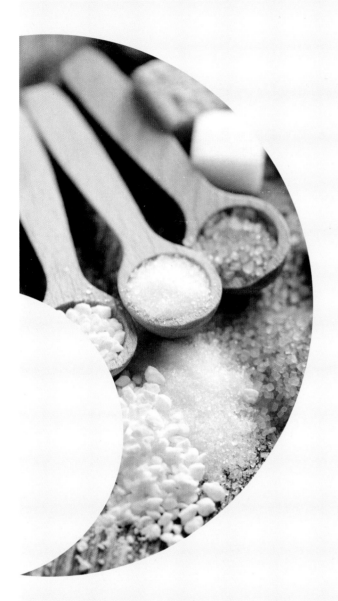

당뇨병

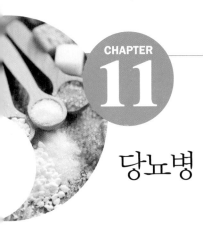

당뇨병

당뇨병(diabetes)은 인슐린의 분비와 인슐린 수용체의 감도가 저하되어 혈당이 세포 안으로 들어가지 못하고 만성적으로 혈당농도가 높아지는 만성질병이다. 현재 우리나라 성인의 약 10%가 당뇨환자이며, 19.9%는 공복혈당장애로 우리나라 성인 10명 중 3명이 현재 당뇨환자이거나 잠재적인 당뇨상태이다.

제1절 당뇨의 원인

1. 유전

부모가 모두 당뇨일 경우 그 자녀는 30%, 한쪽 부모가 당뇨일 경우는 15% 정도로 당뇨가 발병하는 것으로 나타나고 있다.(대한당뇨병학회)

2. 성별

25세 이후는 여성에게 당뇨의 유병률이 높으나, 우리나라는 남성의 당뇨 유병률이 여성보다 3배 가량 높다.

3. 비만

인슐린의존성당뇨 환자의 75~80%가 발병 전에 과체중을 보였으며 특히 상체비만인 경우 인슐린 비의존형당뇨의 발병률이 높다. 비만으로 인슐린 저항성이 나타나고 인슐린 수용체의 수가 감소하며 세포내 당의 이동이 저하되어 고인슐린혈증과 고혈당이 나타나게 된다.

4. 식생활

단백질, 아연, 크롬 등의 영양부족은 췌장의 랑게르한스 섬 β−세포의 기능이 저하되어 인슐린분비에 장애를 유발한다. 과식은 비만의 원인이 되고, 당뇨병을 유발하므로 탄수화물(설탕포함)과 지방의 과다한 섭취는 피해야 한다.

5. 운동부족

운동부족은 인슐린 수용체의 수를 감소시켜 인슐린 민감도가 저하되어 당뇨를 발생한다.

6. 스트레스

스트레스에 의하여 부신피질호르몬의 분비가 촉진되어 당내성이 저하된다.

7. 약물

고혈압치료제나 이뇨제, 부신피질호르몬제 등은 당내성을 손상시켜 당뇨를 유발한다.

제2절 당뇨병의 분류

식사로 섭취한 탄수화물이 소화효소에 의해 포도당으로 분해되어 혈액으로 흡수된다. 이때 췌장에서 분비되는 인슐린(insulin)이 필요하다. 인슐린은 식사 후 상승된 혈당을 낮추는 기능을 한다. 그러나 여러 가지 원인으로 인슐린이 부족하거나 성능이 저하되면, 포도당이 세포 안으로 들어가지 못하고 혈액 내에 머무르면서 소변으로 배설된다. 당뇨병은 표11-1과 같이 대표적으로 2가지 유형이 있다.

표11-1 제1형 당뇨병과 제2형 당뇨병의 특징		
	제1형 당뇨병	제2형 당뇨병
발병 시기	30대 이전이나 아동기에 발생 전체 당뇨환자의 5~10% 정도를 차지	40대 이후에 발병 주로 비만이나 가족력과 관련
발병원인	자가면역기전, 바이러스, 감염 등에 의해 췌장의 베타세포가 파괴되어 발생	비만과 관련하여 발생
증상	다갈, 다음, 다식, 다뇨, 케톤산증, 체중 감소	고혈당, 케톤산증, 다음, 다뇨, 피로
인슐린	생산되지 않음	생산은 되나 인슐린에 대한 감수성이 둔화되어 있음
치료법	인슐린	인슐린, 경구혈당강하제

1. 제1형 당뇨

국내 당뇨환자의 5~10% 정도로 췌장 내 랑게르한스(langerhans' island)섬의 β-세포가 파괴되어 인슐린이 부족하게 되어 발병한다 그림11-1. 자기 몸에서 생성된 항체와 면역세포가 외부의 항원과 구별하지 못하고 공격하는 자가면역 기전에 의하여 일어나는 경우가 있으며 항체와 면역세포가 췌장의 β-세포를 파괴하는 경우 인슐린을 생성하지 못한다.

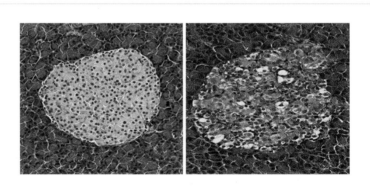

그림11-1 정상인(좌)과 당뇨환자(우)의 췌장 랑게르한스섬 세포

자료_ Jin A Yoon et al.(2011)

2. 제2형 당뇨

우리나라는 성인 당뇨병 환자의 90~95%가 제2형 당뇨로 이들의 90%가 비만과 관련이 있다. 인슐린이 잘 분비되지 않거나, 세포가 인슐린에 반응하지 못하는 인슐린저항성으로 발생한다. 제2형 당뇨는 비만 외에도 운동부족, 스트레스, 각종 약물 남용 등이 원인이 되어 발생한다.

3. 기타

임신성 당뇨는 전체임신부의 2~5%에서 나타나며, 출산 후 대부분 증세가 없어진다. 그러나 임신부가 비만인 경우 발병위험이 높고 분만 후 제2형 당뇨로 발병할 위험도 높다. 임신과 관련된 호르몬인 에스트로겐, 프로게스테론 및 락토겐이 인슐린 내성을 증가시켜 발병한다. 태아의 거대체구나 선천성기형, 심한 저혈당증이나 임신부의 저혈당, 고혈당, 고혈압, 유산 등이 유발될 수 있다.

표11-2 혈당측정을 통한 당뇨진단기준

정상혈당 **(mg/dL)**	• 70 ≤ 공복혈당 〈 100 • 당부하 후 2시간 혈당 〈 140
당뇨위험군 **(mg/dL)**	• 공복혈당장애(IFG) : 100 ≤ 공복혈당 〈 126 • 내당능장애(IGT) : 공복혈당 〈 140 • 당부하 후 2시간 혈당 : 140 이상 ~ 200 미만
당뇨병 **(mg/dL)**	다음 항목 중 1개 이상이 각기 다른 날 2회 이상 나타날 때 • 공복혈당(12h 공복) ≥ 126 • 당뇨증상(다음, 다뇨, 체중감소) + 평소혈당 ≥ 200 • 당부하 후 2h 혈당 ≥ 200

제3절 당뇨의 진단

1. 공복 시 혈당검사

일반적으로 금식 12시간 후 혈장 포도당 농도를 조사하며 진단기준은 표11-2 와 같다.

2. 경구 당부하 검사

경구 당부하 검사(oral glucose tolerance test, OGTT)는 공복 시 혈장 포도당이 115~139mg/dL 이상이거나 임의로 검사한 혈당이 200mg/dL 이상일 때 실시한다. 75g 의 포도당을 경구 투여하고 투여 전과 투여 후 2시간의 혈당을 측정한다. 정상인은 포도당 투여 후 30~60분에 혈당이 최고에 도달하고 2시간 후 정상으로 저하되나 당 뇨환자는 혈당이 더 높게 상승하고 2시간 후에도 정상으로 떨어지지 않는다 표11-3 그림11-2 .

표11-3 경구 당부하 검사에 의한 당뇨병 판정기준

구분	공복 시 혈당	식후 2시간
정상	100mg/dL 미만	140mg/dL 미만
공복혈당장애	100~125mg/dL	–
내당능장애	–	140~199mg/dL
당뇨병	126mg/dL 이상	200mg/dL 이상

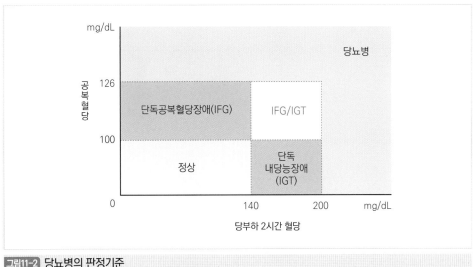

그림11-2 **당뇨병의 판정기준**

3. 당화혈색소검사

당화혈색소(glycosylated hemoglobin, HbA_{1c})는 헤모글로빈과 혈액 중 포도당이 비효소적으로 결합한 것으로 과거 2~3개월의 평균 혈당치를 반영한 것이며 혈당이 증가하면 그 수치가 증가한다 표11-4.

표11-4 **당화혈색소와 혈장포도당 값의 비교치**

당뇨진단 요소	안전			주의			경고	위험									
당화혈색소 A1C	4.0	4.5	5.0	5.5	6.0	6.5	7.0	7.5	8.0	8.5	9.0	9.5	10.0	10.5	11.0	11.5	12.0
평균혈당치 mg/dL	65	83	100	118	135	153	170	187	204	222	240	258	275	293	310	328	345

자료_ 미국당뇨병학회 가이드라인

4. 요당검사

소변에서 포도당이 검출되는 것은 당뇨의 진단지표이다. 혈중 포도당의 신장역치인 160~180mg/dL를 초과하면 포도당이 소변으로 배설된다 그림11-3. 그러나 고당질식사나 스트레스 등에 의해서 일시적으로 당뇨가 나타날 수 있으므로 요당검사와 함께 혈당검사를 실시하여 진단하는 것이 정확하다.

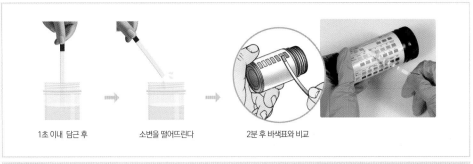

1초 이내 담근 후   소변을 떨어뜨린다   2분 후 바색표와 비교

그림11-3 요당 검사의 예

Point 소변의 정상치 범위

• 비중 : 1.008~1.030   • 요량 : 1.2~2(L/일)
• 요당 : 5~10g/일   • 요중케톤체 : 3~15mg/일

제4절 당뇨병의 증상 및 합병증

당뇨환자들은 다뇨, 다음, 다식의 3다(三多)증상이 특징적이며 많이 섭취하여도 충분한 양의 포도당이 세포 안으로 들어가지 못하기 때문에 항상 공복감을 느끼고 체중이 감소한다 그림11-4.

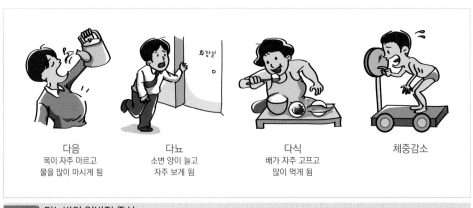

다음
목이 자주 마르고
물을 많이 마시게 됨

다뇨
소변 양이 늘고
자주 보게 됨

다식
배가 자주 고프고
많이 먹게 됨

체중감소

그림11-4 당뇨병의 일반적 증상

혈당이 지나치게 높아지거나 급격히 낮아져도 급성 합병증이 나타난다. 고혈당이 오랫동안 지속되는 경우 망막병증, 신증, 신경증 등의 3대 합병증과 대혈관질환 등의 만성 합병증이 유발된다.

1. 급성 합병증

1) 저혈당증 또는 인슐린쇼크

① 저혈당의 원인

처방된 식사를 제대로 하지 못하거나, 인슐린을 주사하고 나서 식사시간을 제대로 못 지킨 경우, 구토와 설사 또는 심한 운동을 하거나 과다한 인슐린을 투여 받는 경우 등에 혈당이 저하된다.

② 증상

당뇨병 환자의 혈당이 50mg/dL 이하로 되는 저혈당증이 되면 허기, 허약, 두통, 정신혼미와 정서 불안 외에 시야가 흔들리고 감각이 손실되며 증세가 악화되면 마비와 의식불명 외에 경련이 일어난다.

③ 처치

증상이 심하지 않은 경우 과일주스나 꿀물 등 당질로 10~15g을 섭취시킨다. 증상이 심한 경우 글루카곤을 투여하고 의식불명이나 경련이 있으면 포도당을 정맥으로 공급한다.

2) 당뇨병성 혼수(당뇨병성 케톤산증)

① 원인

투여한 인슐린이 양이 적을 경우, 감기 등의 이유로 인슐린의 투여를 중단했을 때, 혈당 강하제를 복용하였거나, 과식하거나 감염 및 외상이 있거나 스트레스를 받았을 때 당뇨병성 혼수가 나타난다.

② 증상

포도당이 에너지원으로 쓰이지 못하고 지방이 분해되면서 케톤체가 다량으로 생

성되어 구토, 허약, 무관심, 허약 등이 나타나는 현상이다 그림11-5 . 호흡 시에 입에서
과일 냄새가 나고 12~24시간 이내에 혼수상태에 빠지고 혼수상태가 24시간 이상 지
속되면 뇌손상에 이어 사망에 이르게 된다.

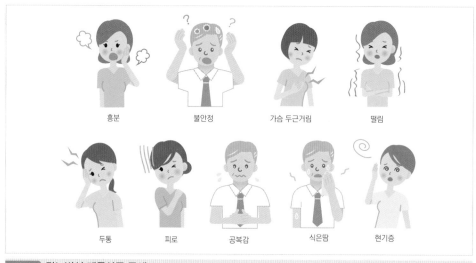

흥분	불안정	가슴 두근거림	떨림

두통	피로	공복감	식은땀	현기증

그림11-5 **당뇨병성 케톤산증 증세**

③ 처치

환자가 혼수상태에 빠진 경우 인슐린과 전해질 용액을 투여하고 환자가 정신이 들
면 소량의 액체를 주고 오심과 구토증상이 있나 확인한다. 상태가 좋아지면 우유와
과일주스 등을 공급하여 칼륨, 인, 포도당을 보충시킨다.

2. 만성 합병증

인슐린 저항성(insulin resistance, IR)은 혈당을 낮추는 인슐린의 기능이 저하되
어 세포가 포도당을 효과적으로 연소하지 못하는 것을 말한다. 인슐린 저항성이 높
을 경우, 인체는 너무 많은 인슐린을 만들어 내고 이로 인해 고혈압이나 고지혈증은
물론 심장병과 당뇨병을 초래한다. 당뇨환자의 혈당이 제대로 관리되지 않으면 눈,
심장, 신장, 생식계 및 신경계에 만성적인 합병증이 나타난다 그림11-6 . 당뇨병의 대표
적인 3대 만성 합병증은 망막증, 신장질환, 신경장애 등이다.

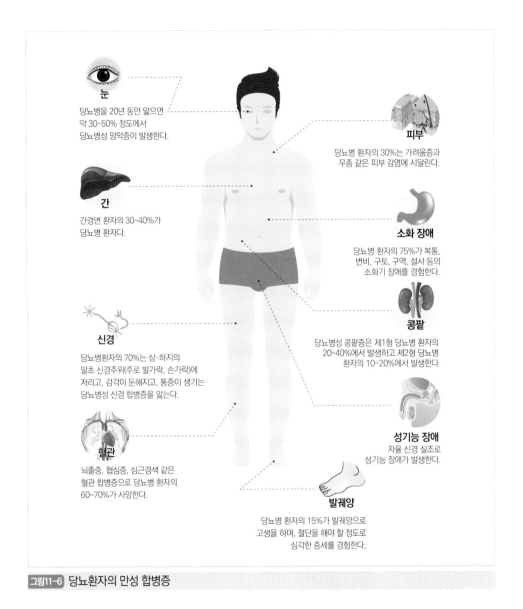

눈
당뇨병을 20년 동안 앓으면
약 30~50% 정도에서
당뇨병성 망막증이 발생한다.

피부
당뇨병 환자의 30%는 가려움증과
무좀 같은 피부 감염에 시달린다.

간
간경변 환자의 30~40%가
당뇨병 환자다.

소화 장애
당뇨병 환자의 75%가 복통,
변비, 구토, 구역, 설사 등의
소화기 장애를 경험한다.

콩팥
당뇨병성 콩팥증은 제1형 당뇨병 환자의
20~40%에서 발생하고 제2형 당뇨병
환자의 10~20%에서 발생한다.

신경
당뇨병환자의 70%는 상·하지의
말초 신경주위(주로 발가락, 손가락)에
저리고, 감각이 둔해지고, 통증이 생기는
당뇨병성 신경 합병증을 앓는다.

혈관
뇌졸중, 협심증, 심근경색 같은
혈관 합병증으로 당뇨병 환자의
60~70%가 사망한다.

성기능 장애
자율 신경 실조로
성기능 장애가 발생한다.

발궤양
당뇨병 환자의 15%가 발궤양으로
고생을 하며, 절단을 해야 할 정도로
심각한 증세를 경험한다.

그림11-6 당뇨환자의 만성 합병증

1) 당뇨병성망막증

망막에는 수많은 모세혈관이 분포되어 있어서 영양소와 산소를 공급하는데 당뇨환자의 경우, 망막 모세혈관이 약해져 늘어나는 미세동맥류가 나타나고, 조직괴사와 망막 부위의 혈관이 손상되어 각막염, 시력장애, 백내장, 출혈성 녹내장 등이 발생한다.

2) 당뇨병성신증

고혈당이 지속되면 사구체의 단백질과 포도당이 결합하여 당뇨병성 신장질환이 발생되어 단백뇨, 사구체경화가 되고 이것이 더욱 악화되면 만성신부전이 나타난다.

3) 신경계장애

당뇨환자의 말초신경 손상으로 신경자극의 전달이 저하되어 감각을 잃거나 신경장애를 유발한다. 증상은 통증, 허약, 손과 발의 감각상실, 근육약화와 근위축 등이 있다. 발의 말초신경이 손상되어 감각이 둔해지고 발에 상처나 세균감염으로 염증이 생겨도 잘 모르게 되고 한번 다치면 잘 낫지 않고 점점 괴사되어 절단하여야 하는 상황에 이르게 되기도 한다.

제5절 당뇨병의 치료법

당뇨병의 기본치료는 식사요법과 운동요법을 병행하는 것이다. 제2형 당뇨인 경우 당뇨의 진행 상태에 따라 경구용 혈당강하제나 인슐린의 투여가 필수인 경우도 있다 그림11-7 .

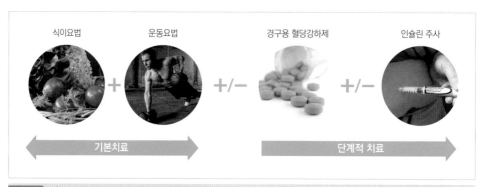

| 식이요법 | 운동요법 | | 경구용 혈당강하제 | | 인슐린 주사 |

그림11-7 당뇨병의 기본 치료법과 단계적 치료법

1. 당뇨의 운동요법

운동은 당뇨병의 관리에 식사요법과 더불어 매우 중요하다.

1) 운동의 효과

근육세포의 포도당 이용률을 촉진시킨다. 인슐린에 대한 감수성을 증가시키고 당내성을 향상시켜서 인슐린의 필요량을 감소시킨다. 비만인에게 나타나는 인슐린 저항성을 개선하고 체중조절효과가 있으며 심혈관계 질환의 위험요소인 혈관 내 지질 함량을 정상으로 만든다.

2) 운동 시 고려사항

유산소운동은 혈당조절, 심폐기능 및 혈중지질 개선에 효과가 좋으며 매일 일정 시간 규칙적으로 실시하도록 한다.

운동은 인슐린 투여 후 1시간 후나 식사 후 1~2 시간 후에 하는 것이 좋으며 혈당조절이 잘 안되어 혈당이 250 mg/dL 이상일 때는 혈당과

운동의 종류
- 팔다리를 활발히 움직이는 것이 가장 좋은 운동이다.
- 빠르게 걷기, 달리기, 등산, 수영, 자전거, 체조 등 유산소 운동이 좋다.

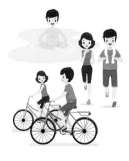

운동시 주의사항
- 식사 후 1~2시간 뒤에 운동을 한다. 가능하면 동반자와 함께 한다.
- 너무 덥거나 추운 날씨는 운동을 피한다.
- 충격을 흡수하는 운동화, 넉넉한 신발, 면 양말을 신는다.
- 장시간 심한 운동을 할 경우 매시간마다 당질 식품을 섭취한다.
- 운동 전에 혈당을 체크, 300mg/dl 이상이면 운동을 자제하고, 100mg/dl 이하는 간식을 섭취한다.

유리지방산과 케톤체가 더욱 증가될 수 있으므로 운동을 할 때 주의가 필요하다. 운동 중에 저혈당이 될 수 있으므로 이에 대비하여 사탕 등을 준비한다. 운동 중에 당질 섭취지침은 표11-5와 같다.

표11-5 운동 시의 당질 섭취 지침

운동 형태	운동의 예	운동 전 혈당 (mg/100mL)	추가로 필요한 당질량	이용식품(교환단위)
가벼운 단시간 운동	걷기(1km), 천천히 자전거 타기(30분 이하)	100	시간당 10~15g	과일 1단위(또는 곡류 0.5 단위)
		>100	추가 당질 필요 없음	
보통 정도의 운동	1시간 정도의 청소, 테니스, 수영, 골프, 자전거, 정원 손질	100	운동 전 25~50g 후에 운동 시간당 10~15g	우유 1단위(또는 과일 1단위)에 곡류 0.5 단위 추가 가능
		100~180	시간당 10~15g	과일 1단위(또는 곡류 0.5 단위)
		180~300	추가 당질 필요 없음	
		>300	운동은 위험	
심한 운동	1~2시간 이상의 축구, 농구, 자전거, 수영, 라켓볼	<100	운동 전 50g 정도 혈당을 자주 측정	우유 1단위(또는 과일 1단위)와 곡류 1단위
		100~180	운동 정도와 시간에 따라 25~50g 정도	우유 1단위(또는 과일 1단위)에 곡류 0.5 단위 추가 가능
		180~300	운동 시간당 10~15g 정도	곡류 0.5단위
		>300	운동은 위험	

운동을 할 때는 이마에 땀이 흐르는 정도, 숨이 차는 정도로 운동을 하고 운동시간은 1회에 30분에서 1시간 정도가 적당하다.

2. 당뇨의 식사요법

1) 영양관리

① 에너지

당뇨환자에게 1일 필요한 에너지는 신체적 활동이 거의 없는 사람의 경우 25~30 kcal/kg 수준으로 제공하고, 보통의 활동을 하는 사람은 30~35kcal/kg, 심한 신체활동을 하는 사람은 35~40kcal/kg의 수준으로 공급한다. 단, 비만인은 과잉 섭취하지 않도록 조정하여야 한다.

② 당질

총열량의 50~60%를 복합 당질식품으로 권장한다. 단순당은 총 열량의 5% 이내로 제한하고 주로 당지수(GI; glycemic index)가 낮은 식품을 선택하도록 한다.

③ 식이섬유

식이섬유는 만복감을 제공하고 열량이 거의 없어 체중증가를 예방한다. 특히 수용성 식이섬유(펙틴, 구아검)는 소장에서 포도당의 흡수를 지연시켜서 혈당상승을 억제하고 혈중 콜레스테롤의 수치를 저하시킨다. 식이섬유는 1일 20~35g의 수준으로 제공한다. 이는 끼니별로 사과 1개, 각종 나물 약 100g, 또는 김치 50g 정도를 섭취하는 수준이다.

④ 지방질

지방질은 총 열량의 20~25% 수준으로 공급한다. 단, 불포화지방산/포화지방산의 비율이 1.0 이상이 되도록 제공하고, 콜레스테롤은 200mg/일 이하가 되도록 제공한다. 등푸른 생선, 들기름, 콩기름 등의 섭취량을 증가시켜서 EPA와 같은 오메가-3지방산의 섭취량을 늘리도록 한다.

⑤ 단백질

단백질은 총 열량의 20~25% 수준으로 공급하며 보통 단위체중 kg 당 1~1.2g을 권장한다. 질이 좋은 동물성 단백질을 총 단백질량의 1/2~1/3 정도로 제공한다.

⑥ 비타민과 무기질

당뇨로 에너지를 제한하게 되는 경우 비타민과 무기질이 부족하지 않도록 유의해야 한다. 나트륨은 1일 2,400~3,000mg 정도로 제한한다.

2) 당뇨환자의 식단 작성을 위한 식품교환표

① 식품교환표

식품교환표는 일상생활에서 섭취하고 있는 식품들을 영양소의 구성이 비슷한 것끼리 6가지로 나누어 놓은 것으로 곡류군, 어육류군, 채소군, 지방군, 우유군 및 과일군이 있다. 식품교환표를 이용하여 필요한 에너지, 당질, 단백질, 지질의 양을 충족시킬 수 있는 식단을 작성할 수 있다. 같은 식품군끼리는 영양소의 구성이 비슷하므로 에너지가 같으면 서로 교환하여 먹을 수 있다. 즉, 영양소 함량이 동일한 기준 단위량이 설정되어 있는데 이를 1교환 단위라고 한다.

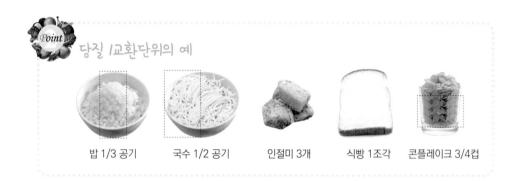

Point 당질 1교환단위의 예

| 밥 1/3 공기 | 국수 1/2 공기 | 인절미 3개 | 식빵 1조각 | 콘플레이크 3/4컵 |

② 1일 식사구성과 끼니별 식단 배분

제2형 당뇨환자의 경우 1일 총 에너지 필요량과 3대 열량영양소의 함량을 정하고 식품군별로 제공해야 할 교환단위수를 결정한다. 표11-6 은 1일 에너지별 식품교환단위 예이다. 1일 섭취식품군의 교환단위수가 결정되면 끼니별 식사내용 배분표에 따라 아침, 점심, 저녁 및 간식을 구체적으로 계획한다.

표11-6 1일 처방 에너지별 식품교환단위의 예

칼로리	곡류군	어육류군		채소군	지방군	우유군	과일군
		저지방	중지방				
1,000	4	1	2	7	2	1	1
1,200	5	1	3	7	3	1	1
1,400	7	1	3	7	3	1	1
1,600	8	2	3	7	4	1	1
1,800	8	2	3	7	4	2	2
2,000	10	2	3	7	4	2	2
2,200	11	2	4	7	4	2	2
2,400	12	3	4	7	5	2	2

식품군	1인 1회 분량						열량(당질)
곡류군	밥 1/3공기 (70g)	빵 1장 (35g)	국수 1/2공기 (90g)	인절미 3개 (50g)	감자 1개 (130g)	옥수수 반개 (50g) · 고구마 반개 (100g)	100kcal (23g)
어육류군	쇠고기 (40g)	생선 (50g)	두부 (80g)	계란 1개 (55g)	멸치 (15g)	검정콩 (20g)	50kcal 75kcal 100kcal
채소군	콩나물	당근	오이	호박	시금치	버섯	20kcal
지방군	기름 (5g)	버터 (6g)	마가린 (5g)	땅콩 (10g)	호두 2개 (8g)	잣 1큰술 (8g)	45kcal
우유군	저지방흰우유(200ml)		두유		요구르트	플레인 요구르트	125kcal (11g)
과일군	토마토 1개 (250g)	사과 1/2개 (100g)	수박 1쪽 (250g)	포도 1/3송이 (100g)	귤 1개 (100g)	딸기 10알 (150g)	50kcal (12g)

③ 식단작성

식품군 교환단위 수에 따라 식품교환표에 있는 각 군의 식품 종류와 양을 선택한
다. 식사를 계획할 때 당뇨환자의 식습관, 생활환경, 인슐린 사용여부, 운동상태 등
을 고려한다.

3) 당뇨환자의 식품 선택요령

① 곡류식품

곡류는 도정률이 낮은 것을 선택한다. 가능하면 백미보다 현미, 흰 빵보다 통밀빵을 이용하고 보리, 조, 수수, 옥수수 등의 잡곡을 이용한다. 감자의 경우 가능한 한 기름을 사용하지 않고 찌거나 삶아서 요리한다. 빵을 선택할 때는 설탕과 지방 함량이 낮은 것을 선택하고 설탕함량이 높은 잼을 생략한다.

② 채소류

채소 중에서도 저열량이며 식이섬유가 풍부하여 만복감을 주는 것을 선택한다. 예를 들면 배추, 시금치, 오이, 당근, 버섯 등이 있으며 채소를 볶을 때 기름 대신에 소량의 물을 사용하고 비타민의 손실을 최소화한다. 맑은 채소국 조리를 활용하는 것도 좋은 방법이다.

③ 샐러드

채소나 과일샐러드를 준비할 때 저지방샐러드 드레싱 이용하거나, 간장드레싱, 겨자소스, 마늘소스 등을 이용한다.

④ 단백질식품

육류는 지방이 적은 부위를 선택한다. 당뇨환자에게 적당한 식품으로는 명태, 대구, 두부, 콩, 탈지우유, 두유 등이 있다. 닭고기는 껍질 제거하고 조리하고 견과류, 땅콩버터, 닭튀김, 갈비 등은 소량만 이용한다.

한편 당지수가 낮은 식품은 그림11-8 과 같다.

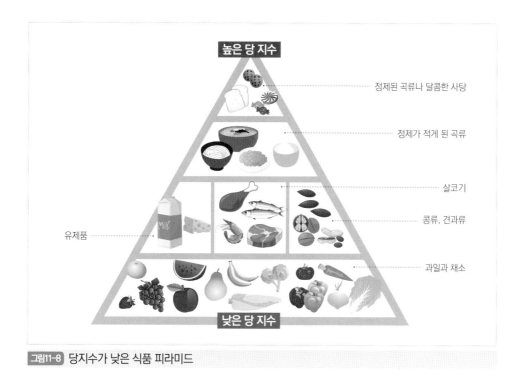

높은 당 지수

정제된 곡류나 달콤한 사탕

정제가 적게 된 곡류

살코기

콩류, 견과류

유제품

과일과 채소

낮은 당 지수

그림11-8 당지수가 낮은 식품 피라미드

제6절 식이섬유

　식이섬유는 식후에 혈당의 상승을 억제한다. 인슐린 절약작용을 하며 만복감을 주어 비만을 예방한다. 콜레스테롤의 농도를 저하시켜 혈관합병증을 방지한다. 식이섬유는 비만의 예방과 치료에 크게 도움이 되는데 체내에서 소화되지 않아 저에너지원으로 씹는 활동을 증가시키며, 다른 에너지원의 소화와 흡수를 제한한다. 타액과 위액의 분비 촉진으로 만복감을 제공하고 위장과 소장의 통과시간을 촉진하여 당과 지방의 흡수를 지연시킨다. 또한 혈중 인슐린, 혈당, 중성지방의 농도 상승을 억제한다. 식이섬유는 분변의 배설량을 증가시키며 지방세포의 체내 지방합성을 감소시키고, 분해는 증가시킨다. 식이섬유의 권장량은 표11-7과 같다.

표11-7 식이섬유의 권장량

	권장량(g/day)	
한국영양학회(2015)	12g/1,000kcal 12세 이상 남자 12세 이상 여자	 25g 20g
세계보건기구(1990)	비전분성 다당류 식이섬유	16~24g 27~40g
미국식품의약국	20~38세 50세 이하 남자 여자 51세 이상 남자 여자	 38g 25g 30g 21g
일본영양소요량(1994)	20~25세	10g/1,000kcal

제7절 당뇨와 혈당상승지수(GI)

1. 혈당상승지수의 정의

혈당상승지수(glycemic index; GI)는 섭취한 음식물 중의 탄수화물이 바로 혈당에 미치는 정도를 나타낸 것이다. 즉 순수한 포도당의 경우 100으로 비교한 값으로 음식의 소화율이 반영되어 있다. 한편, 당부하지수(glycemic load; GL)은 식품의 일상적인 1회 분량의 식품을 섭취하였을 때 나타나는 혈당반응을 계산한 것이다. 식품 종류별 GI(혈당상승지수)는 표11-8과 같다.

표11-8 식품의 종류별 혈당상승지수

식품	GI	식품	GI	식품	GI
옥수수머핀	102	수박	72	호박	75
바케트빵	95	건포도	64	완두	48
쌀밥	83	파인애플	59	당근	47
통밀빵	77	살구	57	감자	85
와플	76	바나나	52	고구마	66
보리빵	67	키위	47	감자칩	57
바나나머핀	65	포도	46	꿀	55
호밀빵	58	딸기	40	오렌지주스	53
파운드케익	54	배	38	두유	44
마카로니	47	사과	38	땅콩	14
스파게티	38	자몽	25	녹색채소	0

저GI식의 특징은 식사 후 포만감을 오랫동안 느끼게 한다. 체지방을 더 많이 연소시키고 근육은 적게 분해한다. 일반적으로 다이어트 동안 음식의 흡수율이 감소하면서 신체의 대사율이 감소하는데 저GI식은 근육을 유지하도록 높은 대사율을 유지하며 신체 대사율의 감소를 막는다. 또한 혈중 인슐린 농도를 낮추어 당뇨의 치료와 예방에 효과적이다. 특히 저GI 다이어트는 과체중이거나 비만인 경우에 도움이 되며 혈당관리가 필요한 경우, 성인병의 예방과 건강한 삶을 위한 경우에 도움이 된다 그림11-9.

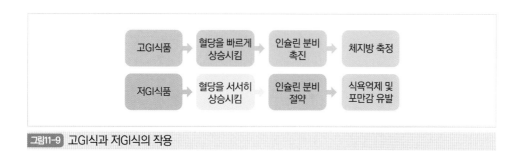

그림11-9 **고GI식과 저GI식의 작용**

2. GI에 영향을 미치는 인자

식이섬유의 함유량이 많을수록 당의 흡수를 느리게 하여 혈당지수를 낮추고 콜레스테롤의 감소에도 효과적이다. 영양소의 소화흡수가 빠를수록 혈당지수 높아진다. 전분의 호화정도에 따라 영향을 미치는데 덜 호화된 스파게티 같은 경우 당지수가 낮다. 곡류를 정제할수록 효소작용을 쉽게 받아 GI는 높아진다. 찹쌀에 많

GI를 낮추는 요령

- 당지수가 낮은 탄수화물을 이용한다(식이섬유가 많은 잡곡, 현미, 콩 등)
- 다양한 식품을 골고루 섭취한다.
- 탄수화물의 양보다 종류가 중요하다(밀가루보다 호밀, 감자보다 고구마, 과일주스보다 생과일을 이용)
- GI가 낮은 식품을 섞어 먹는다(감자 +저 GI요구르트 식사, 흰쌀 +잡곡밥)
- 유지류(볶음밥)와 유기산(초밥)을 적당히 이용한다.

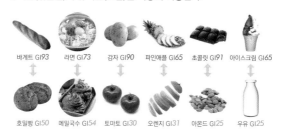

은 아밀로펙틴은 가수분해와 젤라틴화가 쉽고 소화가 잘되므로 GI를 높인다. 음식의 산도는 위장관 배출을 늦추고 전분의 소화흡수를 느리게 하므로 과일주스, 샐러

드레싱, 피클, 신맛이 나는 빵은 GI가 낮다. 또한 지방은 위장관 배출을 늦추어 전분의 소화를 지연시켜 GI를 낮춘다. 그러나 포화지방이 많은 경우 GI가 낮아도 역효과가 나므로 주의한다.

제8절 당뇨병의 일반적 관리법

1. 피부관리

항상 청결을 유지하고, 로션을 발라 피부를 부드럽게 한다. 작은 상처라도 조심하여야 하며 직사광선을 피하고 동상에 걸리지 않도록 주의한다.

2. 발 관리

항상 면 양말과 편안한 신발을 신고 매일 저자극성 비누로 씻어서 잘 말린 후 적당한 보습크림을 바른다. 발톱을 깎을 때는 일자로 깎고 구석을 깊이 파지 않는다. 매일 균열, 반점, 부종, 물집, 종기, 사마귀 등을 관찰하고, 땀 흡수, 통풍, 혈액순환이 잘되게 한다. 그림11-10

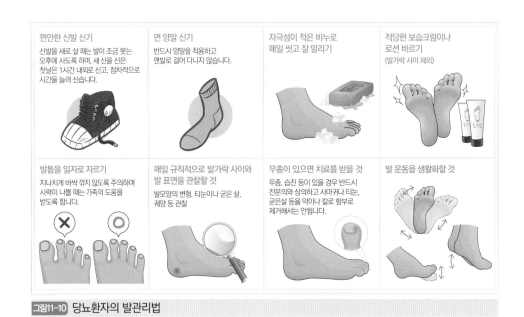

편안한 신발 신기	면 양말 신기	자극성이 적은 비누로 매일 씻고 잘 말리기	적당한 보습크림이나 로션 바르기
신발을 새로 살 때는 발이 조금 붓는 오후에 사도록 하며, 새 신을 신은 첫날은 1시간 내외로 신고, 점차적으로 시간을 늘려 신습니다.	반드시 양말을 착용하고 맨발로 걸어 다니지 않습니다.		(발가락 사이 제외)
발톱을 일자로 자르기	**매일 규칙적으로 발가락 사이와 발 표면을 관찰할 것**	**무좀이 있으면 치료를 받을 것**	**발 운동을 생활화할 것**
지나치게 바싹 깎지 않도록 주의하며 시력이 나쁠 때는 가족의 도움을 받도록 합니다.	발모양의 변형, 티눈이나 굳은 살, 궤양 등 관찰	무좀, 습진 등이 있을 경우 반드시 전문의와 상의하고 사마귀나 티눈, 굳은살 등을 약이나 칼로 함부로 제거해서는 안됩니다.	

그림11-10 당뇨환자의 발관리법

3. 눈 관리

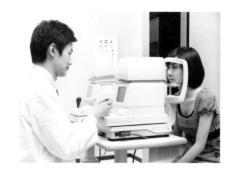

정기적으로 안과검진을 하고 시력의 변화가 갑자기 있으면 안과 진찰을 받는다.

혈압과 안압을 수시로 체크하도록 한다.

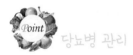
Point 당뇨병 관리

약물관리
- 식사요법, 운동요법만으로 혈당조절이 제대로 되지 않을 때 실시

식사관리
- 정상혈당 유지
- 체중조절
- 합병증의 예방 및 지연

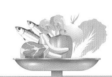

운동관리
- 근육의 당질 및 지방 사용 증가
- 체중조절
- 건강증진
- 스트레스 해소
- 혈당감소

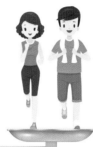

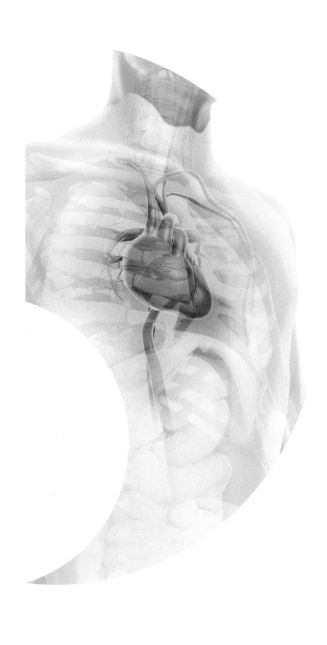

심혈관계
질환

심혈관계 질환

　우리나라의 경제수준이 향상되면서 서구화된 식생활 습관의 변화로 한국인의 질병 양상이 달라지고 있으며 특히, 심혈관계 질환으로 인한 사망률이 사망원인 1위인 악성신생물(암) 다음으로 2위이며, 뇌혈관 질환도 4위를 차지하고 있다 그림12-1. 심혈관계 질환으로는 고혈압, 고지혈증, 고콜레스테롤증, 동맥경화증, 심장병, 심근경색, 뇌졸중 등이 있으며, 심혈관계 질환을 유발하는데 영향을 미치는 요인으로 유전(가족력), 나이, 비만, 운동부족, 흡연 등이 연관성이 깊다 그림12-2. 최근 보고에 따르면, 40대 이후부터 심혈관계 질환으로 인한 사망률이 서서히 나타나 증가하는 추세를 보이며, 70세 이후에는 사망률이 급격하게 높아지는 양상으로 연령별로 40~60대에는 허혈성 심장질환(심근경색증, 협심증 등)이, 70세 이상은 기타 심장질환(심부전, 심내막염 등)의 사망률이 높게 나타났다 그림12-3. 이러한 심혈관계 질환은 무엇보다 식생활 개선으로 인한 예방이 중요하며 발병 후에는 적절한 치료와 식사요법이 강조되고 있다.

사망원인 순위 추이 (한국, 미국, 유럽 세계보건기구)

순위	사망원인	사망률	'20년 순위 대비
1	악성신생물(암)	161.1	−
2	심장질환	61.5	−
3	폐렴	44.4	−
4	뇌혈관 질환	44.0	−
5	고의적 자해(자살)	26.0	−
6	당뇨병	17.5	−
7	알츠하이머병	15.6	−
8	간질환	13.9	−
9	패혈증	12.5	▲(+1)
10	고혈압성 질환	12.1	▼(−1)

(인구 10만 명당 명)

악성신생물(암) 161.1

뇌혈관 질환

심장질환 61.5

폐렴 44.4
44.0

고의적 자해

150.0
100.0
50.0
0.0
1983 1990 1995 2000 2005 2010 2015 2021
1985

그림12-1 **5대 사망원인의 사망률 추이**(통계청 e-나라지표, 2021년)

자료_ 통계청 https://kostat.go.kr

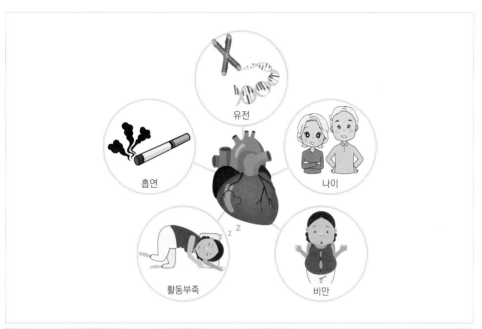

심혈관계 질환의 발병 원인

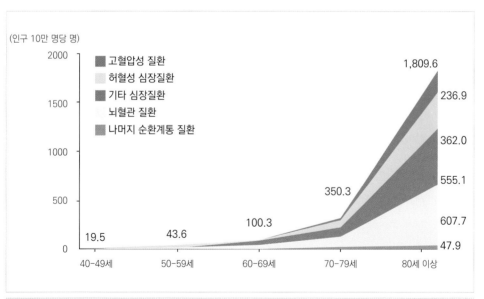

순환기계통 질환의 연령별 사망률

자료_ 통계청(2021년)

제1절 고혈압

1. 고혈압의 정의 및 현황

혈압이란 심장에서 나온 혈액이 동맥의 혈관벽에 미치는 압력을 말하며 수축기 혈압을 최고혈압, 확장기 혈압을 최저혈압으로 나타낸다. 정상 혈압을 유지하는 것은 우리 몸의 기능을 유지하여 생명을 보존하는데 필수적으로 중요하다 표12-1. 고혈압은 혈액의 압력이 과도하게 높아진 상태를 말하며 혈압조절 기능이 원활하지 않아 혈관의 내강이 좁아지거나 혈액량이 많아져서 혈압이 정상 이상으로 높아져 발생되므로 심혈관계 질환의 위험률을 높여주는 영향이 있다.

표12-1 고혈압의 판정 (한국, 미국, 유럽 세계보건기구)

종류	수축기 혈압(Diastolic)	이완기 혈압(Systolic)
정상	<120mmHg	<80mmHg
고혈압 전단계	120~139mmHg	80~89mmHg
고혈압 1단계	140~159mmHg	90~99mmHg
고혈압 2단계	≥160mmHg	≥100mmHg

2. 고혈압의 발병 요인

1) 유전(가족력)

부모 모두가 고혈압인 경우 그 자녀의 고혈압 발생 확률은 80% 정도이며, 부모 중한 명이 고혈압인 경우의 자녀는 25~40% 정도로 발생한다고 보고되고 있다.

2) 성별 및 연령

① 고혈압은 나이가 많아질수록 남성, 여성 모두 발병률이 상승하고 있으며 60대 이전에는 남성이 여성보다 더 높게 발병되는 것으로 나타나고 있고 70대 이후에는 여성이 남성보다 고혈압 발생률이 더 높아서 주의를 요하고 있다 그림12-4.

② 여성의 고혈압 발생에 영향을 미치는 요인으로 경구용 피임약 복용이나 임신, 중년 이후 여성의 폐경으로 인한 여성 호르몬 에스트로겐의 감소 등과 밀접한

관계가 있는 것으로 알려져 있다.

③ 나이가 들어 노화가 진행되면 동맥벽이 점점 두꺼워지고 석회화 등에 의해 혈관의 팽창성이 점점 감소되어 저항이 커지기 때문에 고혈압 발생 빈도가 높아진다.

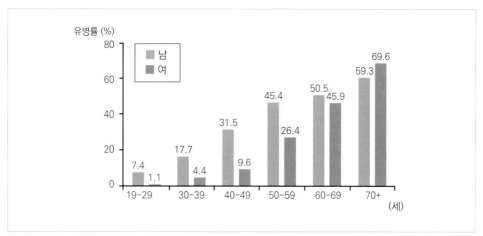

그림12-4 **성별, 연령별 고혈압 유병률**(2020년, 질병관리본부)

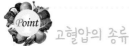 고혈압의 종류

일차성(본태성) 고혈압

- 발생 원인이 명확하지 않음
- 나이가 60세 이상 발생 위험 증가
- 고혈압 환자의 90% 이상을 차지함
- 혈압을 상승시키는 인자로 유전, 연령, 비만, 스트레스, 음주, 흡연, 포화지방산과 염분의 과도한 섭취 등

이차성(속발성) 고혈압

- 고혈압 환자의 10% 정도 차지
- 젊은 연령층에서 발생
- 원인으로 신장질환, 내분비질환, 임신중독증, 자간증, 약물 복용(경구피임약, 스테로이드 제제, 소염진통제) 등

3) 비만

① 체중과 혈압은 비례관계를 보이며, 통계적으로 비만인이 정상 체중인보다 3배 이상의 고혈압 발생률이 증가하는 것으로 나타나고 있다.

② 비만은 더 많은 혈액을 필요로 하고 온몸으로 순환시켜야 하므로 심장과 혈관에 부담을 주어 혈압이 올라갈 가능성이 많아지고 심혈관 질환의 위험인자로 작용되기 쉽다.

③ 체중이 증가하면 인슐린 분비가 증가하게 되며, 인슐린은 체내 물과 소금을 저장하려는 작용이 있어 혈압을 올릴 수 있다.

4) 생활습관 인자

① 흡연으로 체내에 유입되는 니코틴은 혈관을 손상시키고 딱딱하게 변화시키며, 혈압을 올리는데 관여하는 아드레날린 호르몬 분비를 증가시켜 고혈압을 일으킬 수 있다.

② 음주 섭취가 많을수록 혈압을 상승시켜 하루 3~4잔 마시는 경우 비음주자보다 고혈압 발생 위험이 증가한다.

③ 과도한 카페인 섭취는 교감신경을 자극하여 혈압을 상승시키는 결과를 초래한다.

④ 스트레스는 체내 혈압 상승 호르몬인 아드레날린의 분비를 증가시켜 심장박동량을 증가시키고 혈관을 수축시켜 혈압을 상승시킨다.

5) 영양인자

① 하루에 20g 이상 많은 양의 소금을 섭취하는 사람은 고혈압 발생률이 증가한다.

② 소금의 과다섭취는 혈관을 수축시키고 말초혈관의 저항을 높이며, 물의 배출을 줄여 체액과 혈장이 증가해 혈압을 높인다.

③ 한국인의 식습관으로 국, 찌개, 국수 등의 국물 음식과 김치, 젓갈 등의 짠 반찬 음식 섭취는 염분의 과잉 섭취를 초래하므로 주의를 요한다.

④ 지방의 과도한 섭취는 동맥경화증을 유발할 위험이 높아 고혈압을 발생시킬 수 있다.

⑤ 최근 연구에 따르면, 설탕의 과도한 섭취는 혈당을 높이고 인슐린 분비를 증가
시키며 뇌의 시상하부에 영향을 줘 심장 박동수를 증가시켜서 고혈압을 유발한
다고 보고되고 있다.

⑥ 칼륨과 칼슘은 혈압을 낮추는 효과가 있는 것으로 알려져 고혈압 발생을 예방
한다.

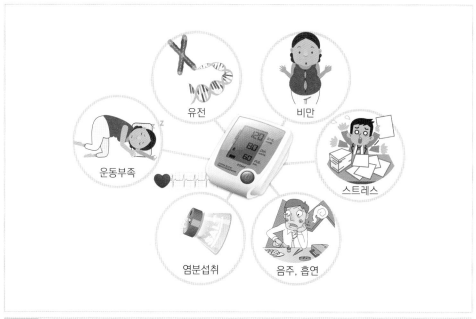

그림12-5 고혈압의 발생 원인

3. 고혈압 증상 및 합병증

고혈압은 자각증상이 거의 없어서 건강 진단시 처음 발견되는 경우가 많으며 고혈
압 상태가 오래 지속이 되면 두통, 구토, 어지러움을 비롯하여 심근경색, 협심증, 뇌
출혈, 시력저하, 신부전 등 생명에 치명적인 합병증을 일으킬 수 있다 그림12-6 그림12-7 .

고혈압의 합병증

- 고혈압에 의한 눈의 미세 혈관들의 손상으로 복시, 시력 소실 등을 유발할 수 있음

- **뇌졸중** : 뇌에 혈액을 공급하는 혈관이 막히면 뇌경색이 되고, 뇌의 혈관이 터지면 뇌출혈이 발생. 고혈압 환자의 경우 정상인보다 7배 높게 뇌졸중이 발생

- 고혈압은 동맥경화를 촉진하여 심장으로의 혈류 장애를 초래하고 심장근육에 과부하를 시켜 심부전, 협심증, 부정맥, 심근경색증 등을 유발

- 고혈압이 장기간 계속되면 신장의 모세혈관이 높은 압력으로 인해 손상되어 신부전이 발생하고 그로인해 빈혈, 부종, 복수 등과 같은 증상이 나타남

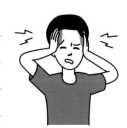

- 두통을 자주 느낀다.
- 집중력이 떨어진다.
- 눈에 충혈이 있다.
- 뒷목이 뻐근하다.

- 숨이 차다.
- 구토가 나온다.
- 손발이 저리다.
- 피곤하고 기력이 없다.
- 발기부전 및 성욕저하

그림12-6 고혈압의 9가지 증상

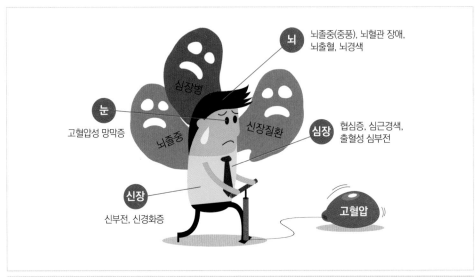

뇌 — 뇌졸중(중풍), 뇌혈관 장애, 뇌출혈, 뇌경색

심장병

눈 — 고혈압성 망막증

뇌졸중

신장질환

심장 — 협심증, 심근경색, 출혈성 심부전

신장 — 신부전, 신경화증

고혈압

그림12-7 고혈압의 합병증

4. 고혈압의 예방 관리

바람직한 식생활 관리는 고혈압 발생의 위험인자들을 감소시켜 고혈압을 예방하고 경증의 고혈압을 조절해 준다. 그러나 중정도 이상의 고혈압 환자들은 식생활 관리와 더불어 이뇨제, 교감신경차단제, 직접 혈관확장제 등의 약물치료를 병행하여 치료받는 것이 좋다.

1) 영양관리

① 소금

우리나라 음식문화의 경우, 소금 섭취가 과하여 고혈압 발생 위험이 높으므로 하루 5g 이내로 소금 섭취량을 줄이는 것이 바람직하며 조리시 첨가되는 양념류(소금, 간장, 된장, 고추장)의 사용을 줄이도록 노력하는 것이 중요하다. 또한, 소금이 많이 함유된 인스턴트 식품이나 음식점 이용을 자제한다 표12-2.

Point 소금 섭취를 줄이는 방법

- 빵이나 면 음식보다는 밥 위주로의 식생활(밥에는 나트륨이 거의 없음)
- 라면 섭취시, 스프의 양은 줄이고 면은 삶아서 조리
- 국, 찌개 조리시 국물을 우리는 멸치, 새우, 표고버섯 등 사용, 되도록 된장, 고추장, 간장, 소금을 적게 씀
- 국물 요리시, 건더기 위주로 먹고 국물은 되도록 먹지 않는 습관
- 생선 구울 때 소금간은 나중에 소량
- 해조류는 물에 담가 소금기를 빼고 사용
- 식탁 위에 소금과 간장을 없앰
- 가공 식품의 영양성분표를 확인

표12-2 각종 식품 속 소금 함량

▶ 인스턴트 및 가공식품의 소금 함량			▶ 전통식품 및 한식		
식품	중량	소금함량(g)	식품	중량	소금함량(g)
라면	1개	5.3	칼국수	1그릇	7.5
치즈	1조각	0.5	물냉면	1그릇	4.5
감자칩	100g	5	찌개	1그릇	1.5~4.4
피자	2조각	6.5	국	1그릇	1.4~3.5
햄버거	1개	2.3	자반고등어	1토막	3.5
햄, 베이컨 소시지	100g	2	동치미	1그릇	1.5
빵	100g	1.5~4	김치	작은 접시 1그릇	0.6~1.4
			오징어젓갈	15g	1.5
			돼지불고기	50g	1.5

② 칼륨, 칼슘, 및 마그네슘

칼륨, 칼슘 및 마그네슘 섭취가 부족하면 고혈압 발생 위험이 높아진다는 연구 결과가 보고되고 있다. 칼륨은 체내 혈압을 내려주는 작용이 있고 마그네슘은 심장 근육 및 혈관벽 경련을 방지하는 작용이 있어 혈압을 안정화시키는 영향이 있다. 또한, 칼슘은 혈압을 정상적으로 유지하는데 필요한 영양소이다 그림12-8.

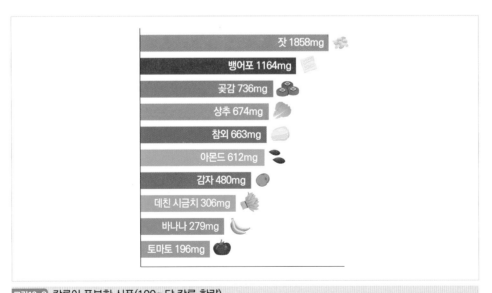

그림12-8 칼륨이 풍부한 식품(100g 당 칼륨 함량)

자료_ 식품의약품 안전처 식품영양성분데이터베이스

③ 지방질

과도한 지방질 섭취는 비만 및 심혈관계 질환 등을 유발하기 쉬우므로 고혈압 발생에 영향을 줄 수 있다. 특히, 포화지방산이 많은 돼지고기, 쇠고기 등의 붉은색 육류의 섭취를 줄이고 다가불포화지방산이 풍부한 식물성 기름과 생선류로 섭취하는 것이 바람직하며 식품 가공에서 생성되는 트랜스 지방산이 많은 패스트푸드, 과자류, 마가린 및 쇼트닝 등의 식품섭취를 자제하는 것이 좋다.

④ 과일과 채소

신선한 과일과 채소에 풍부한 항산화 영양소들(비타민 C, 비타민 E, β-카로틴, 루테인, 라이코펜, 플라보노이드 등)은 산화적인 스트레스를 방지하여 혈관 안쪽 피부의 기능을 향상시키고 혈압을 조절하는데 도움이 되는 영양소이므로 충분히 섭취하는 것이 좋다. 또한, 과일과 채소류에 들어있는 수용성 식이 섬유소는 나트륨의 체내 흡수를 막고 대변으로 배설을 촉진하는 작용이 있어 나트륨에 의한 혈압 상승효과를 방지할 뿐만 아니라, 혈중 중성지질 농도 및 콜레스테롤 농도를 저하시켜 심혈관계 질환을 예방하는데 중요한 역할을 한다. 그 외에 과일과 채소류에는 혈압을 낮춰주는 칼륨, 칼슘 및 마그네슘과 같은 무기질이 풍부하여 혈압을 안정화시키는데 도움이 된다.

Point 고혈압의 식사요법-DASH(Dietary Approach to Stop Hypertension)

- 여러 영양소를 골고루 균형 있게 섭취하는 건강한 식사법
- DASH를 실시한 후 2주 정도부터 혈압이 낮아짐
- 통밀, 현미, 보리 등 정제되지 않은 곡류를 섭취
- 저지방 단백질을 섭취(붉은색 육류보다는 생선, 저지방 또는 무지방 유제품 권장)
- 채소와 과일은 충분히 섭취(식이섬유, 비타민, 칼륨, 마그네슘이 풍부해 혈압을 낮춤)
- 소금양을 줄인 저염 식사로 섭취(소금, 간장, 된장, 고추장 등의 사용을 줄임)
- 적당량의 견과류를 곁들여 섭취

⑤ 에너지

체중이 증가할수록 고혈압 발생률도 높아지므로 적정 표준체중을 유지하는 것이 중요하다. 특히, 상체 및 복부 비만인 사람은 심혈관계 질환이 생길 위험이 높으므로 표준 체중을 유지하기 위해서 열량 섭취를 조절할 필요가 있다.

단백질, 무기질, 비타민은 적절히 섭취하고 탄수화물과 지방질의 섭취량은 줄여 열량 섭취를 감소시킴으로서 체내에 과도한 지방이 쌓이는 것을 방지하도록 한다.

2) 생활 습관 관리

① 운동관리

규칙적으로 하는 적당한 운동은 혈액 중 지방질을 분해하는 효소가 활성화되어 LDL-콜레스테롤의 수치가 감소하고 HDL-콜레스테롤의 수치는 증가하여 심혈관계 질환을 예방해 준다. 일반적으로 지방질의 분해는 유산소 운동 시작 후 15분 이후에 이뤄지므로 적당한 운동시간은 30~60분, 일주일에 3~5일이 가장 이상적이다. 운동 중 무거운 것을 드는 중량운동은 혈압을 상승시키는 효과가 있기 때문에 주의를 요하며, 추운 날씨는 혈관을 수축하여 혈압을 올리는 증상이 생길 수 있으므로 운동시 체온을 유지하는 것이 중요하다 그림12-9.

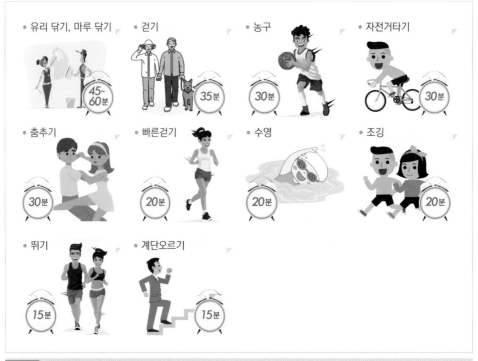

그림12-9 고혈압예방에 좋은 운동

자료_ 국가건강정보포털

② 금연관리

흡연으로 인해 체내 유입되는 니코틴은 뇌에서 아드레날린이라는 물질을 분비시켜 혈관 수축을 유도하고 혈압을 상승시켜 고혈압을 유발한다. 담배를 피운 후에도 약 30분간은 수축기와 이완기 혈압이 평균 10mmHg 정도 올라가 있어 종일 담배를 피우는 사람은 하루 종일 혈압이 올라간 상태라고 볼 수 있다. 담배 속 각종 화학물질들은 혈관 내막을 직접 손상시켜 동맥경화증을 유발시키고, 인체에 수분을 축적시키는 항이뇨호르몬의 분비를 촉진하는 효과가 있어 고혈압을 더 악화시킨다.

③ 음주관리

알코올은 직접적으로 혈압을 올리지 않는 것으로 알려져 있으나, 하루에 30g 이상의 알코올을 만성적으로 섭취하면 고혈압이 발생한다고 알려져 있다. 과음을 하면 혈압이 상승하고 고혈압 약물치료에도 반응을 잘하지 못하며, 일반적으로 소주 1/3병을 매일 마시면 혈압은 5mmHg 정도 올라간다고 보고되고 있다.

④ 카페인 관리

커피, 홍차, 청량음료, 초콜릿 등에 들어 있는 카페인은 약간의 흥분효과가 들어 있는 물질로, 장기적으로 혈압을 상승시키지는 않지만, 일시적으로 혈압을 올릴 수 있기 때문에 혈압을 측정하기 30분 전에는 섭취하지 않는 것이 바람직하다. 혈압이 높은 사람은 예방 차원으로 하루 커피 2잔, 홍차 3~4잔 이하로 섭취하는 것을 권장하며 운동을 할 때는 혈압이 급격히 상승할 수 있으므로 운동시작 전 혈압을 올리는 카페인 섭취는 위험할 수 있다.

⑤ 스트레스 관리

스트레스는 체내 혈압을 올려주는 호르몬 아드레날린과 부신피질 호르몬인 알도스테론의 분비를 촉진시킨다. 특히, 부신피질 호르몬인 알도스테론은 혈액 중의 나트륨 농도를 높여주고 나트륨은 수분을 보유하는 성질이 있어 혈액량을 증가시키므로 고혈압을 유발하게 된다.

3) 약물 관리

고혈압을 관리하는 약물로는 수분과 염분을 신장을 통해 체외로 배설하는 것을 촉진하는 이뇨제, 혈관의 긴장 상태나 심장의 박동 세기를 조절하는 신경전달물질의 작용을 차단하는 교감신경차단제, 그리고 말초혈관에 직접 작용하여 혈압을 낮춰주는 직접혈관확장제가 있다.

참고로, 갑자기 혈압이 떨어짐에 달라 반사적으로 체액이 축적되고 심장박동수가 증가할 수 있으므로 이뇨제나 교감신경차단제를 같이 사용할 필요가 있다(Minosidil, Hydralazine) 그림12-10 .

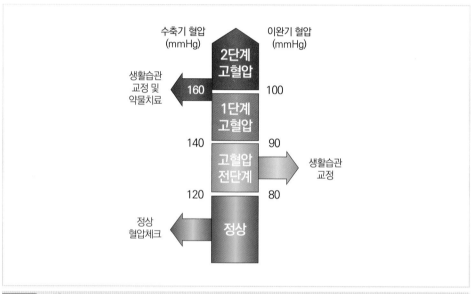

그림12-10 고혈압 단계별 관리

제2절 고지혈증과 동맥경화증

1. 고지혈증

고지혈증은 혈액 속에 콜레스테롤이나 중성지방의 농도가 정상보다 높아진 상태를 말하며 이는 심장질환의 위험 요인으로 적용된다. 중성지방과 콜레스테롤은 모두 지방질의 일종으로 음식을 통해 체내에 흡수되거나 인체 내에서 합성이 가능하므로 지나친 지방질 섭취 및 체내 지방질 대사에 이상이 생기면 고지혈증이 발생되기 쉽다.

소수성인 콜레스테롤과 중성지방은 혈액 속에서 쉽게 이동될 수 없기 때문에 단백질과 결합된 지단백질 형태로 운반되며, 따라서, 혈액속 LDL-콜레스테롤과 HDL-콜레스테롤 및 총 콜레스테롤의 농도와 비율은 매우 중요한 지표가 된다 표12-3 그림12-11.

표12-3 고지혈증의 분류

	원인	판정(공복 시 혈청치)	혈청 지질의 농도 변화
고콜레스테롤혈증 (hypercholesterolemia)	• 일차적 고콜레스테롤혈증 : 유전, 고지방 식사 • 이차적 고콜레스테롤혈증 : 당뇨병, 갑상성 기능저하, 신증후군	콜레스테롤 농도 ≥240mg/dL	총 콜레스테롤 ⬆ LDL-C ⬆ HDL-C ⬇ 총 콜레스테롤/HDL-C비 ⬆ LDL-C/HDL-C비 ⬇
고중성지방혈증 (hypertriglyceridemia)	비만, 단순당과 포화지방의 지나친 섭취, 음주, 운동부족, 당뇨병 등	중성지방≥250mg/dL (500mg/dL 이상인 경우 알코올 섭취를 엄격히 금함)	중성지방의 비정상적 ⬆ VLDL ⬆ 총 콜레스테롤과 LDL-C이 약간 ⬆
복합형	유전	콜레스테롤 ≥240mg/dL, 중성지방≥250mg/dL	혈청 콜레스테롤과 중성지방의 농도가 모두 ⬆ VLDL, LDL ⬆

출처_ 21세기 영양과 건강이야기, ㈜ 라이프사이언스

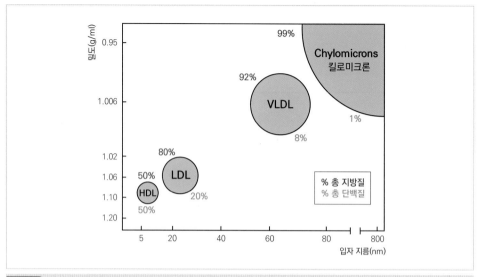

그림12-11 지단백질의 종류와 구성 비율

    지방질과 콜레스테롤이 많은 식사를 하는 서양인에 비해 한국인의 식사는 탄수화물 섭취 비율이 높다. 따라서 과도하게 섭취된 포도당은 체내에서 중성지방으로 전환하여 저장되므로 지방이 많은 육류를 자주 먹지 않아도 중성지방 수치가 높게 나올 수 있다. 뿐만 아니라, 한국인에게는 중성지방과 관계되는 유전자(apoA-V의 다형성)가 서양인보다 많아 같은 양의 식사를 해도 식후 고지혈증이 잘 나타나는 것으로 알려져 있다. 이런 점과 더불어 최근의 한국인의 식생활이 서구화됨에 따라 한국인의 혈중 콜레스테롤 수치가 증가하는 추세여서 더더욱 심혈관계 질환을 유발시킬 수 있는 가능성이 높아져 주의를 요하고 있다.

2. 동맥경화증

    동맥은 심장에서 온몸의 장기와 근육으로 혈액이 흘러가는 혈관을 말하며 동맥벽은 탄력성이 많고 내면이 매끈하여 혈액 이동이 원활하게 이뤄지도록 되어 있다. 그러나 혈액 속에 지방질이 증가하여 동맥내벽에 조금씩 쌓여 플라그를 형성하면 동맥내벽이 두꺼워지고 이상조직이 증식하여 동맥 내강의 폭이 좁아지고 이로 인해 혈액의 흐름을 방해하여 주요 기관으로 혈액이 충분히 전달되지 못하고 혈관이 파열되기도 한다 **그림12-12**.

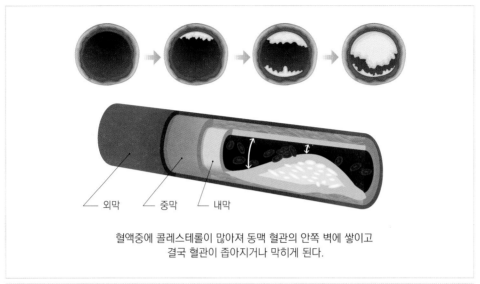

외막　중막　내막

혈액중에 콜레스테롤이 많아져 동맥 혈관의 안쪽 벽에 쌓이고
결국 혈관이 좁아지거나 막히게 된다.

그림12-12 동맥경화증의 진행단계

1) 동맥경화증의 위험인자

동맥경화증의 발생률을 높이는 원인으로 가장 중요한 4가지는 고혈압, 고지혈증, 흡연 및 당뇨병을 말하며 이 밖에도 식생활 불균형, 스트레스, 운동부족, 비만, 가족력, 성별(45세 이후의 남성 > 여성) 등이 동맥경화증을 포함한 전체적인 심혈관질환의 위험 인자로 알려져 있다 그림12-13.

① 고혈압

심근이 두껍고 단단하여 심장박동을 정상보다 힘들게 하여 발생되는 고혈압은 뇌졸중, 심근경색, 신장질환 등의 위험을 증가시키고, 특히 혈중 고콜레스테롤 수준, 흡연, 당뇨, 비만 등이 동반되는 심혈관계 질환의 위험성은 몇 배로 더 높아진다.

② 혈중 중성지방과 콜레스테롤 수준

공복 시 혈중 중성지방이 $250\text{mg/d}\ell$ 이상이고 총 콜레스테롤 수준이 $240\text{mg/d}\ell$ 이상, LDL 수준이 $160\text{mg/d}\ell$ 이상, HDL 수준이 $40\text{mg/d}\ell$ 이하이면 고중성지방혈증 및 고콜레스테롤혈증으로 판정되며 이는 심혈관계 질환의 발병률을 증가시키므로 단순당 섭취를 줄이고 포화지방산 및 총 지방섭취를 감소시키며 단일불포화지방산과 ω-3 지방산 섭취를 늘려 혈중 중성지방과 콜레스테롤의 수준을 낮추도록 한다.

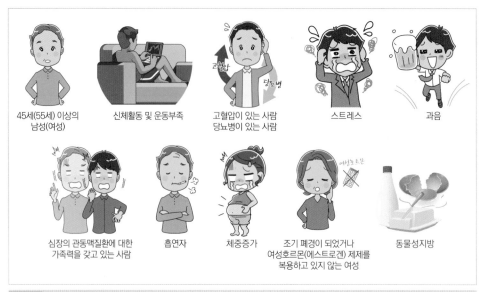

그림12-13 동맥경화증의 위험 인자

③ 흡연

흡연자의 경우 비흡연자보다 2~4배 이상의 관상 동맥성 심장질환과 뇌졸중의 위험률이 높아진다고 알려져 있다. 흡연은 HDL-콜레스테롤 수치를 평균적으로 5% 이상 떨어뜨리고 혈중 콜레스테롤의 수치를 증가시키며, 간접흡연도 HDL-콜레스테롤 수치를 떨어뜨린다고 알려져 있다. 혈액 속 지방질의 수준이 낮더라도 흡연을 하면 유전자 관련 위험요인을 작동시켜 혈전을 형성시킨다. 여성 심혈관계 질환 발병 사례의 약 20%에 해당하는 주요 원인은 흡연이며 피임약 복용 시 더 높아지는 것으로 보고되고 있다.

④ 당뇨병

당뇨병은 심혈관계 질환 발병 위험을 매우 높이며, 혈당 조절이 잘되는 경우라도 심근경색 및 뇌졸중 위험을 증가시킨다. 당뇨환자의 약 75%가 심혈관계 질환으로 사망하는 것으로 알려져 있다.

⑤ 나이

나이가 많을수록 심혈관계 질환의 위험은 증가하여 65세 이상 사망한 사람의 83% 정도를 차지한다.

⑥ 성별

여성보다 남성에게서 심혈관계 질환의 발병이 더 많이, 더 빨리 나타나며, 여성은 폐경 이후 점점 발병률이 높아진다.

⑦ 유전(가족력)

50세 이전에 심혈관계 질환으로 사망한 기록을 보면 혈액으로부터 킬로미크론과 중성지방 제거능력, 간 LDL-콜레스테롤 처리 능력, HDL-콜레스테롤 합성능력에 유전적 결함이 있는 것으로 나타나며, 혈전 형성도 증가한다.

⑧ 인종

일반적으로 백인보다 흑인의 경우 혈압이 높고 심혈관계 발병도 높다. 아시아인도 점점 높아지는 경향으로 이런 경우 비만이나 당뇨병 합병률도 높은 편으로 보고되고 있다.

⑨ 비만 및 신체활동 부족

부족한 신체활동은 심혈관계 질환의 발병률을 높이므로 규칙적인 고강도 운동을 통해 혈중 콜레스테롤 수준을 낮추고 당뇨 및 비만의 위험과 고혈압 발생 위험을 낮춰야 한다. 특히, 나이가 들어감에 따라 체중과 허리둘레가 늘어나면 혈중 LDL-콜레스테롤 수준이 증가하여 비만이 될 경향이 크다. 일반적으로 비만은 체내 염증을 증가시키고 아디포넥틴(adiponectin)이라는 지방세포에서 분비되는 호르몬을 감소시켜 동맥경화증이나 심근경색 같은 심혈관질환의 위험이 증가하게 되며 인슐린 저항성을 유발해 당뇨병의 위험을 높여준다.

3. 고지혈증과 동맥경화증의 진단

20세 이상의 성인은 5년마다 혈중 지단백질 수준을 채혈검사로 조사할 필요가 있다. 검사 전 12~14시간 공복상태를 유지하여 조사할 때 가장 결과가 유효하며 식후 검사 시에는 HDL-콜레스테롤과 총 콜레스테롤 수준만 정확하다 표12-4.

표12-4 혈중 지단백질 판정	

지단백질(mg/dℓ)	등급
총콜레스테롤	
<200	이상적
200-239	다소 높음
≥240	높음
LDL 콜레스테롤	
<100	정상
100-129	거의 정상
130-159	다소 높음
160-189	높음
≥190	매우 높음
HDL 콜레스테롤	
<40	낮음
≥60	높음
중성지방	
<150	정상
150-199	경계
200-499	높음
≥500	매우 높음

4. 고지혈증과 동맥경화증의 증상

혈중 지방질 수준에 의해 혈관 이상으로 발생되는 동맥경화증은 혈관부위에 따라 증상이 달라진다.

Point 혈관 부위에 따라 병명이 다른 동맥경화증

- 뇌혈관에 동맥경화가 발생되면 뇌졸중(뇌경색증, 뇌출혈)
- 심장혈관(관상동맥)에 동맥경화가 발생하면 협심증, 심근경색증(심근세포 괴사)
- 팔, 다리 혈관에 동맥경화가 발생하면 말초혈관 질환

1) 심근경색 증세

갑자기 매우 심한 가슴통증이 목과 어깨 그리고 팔 아래로 퍼져나가는 증세를 동반하며 주로 한밤중에 소화불량처럼 약한 가슴통증으로 시작하여 심근경색으로 인식하였을 때는 이미 늦었을 정도로 처음 증세는 미약하게 나타난다. 일단 증세가 나타나면 아스피린(325㎎)을 먹어 심장의 혈전 형성을 억제한 후 응급 구조를 요청하는 것이 좋다 그림12-14.

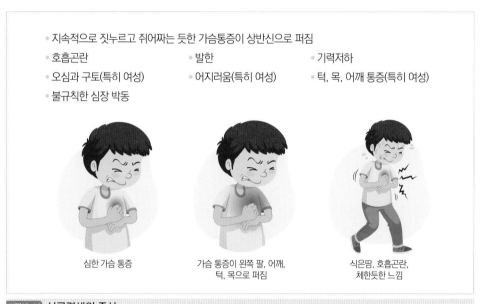

- 지속적으로 짓누르고 쥐어짜는 듯한 가슴통증이 상반신으로 퍼짐
- 호흡곤란
- 발한
- 기력저하
- 오심과 구토(특히 여성)
- 어지러움(특히 여성)
- 턱, 목, 어깨 통증(특히 여성)
- 불규칙한 심장 박동

심한 가슴 통증

가슴 통증이 왼쪽 팔, 어깨, 턱, 목으로 퍼짐

식은땀, 호흡곤란, 체한듯한 느낌

그림12-14 **심근경색의 증상**

2) 뇌졸중 증세

뇌졸중 환자의 거의 25%는 사망한다고 보고되고 있다. 뇌졸중의 90%는 허혈성으로 뇌로 가는 혈류가 막혀서 발생되며 나머지 10%는 출혈성으로 혈관이 파열되어 발생한다 그림12-15.

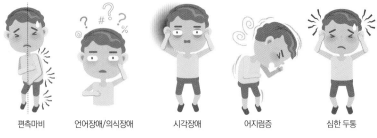

- 얼굴, 팔, 다리, 특히 몸의 한쪽 부분이 갑자기 무감각해지거나 힘이 없어짐
- 말이 갑자기 어눌해지고 상대방의 말을 이해하기 어려움
- 한쪽 또는 양쪽 시야가 갑자기 흐려짐
- 팔다리 움직임 조절이 어렵고 어지럽고 균형을 잃게 됨
- 이유 없이 갑자기 극심한 두통이 생김

| 편측마비 | 언어장애/의식장애 | 시각장애 | 어지럼증 | 심한 두통 |

그림12-15 뇌졸중의 증상

5. 고지혈증과 동맥경화증의 관리 및 예방

고지혈증 및 동맥경화증의 발병을 예방하기 위해선 혈중 LDL-콜레스테롤의 수준을 낮추고 건강상 위험 요인들을 줄이는 생활습관이 매우 중요하다. 현재의 많은 연구 결과들은 혈장 콜레스테롤의 농도가 1% 감소할 때마다 심장질환의 발생률이 2~3% 정도씩 저하된다고 보고되고 있다.

1) 지방섭취

전체 지방 섭취는 총 열량의 20% 이하 수준을 유지하고 그 중 포화지방산은 총 열량의 7~10% 이하 수준의 섭취를 권장한다. 동물성 지방과 팜, 코코넛 등에 많은 포화지방산은 혈중 콜레스테롤 수준을 증가시켜 심혈관계 질환의 위험률을 높여주므로 가급적 섭취를 줄이도록 한다. 불포화지방산은 혈액 속 LDL-콜레스테롤의 수준을 낮춰주는 역할이 있지만 HDL-콜레스테롤의 수준도 감소시키므로 총 열량의 10% 이상 섭취하면 동맥에 축적되는 콜레스테롤이 증가하여 도리어 심혈관계 질환의 발병률이 높아지고 질병 저항에 관여하는 면역계 기능을 손상시킬 위험이 있다.

2) ω-3 지방산

ω-3 지방산이 풍부한 등푸른 생선과 들깨기름 등이 포함된 식사를 1주일에 2회 정도(약 230g) 하면 혈전 형성을 감소시키고 심장박동을 원활하게 하여 심근경색 위험을 억제한다고 알려져 있다. 혈중 중성지방이 높은 사람의 경우도 생선을 많이 섭취하면(약 115~230g) 혈액 속 중성지방 농도가 감소되어 심장질환의 위험을 감소시킨다 그림12-16. 그러나 보충제를 통해 ω-3 지방산을 지나치게 섭취하면 도리어 면역계 기능에 손상을 가져와 출혈을 억제하지 못하여 출혈성 쇼크(뇌출혈로 인한 뇌손상)를 일으킬 수 있다.

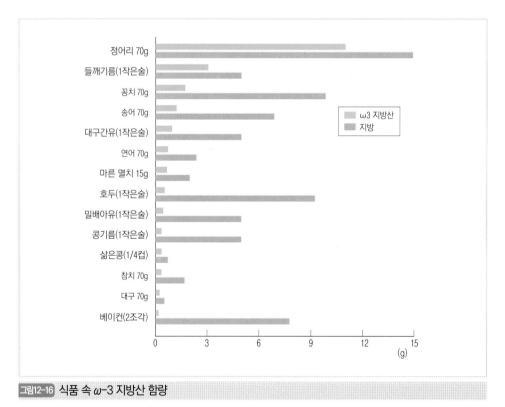

그림12-16 식품 속 ω-3 지방산 함량

자료_ 건강을 위한 식품과 영양, 백산출판사

3) 트랜스 지방산

트랜스 지방산은 포화지방산과 같은 체내 기능을 가지고 있어 체중을 증가시키고 내장지방이 증가되도록 유도하며, 혈중 콜레스테롤 수준을 높이고, HDL-콜레스테롤 수준을 낮추어 염증 질환을 증가시키는 것으로 알려져 있다.

4) 콜레스테롤과 식물성 스테롤

콜레스테롤의 섭취는 하루 200mg 이하를 유지하며 식물성 스타놀/스테롤을 하루 2g 섭취함으로써 소장에서 콜레스테롤 흡수를 낮추고 장관 순환을 억제하며 혈액 속 총 콜레스테롤과 LDL-콜레스테롤의 수준을 낮춘다 그림12-17.

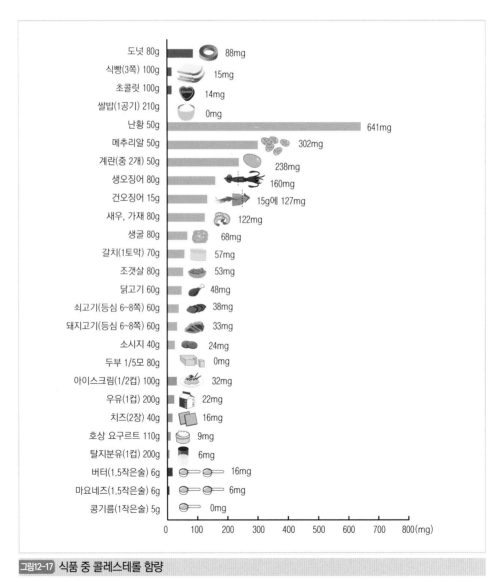

도넛 80g — 88mg
식빵(3쪽) 100g — 15mg
초콜릿 100g — 14mg
쌀밥(1공기) 210g — 0mg
난황 50g — 641mg
메추리알 50g — 302mg
계란(중 2개) 50g — 238mg
생오징어 80g — 160mg
건오징어 15g — 15g에 127mg
새우, 가재 80g — 122mg
생굴 80g — 68mg
갈치(1토막) 70g — 57mg
조갯살 80g — 53mg
닭고기 60g — 48mg
쇠고기(등심 6~8쪽) 60g — 38mg
돼지고기(등심 6~8쪽) 60g — 33mg
소시지 40g — 24mg
두부 1/5모 80g — 0mg
아이스크림(1/2컵) 100g — 32mg
우유(1컵) 200g — 22mg
치즈(2장) 40g — 16mg
호상 요구르트 110g — 9mg
탈지분유(1컵) 200g — 6mg
버터(1.5작은술) 6g — 16mg
마요네즈(1.5작은술) 6g — 6mg
콩기름(1작은술) 5g — 0mg

그림12-17 식품 중 콜레스테롤 함량

자료_ 건강을 위한 식품과 영양, 백산출판사

5) 식이섬유

수용성 식이섬유를 많이 섭취하면 혈액 속 콜레스테롤의 수준을 낮춰주는 효과가 있다. 수용성 식이섬유는 소장 내에서 담즙산과 결합하여 변으로 배출시키며, 또한 간이 새로운 담즙산을 생성하기 위해 혈액으로부터 콜레스테롤을 많이 가져오므로 혈액 속 콜레스테롤의 농도가 낮춰지게 된다. 수용성 식이섬유의 주된 급원식품은 사과, 바나나, 감귤류, 보리, 귀리, 강낭콩 등이 있으며, 하루 20~30g 정도로 섭취량을 증가시키는 것이 좋다.

6) 엽산과 호모시스테인

호모시스테인은 체내 메티오닌의 대사물로, 동맥벽에 플라그를 생성시켜 손상을 유발시키는 요인들 중 하나로 알려져 있다. 혈액 속 호모시스테인의 수준이 높고 혈중 엽산 수준이 낮으면 심혈관계 질환의 위험이 증가되므로 호모시스테인의 대사에 중요한 작용을 하는 엽산, 비타민 B_6, 비타민 B_{12}를 충분히 섭취한다. 이 세 가지 비타민이 체내 결핍되면 혈액 속 호모시스테인의 수준이 증가한다.

7) 항산화 영양소

과일과 채소, 견과류, 식물성 기름 등을 자주 섭취하면 혈관 속 콜레스테롤의 축적을 억제시키고 심혈관계 질환의 발생을 감소시키는 좋은 방법으로, 이러한 식품들 속에는 항산화 영양소가 풍부하게 존재하고 있기 때문이다. 항산화 영양소는 혈액에서 LDL-콜레스테롤의 산화를 억제하는 기능이 있다. 보충제로 비타민 C나 E 같은 항산화제를 하루에 200㎎ 정도로 섭취하면 심혈관계 질환 예방에 도움이 된다고 알려져 있다.

8) 운동 및 체중 조절

적당한 운동은 중성지방과 LDL-콜레스테롤 체내 수준을 낮춰주고 HDL-콜레스테롤의 수준은 높여준다. 운동 방법은 약간 힘들다고 느낄 정도의 중간 강도의 운동이 좋으며 운동 중에 산소를 많이 필요로 하는 유산소 운동이 좋다. 유산소 운동은 신체의 산소 활용 능력을 높이고 심장 근육을 강화시켜 혈액의 순환을 촉진시키며 혈당과 체중 관리에 도움을 준다. 일주일에 3~5일 이상, 30~60분 정도로 규칙적으로 운동하는 것이 심장과 혈관을 건강하게 유지하는 방법이다.

비만은 심혈관계 질환의 위험 요인으로 작용함으로 적절한 체중 조절은 중요하다. 체중을 단시간에 감량하면 오히려 심장에 부담을 줄 수 있으므로 장시간에 서서히 줄이는 것이 좋으며 1주일에 0.5~1kg 이내로 줄이는 것이 바람직하다. 체중을 줄이게 되면 혈압을 낮춰주는 효과도 있어 혈압조절에도 큰 도움이 된다.

9) 금연과 금주

금연은 심장 발작에 의한 사망 위험도를 감소시키므로 모든 심혈관계 질환 예방에 필수적이다. 1년간 금연하면 심장 발작으로 사망할 위험을 50%까지 낮출 수 있다는 보고도 있다.

적당량의 음주는 심장 발작을 줄이고 동맥 혈관의 콜레스테롤 축적을 감소시켜 준다는 연구 결과도 있지만, 과도한 음주는 고혈압을 발생시키거나 악화시킬 수 있고 알코올성 심장근육병 등을 유발하며 부정맥을 악화시킨다. 또한, 혈중 지방을 증가시켜 뇌졸중 발생을 증가시키는 영향이 많아 가급적 금주를 권유하고 있다.

표12-5 고지혈증과 동맥경화증 예방을 위한 권장 식품과 주의식품

식품군	이런 것을 선택하세요. 그러나 섭취량은 과다하지 않게!	주의하세요. 섭취횟수와 섭취량이 많아지지 않도록!
어육류/두류	• 생선 • 콩, 두부 • 기름기 적은 살코기 • 껍질을 벗긴 가금류	• 간, 고기, 갈비, 육류의 내장 • 가금류 껍질, 튀긴 닭 • 고지방 육가공품(스팸, 소시지, 베이컨 등) • 생선/해산물의 알, 내장
난류	• 달걀흰자	• 달걀노른자, 메추리알, 오리알 노른자
유제품	• 탈지유, 탈지분유, 저(무)지방 우유 및 그 제품 • 저지방 치즈	• 전유, 연유 및 그 제품 • 치즈, 크림치즈 • 아이스크림 • 커피크림
지방	• 불포화지방산 : 해바라기유, 옥수수유, 대두유, 들기름, 올리브유 • 저지방/무지방 샐러드 드레싱 • 견과류 : 땅콩, 호두 등	• 코코넛기름, 야자유 • 버터, 돼지기름, 쇼트닝, 베이컨기름, 소기름 • 난황, 치즈, 전유로 만든 샐러드 드레싱 • 단단한 마가린
곡류	• 잡곡, 통밀	• 달걀, 버터가 주성분인 빵, 케이크, 고지방 크래커, 비스킷, 칩, 버터팝콘 등 • 파이, 케이크, 도넛, 고지방 과자

식품군	이런 것을 선택하세요. 그러나 섭취량은 과다하지 않게!	주의하세요. 섭취횟수와 섭취량이 많아지지 않도록!
국	• 조리 후 지방을 제거한 국	• 기름이 많은 국, 크림수프
채소/과일	• 신선한 채소, 해조류, 과일	• 튀기거나 버터, 치즈, 크림, 소스가 첨가된 채소/과일 • 가당 가공식품(과일 통조림 등)
기타		• 당류 • 초콜릿/단 음식 • 코코넛기름, 야자유를 사용한 제품 • 튀긴 간식류

출처_ 이상지질혈증 치료지침서(2015)

표 12-6 심장 건강 자가진단표

	심장건강 관련 체크 항목	1점	2점	3점
1	혈압	120/80 이하	130/80 이상	140/90 이상
2	운동주기	주 3회 이상	주 1~2회	하지 않는다
3	가족력(고혈압, 심장병)	없다	있다	2명 이상 있다
4	흡연	금연(3년 이상)	최근 끊었다	흡연한다
5	음주횟수	주 1회 이하	주 2회 정도	주 3회 이상
6	음주량	1~2잔 이내	5잔 이내	5잔 이상
7	음식의 간	싱겁게	보통	짜게
8	패스트푸드	거의 먹지 않는다	주 2~3회 먹는다	주 3회 이상 먹는다
9	체중	정상	경도 비만	고도 비만

해당 항목의 합산 점수가 **15점 이상**인 경우 식습관 개선과 운동이,
20점 이상인 경우 정밀검사가 필요합니다.

합계 _____ **점**

출처_ 대한심장학회 심장건강

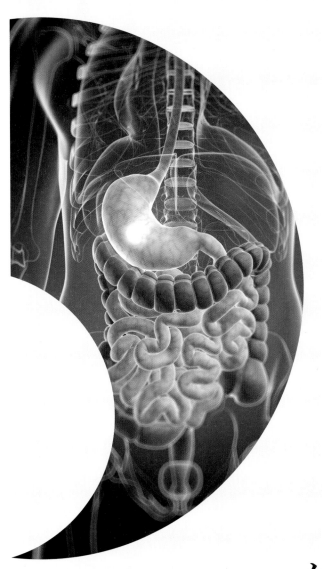

13

소화기 질환과
골격계 질환

소화기 질환과 골격계 질환

1. 소화

소화는 음식물 속의 영양소들이 우리 몸속으로 흡수될 수 있도록 잘게 분해되는 과정으로 기계적 소화, 화학적 소화, 생물학적 소화로 나눈다 표13-1.

표13-1 **소화 종류**

기계적 소화	음식물을 작은 덩어리로 쪼개거나 소화액과 섞는 과정 **종류** • 씹는 운동 : 이로 음식물을 씹어 잘게 부수는 작용 • 꿈틀운동 : 음식물을 소화관을 따라 이동시키는 작용 • 분절 운동 : 음식물과 소화액을 골고루 섞는 작용 분절 운동　　　　　　꿈틀운동
화학적 소화	영양소가 소화효소에 의해 작게 분해되는 과정
생물학적 소화	대장의 장 미생물 총 1Kg에 의한 소화물 분해, 발효 부패작용 등에 의해 영양소(비타민 K) 합성, 영양소 흡수 돕는 소화 작용

Point 소화효소의 특징

- 생체내 화학반응의 촉매 역활을 한다.
- 효소의 주성분은 단백질이다.
- 35~40℃에서 작용이 왕성하다.
- 한가지 효소는 특정한 물질에만 작용한다
- 적당한 pH에만 작용한다.

2. 소화기관의 구조와 기능

소화기관은 섭취된 음식물이 통과하게 되는 입에서 항문에 이르는 길이 약 9m의 관으로서, 구강 · 인두 · 식도 · 위 · 소장 · 대장 및 직장 등으로 되어 있다.

각 장기는 개별적으로는 특별한 형태를 이루고 있지만 일반적으로 공통된 구조를 가지고 있는데, 즉 소화관의 막은 안으로부터 점막, 차점막, 근육층 및 장막층으로 되어 있다 그림13-1 .

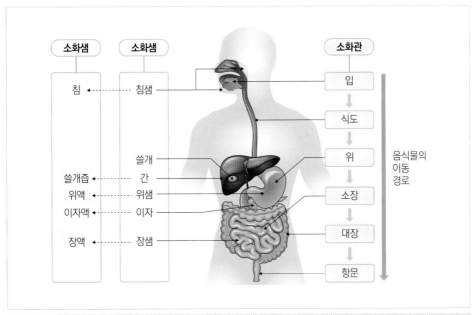

그림13-1 소화기관

1) 구강, 인두, 식도

구강은 음식물이 체내로 들어오는 최초의 기관이다. 구강에는 이하선, 악하선, 설하선 등 세 쌍의 타액선이 열려 있어 타액(침, saliva)을 분비한다. 타액은 pH가 6.0~7.0 정도인 액체로서, 프티알린(ptyalin)이라는 전분 분해효소와 점액소(mucin) 외에 Na, K, Ca 등의 무기질이 소량 용해되어 있으며 성분의 99%는 물이다. 구강에서의 소화는 치아, 혀, 턱, 뺨의 운동에 의한 물리적 소화인 저작과 타액효소에 의한 화학적 소화로 이루어진다.

식도(esophagus)는 약 25cm 정도의 관이며 윗부분은 인두에 연결되고, 기관과 심장의 뒤쪽으로 내려가 횡격막을 관통하여 위에 연결된다. 식도 근육은 상부는 횡문근, 하부는 평활근으로 형성되어 있으며 연동과 수축에 의해 음식물을 위로 보낸다 그림13-1 .

2) 위

위는 횡경막(diaphragm)의 바로 왼쪽 아래에 위치하는 소화기관 중에서 가장 큰 부분이다. 위는 식도와 연결되는 부분을 분문(cardia), 십이지장과 연결되는 부분을 유문(pyloric region)로 구성되어 있다. 위의 중요한 역할은 음식물을 일단 머물게 하는 저장고로서 소화가 이루어지는 과정에서 음식물을 받아들이고, 그것을 보유하였다가 변화된 물질을 장으로 보내는 기능을 한다.

위선에서 분비되는 위액은 위선에서 나온 분비물이 혼합된 것으로 염산, 펩신(pepsin), 점액소(mucin), 내적 인자(intrinsic factor)가 있으며 위에서 가스트린(gastrin), 히스타민(histamin), 세로토닌(serotonine) 및 프로스타글란딘(prosta-glandin)의 호르몬이 분비된다.

위액 중 가장 중요한 효소인 펩신은 전구물질인 펩시노젠(pepsinogen)의 형태로 주세포(chief cell)에서 만들어진다. 염산(HCl)은 벽세포(parietal cell)에서 분비되는데 펩시노젠을 펩신으로 변화시키며, 펩신을 활성화하기 위해 적절한 산도를 만들고, 위내의 세균을 파괴하는 작용을 한다. 한편 점막세포에서 나오는 점액은 위벽을 보호하며, 음식물이 잘 섞이고 매끄럽게 움직이도록 윤활유 역할을 한다.

위내로 들어간 음식물은 위액의 작용을 받아 반유동체인 유미즙(chyme)이 되며 위 근육의 수축과 연동작용에 의하여 유문부를 거쳐 십이지장으로 보내진다.

3) 소장

소장은 위의 유문으로부터 맹장에 이르는 길이 약 7m의 긴 관상 장기로서 십이지장(duodenum), 공장(jejunum) 및 회장(lieum)의 세 부분으로 되어 있다. 소장의 관벽은 내부에서부터 점막, 차점막, 근육층 및 장막층의 네 개의 층으로 되어 있으며, 소장내의 음식물은 연동운동, 분절운동과 회전운동에 의해 수송된다.

생체에서 소장의 기능은 생명 유지(물질 대사)와 활동원(에너지 대사)인 영양소를 소화·흡수하는 것인데, 이 소화·흡수 기능을 위해서는 장관 내용물의 수송운동, 소화액의 분비와 음식물의 소화, 소화된 영양소의 흡수 등이 이루어져야 한다.

4) 대장

대장은 소장에 연결된 소화기관의 종말 부분으로 길이는 약 1.5m, 직경은 약 7cm 되는 굵은 관으로 된 기관이다. 대장은 맹장(cecum), 결장(colon), 직장(rectum)의 세 부분으로 구분된다.

대장에서는 소장에서 흡수되고 남은 여러 가지 영양소들 중에서 대부분의 수분과 약간의 염류가 상행결장에서 흡수되고, 소화되지 않은 찌꺼기, 장 점막에서 탈락된 세포, 장내 세균 등이 혼합되어 대변을 형성하여 항문으로 배설된다.

3. 구강, 인두, 식도 질환

1) 연하곤란

① 원인

연하곤란은 음식물을 먹거나 액체를 마실 때 삼키기가 어렵거나 불편함을 겪는 현상을 총괄한다.

② 증상

입안에 음식물을 물고 내뱉으며, 혀의 움직임이 많으나 조절이 잘 안 되고, 입 한 쪽으로 침이나 음식물을 흘리며, 코나 입으로 음식을 토하거나 식사시간이 지나치게 오래 길리는 깃 등이다. 연하곤란 증상은 폐렴 및 질식사를 유발할 수도 있다.

③ 식사요법

적절한 체중과 영양 상태를 유지할 수 있도록 고영양식을 처방한다. 토하거나 흡 인의 위험을 줄일 수 있는 음식 및 음료를 제공한다. 실온 상태의 부드러운 음식을 공급한다. 연하곤란이 있는 환자가 식사를 할 때는 자세가 매우 중요하다. 환자가 좋은 자세로 식사를 하면 소화관이 일렬로 정렬되어 근육의 굴곡작용에 의해 연하가 촉진되고 흡인의 위험을 감소시킬 수 있다.

2) 식도 역류

① 원인

식도 역류(esophageal reflux)란 구강과 식도를 거쳐 위로 들어갔던 음식물이 다 시 식도로 올라와 속쓰림 등의 증상을 보이는 현상을 말한다. 식도 하부 괄약근의 수축이 원활하지 못한 경우 식도 역류 증세가 나타나게 되는데 기계적 요인, 약물, 호르몬, 술, 담배, 고지방식, 초콜릿, 구풍제 등이 식도 역류의 가능성을 높인다.

② 증상

주 증상은 속쓰림, 가슴앓이(heart burn) 등이다. 만성적인 식도 역류는 식도염, 식도궤양, 식도암을 유발하고, 식도협착으로 인하여 음식을 삼킬 때 통증과 연하곤 란을 일으키기도 한다. 식도 역류를 발생할 수 있는 질병은 그림13-2 와 같다.

③ 식사요법

표준체중 유지 : 비만은 복압을 증가시켜 위 역류를 악화시킬 수 있다. 과식은 위산 분비를 자극하고 위배출을 지연하여 역류를 증가시킬 수 있으므로 소식을 권장한다. 야식을 금하고 잠자기 전 2시간 이내에는 음식을 먹지 않도록 한다. 식도 괄약근을 약화시키는 민트류(페퍼민트, 스피어민트), 초콜릿, 튀김류와 같은 고지방식품, 커피

(디카페인 커피 포함), 알코올 등의 식품을 제한한다. 손상된 식도 점막을 자극하는 식품인 감귤류, 주스류, 토마토제품, 후추, 매운 음식, 섬유소가 많은 거친 음식, 탄산음료, 뜨겁거나 찬 음식 등은 식도 역류 증상과 점막 손상을 시키므로 제한한다.

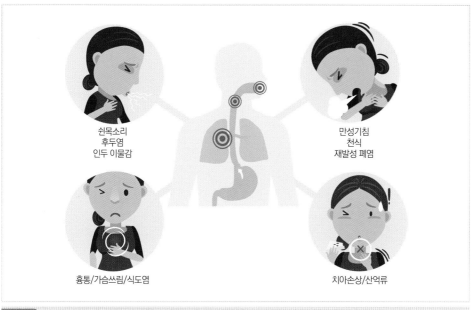

쉰목소리
후두염
인두 이물감

만성기침
천식
재발성 폐염

흉통/가슴쓰림/식도염

치아손상/산억류

그림13-2 위식도역류에 의해 발생할 수 있는 증상과 질환

3) 식도염

① 원인

식도염(esophagitis)은 식도와 위 사이의 괄약근의 기능부전으로 산성 위액이 역류되어 식도 점막에 염증을 일으킨 것으로 식도 아랫부분에서 주로 발생한다.

식도 역류를 일으키는 원인이 식도염의 주원인이 되고 있다.

② 증상

상복부의 흉골 아랫부분에 속쓰림, 구토, 연하통, 연하곤란, 공기 연하증(aerophagia) 등의 증세가 나타난다.

③ 식사요법

식사요법의 목적은 염증이 있는 식도 점막의 자극을 식도역류로 인한 위액의 산성 자극을 감소시키는 것이다. 따라서 식도 역류를 막고 자극이 없는 식사로 열량과 영양소를 공급하는 부드러운 식사가 권장된다.

식도 괄약근압의 감소로 역류현상을 일으키는 식품은 제한하여야 한다. 예를 들어, 지방, 카페인을 포함한 초콜릿과 커피, 술, 흡연, 위장내에서 가스를 배출시키는 박하유(peppermint olis) 등은 하부 식도 괄약근압을 낮추는 식품들이므로 제한한다.

4. 위 질환

1) 급성 위염

① 원인

폭음, 폭식, 특히 지방성 음식의 과식, 부패식품의 과다한 음주, 약제 또는 세균성 식중독, 급성 전염병 등이 원인이다.

② 증상

위 안의 점막이 출혈이 보이며 헐어 있기 때문에 물만 마셔도 속이 쓰리다 그림13-3 .

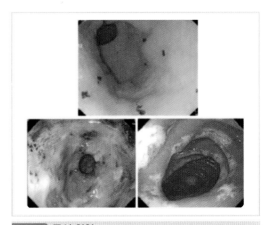

그림13-3 급성 위염

③ 식사요법

위를 보호하기 위해 1일간은 절식하고, 그 후 차, 맑은 국, 과즙 등의 형태로 위장관에서 쉽게 흡수되고 잔사가 거의 없는 맑은 유동식을 공급한다. 절식하고 있는 동안 구토가 있거나 심한 설사가 동반되면 탈수현상이 나타나므로 수분 공급에 유의한다. 음식의 온도는 체온 정도로 조절하며, 개인의 증상에 맞추어서 유동식에서 점차 연식, 정상식사의 단계로 이행한다.

2) 만성 위염

① 원인

만성 위염은 위 점막에 염증이 생겨 위액 분비와 위운동 장애가 나타난다. 헬리코박터균과 진통소염제의 남용, 흡연이 가장 큰 요인이며 폭음·폭식 등의 식사불균형, 자극성 음식의 지속적인 섭취, 정신적 또는 심리적 요인 등도 원인이 되고 있다. 만성 위염은 위산 분비가 과다하게 일어나는 과산성 위염과 노령으로 위선이 위축되어 위산 분비가 저하되는 저산성 위염으로 나눌 수 있다. 만성 위염의 내시경 사진은 `그림13-4` 와 같다.

② 증상

소화불량, 식욕부진, 위부 팽만감, 상복부 통증, 메스꺼움, 변비 등의 증세가 나타나며 장기화되어 악화되면 체중감소와 빈혈 등을 동반하기도 한다. 과산성 위염의 경우 음식물의 자극에 매우 예민하고 소화성궤양과 같이 공복시에 심한 통증을 느끼게 된다. 저산성 위염은 위산에 의한 살균작용이 불충분하여 음식품의 부패 및 발효에 의해 설사가 나타나고 특히 단백질 식품의 소화력이 감소된다.

③ 식사요법

위 점막의 보호와 염증조직을 재생하도록 한다. 특히 만성 위염은 장기적인 병이므로 영양부족이 되지 않도록 유의한다.

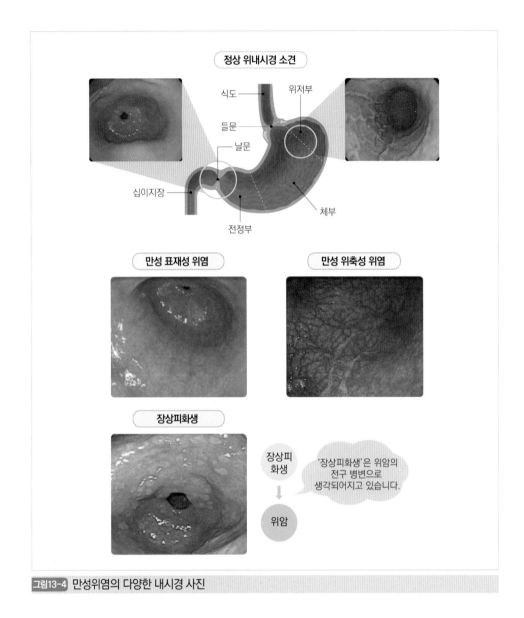

정상 위내시경 소견

식도
위저부
들문
날문
십이지장
전정부
체부

만성 표재성 위염

만성 위축성 위염

장상피화생

장상피화생 → 위암

'장상피화생'은 위암의 전구 병변으로 생각되어지고 있습니다.

그림13-4 만성위염의 다양한 내시경 사진

3) 소화성 궤양

① 원인

일반적으로 위나 십이지장은 위에서 분비되는 산(acid)과 산에 의한 점막의 손상을 예방하는 방어기전 사이의 균형에 의해서 보호되나 이러한 균형이 깨지는 경우 궤양이 발생된다고 볼 수 있다.

◆ 위궤양 : 위 점막을 보호하는 방어기능이 붕괴되어 이로 인해 세포가 파괴되고 궤양이 생기게 된다. 위궤양은 헬리코박터 파일로리(*Helicobacter pylori*)라는 균에 의한 감염이 주요 원

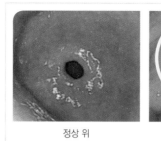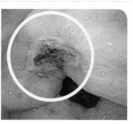

정상 위   위궤양

그림13-5 **위궤양 조직 사진**

인으로 생각되고 있으며, 이 밖에도 흡연, 카페인, 알코올, 스트레스 등의 잘못된 생활습관과 위에서 분비되는 염산과 펩신이 궤양 발생에 관여하는 것으로 알려져 있다. 한편 아스피린 등과 비스테로이드성 항염증 약물(NSAID)의 사용도 위산에 대한 위의 방어기능을 약화시키는 원인으로 생각되고 있다 **그림13-5**.

◆ 십이지장궤양 : 과다한 위산의 분비, 빠른 위배출 시간, 배출된 중화시키는 십이지장의 능력 감소 등을 원인으로 들 수 있다. 십이지장궤양 환자들은 정상인보다 위벽세포가 두 배 이상 많으며, 위산 분비 촉진제에 의한 자극 및 이들 자극제의 민감성이 증가되어 있는 것으로 보고되고 있다. 십이지장궤양 역시 헬리코박터 파일로리균과 비스테로이드성 항염증 약물의 사용이 중요 원인이 되고 있다.

② 증상

가장 흔한 증상은 타는 듯 하거나 갉아내는 듯한 복통을 수반하며, 대개 식사 사이나 한밤중에 발생하나 경우에 따라서는 증상이 전혀 없을 수도 있다. 이 밖에도 메스꺼움, 구토, 식욕감퇴, 체중감소 등이 있으며 위나 십이지장으로부터 출혈이 있을 수도 있다.

③ 식사요법

일반적으로 위산의 분비를 증가시키는 음식섭취, 궤양 증후군을 악화시키는 음식, 식도, 위, 십이지장 점막에 손상을 주는 음식은 제한한다. 또한 안정되고 조용한 분위기에서 편안한 마음으로 식사하도록 한다. 통증이 심할 때는 위에 자극을 주지 않는 부드럽고 소화되기 쉬운 음식을 소량씩 자주 먹는다. 궤양의 빠른 상처 치유를 위해 단백질, 철, 비타민 C 등을 충분히 섭취한다. 술과 알코올음료, 카페인음료(커피,

코코아, 콜라 등) 등은 위산과 펩신의 분비를 자극할 수 있으므로 제한한다. 고춧가루, 후추 등의 자극성이 있는 조미료는 제한한다. 거친 음식, 딱딱한 음식, 말린 것, 튀긴 음식 등은 가능하면 피한다. 잠자리에서 간식을 피하고, 흡연은 위 점막을 자극시키고 궤양을 악화시키므로 피한다. 우유는 칼슘과 단백질이 다량 함유되어 있어 오히려 분비를 증가시키므로 하루에 1컵 정도를 여러 번 나누어 마신다. 특히 소화성 궤양 식사(예 : 시피식사)에서는 우유와 크림을 중심으로 한 부드러운 연식이 이용되었으나 이러한 식사는 철 부족으로 빈혈이 생길 수 있고, 비타민 C 등 여러 가지 영양소가 결핍되기 쉽다. 그러나 급성 단계나 단기간이라면 환자의 심리적인 측면에서 도움을 줄 수 있는 부드러운 연식이나 전통적인 궤양식을 사용해도 무방하다. 위궤양의 치료지침은 그림13-6과 같다.

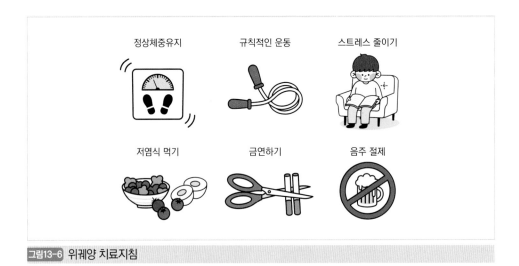

정상체중유지　　　규칙적인 운동　　　스트레스 줄이기

저염식 먹기　　　금연하기　　　음주 절제

그림13-6 위궤양 치료지침

5. 장 질환

장은 영양소의 소화와 흡수에 필수적인 역할을 한다. 따라서 장의 각종 질환은 영양 상태에 결정적인 역할을 하며, 결과적으로 장의 질병은 각종 영양 결핍증의 원인이 된다.

소장의 많은 장애는 보통 흡수 장애(malabsorption)로 나타나며, 이는 췌장 효소의 결핍, 담즙의 분비 부족, 소장의 흡수 용량의 감소 때문이다.

따라서 설사나 흡수 장애 등의 증상은 그 원인이 다양하며, 여러 가지 내장 질환의 한 과정이나 증상에서 초래되는 현상이므로 그 원인을 정확히 규명하여야 하고, 질병에서 병행되는 영양 장애의 대책을 강구하여야 한다.

1) 지방흡수불량증

흡수불량증은 많은 영양소의 흡수에 영향을 끼치며, 그 중에서 지방의 흡수불량증(fat malabsorption)이 가장 흔하다. 식사요법으로 지방 제한 식사(fat restricted diet)가 처방되며 경우에 따라 중쇄중성지방의 사용이 처방되기도 한다.

① 원인

췌장 질환으로 췌장의 리파아제(lipase)가 부족해지면 소화·흡수가 저하되고 장 내에 흡수되지 않은 지방량이 증가한다. 이때의 변은 지방을 다량 함유하므로 지방변(steatorrhea)이라 한다. 또한 담석증, 담관 종양 등으로 담관이 폐쇄되면 지방을 유화시키는 담즙의 분비가 저하되고, 지방의 소화, 흡수는 현저히 감소되어 지방변을 보게 된다. 그리고 장폐쇄, 소장·대장의 누관, 게실증 등으로 장의 연동운동이 저하되거나 회장에 염증이 있거나 절제했을 때에도 지방 흡수 불량이 따른다.

② 증상

체중이 감소되고 설사, 특히 지방변이 흔하다. 정상적인 변 중의 지방은 하루 2~5g 이나, 소화나 흡수에 장애가 있을 때에는 하루 60g 이상이 배출되는 경우도 있다. 많은 비타민 결핍증이 나타나며, 특히 칼슘과 비타민 D 흡수 불량 시에는 골다공증과 골연화증이 발생한다. 또한 철 결핍으로 소적혈구성 빈혈, 엽산과 비타민 B_{12} 결핍시에는 대적혈구성 빈혈이 나타나고, 비타민 K 결핍으로 출혈이 있다.

③ 식사요법

설사를 동반하므로 수분, 전해질을 보충하고, 환자의 상태가 심할 때는 포도당, 아미노산, 알부민, 지방유화액 등의 수액을 정맥영양으로 공급한다. 회복되는 대로 고열량, 고단백질, 고비타민, 고무기질의 유동식으로 경구급식을 시작한다. 지방은 전체 열량의 10% 이하(하루 약 20g 이하)로 제한하며, 장쇄지방보다는 주로 유화지방이나 중쇄중성지방으로 공급한다. 지용성 비타민, 철, 칼륨, 나트륨을 보충하고,

거대적 아구성 빈혈이 있을 때는 비타민 B_{12}와 엽산의 보충이 필요하다.

2) 유당불내증

① 원인

유당불내증(lactose intolerance)은 장 점막에 있는 락타아제(lactase)의 분비 부족으로 유당이 단당류로 분해되지 못하는 증상이다. 따라서 유당불내증은 유당 분해효소가 결핍된 환자들에게 유당을 먹였을 때 나타나는 장내 증상을 뜻한다.

② 증상

유당 분해효소의 결핍으로 유당이 포도당과 갈락토스로 가수분해되지 않으면 유당이 흡수되지 않고 소장내에 남아 있게 된다. 이로 인해 삼투압이 증가하여 소장내로 수분이 들어오고, 소화되지 않은 유당에 대한 세균 발효로 젖산과 다른 저급 지방산(acetic acid, propionic acid, butyric acid), 이산화탄소, 수소가 생성된다. 그 결과 부종, 고창, 경련, 설사, 구토가 발생하나 유당의 섭취를 중단하면 이들 증상은 없어진다.

③ 식사요법

환자가 10~25g의 유당을 섭취할 수 있을 때에는 허용범위 이내의 유제품은 소량씩 몇 번에 나누어 먹을 수 있으며, 찬 우유보다는 따뜻한 우유로 소량씩 섭취하여 내성이 생기면 그 양을 늘린다.

우유를 단독으로 마시는 것보다 전분과 함께 푸딩, 커스터드, 크림수프, 케이크 등의 조리 형태로 먹으면 적응이 잘되는 경우가 많다.

또한 유당 불내증인 어린이에게는 우유 대용품으로 두유가 적당하며, 칼슘, 비타민 D 등을 보충해 주어야 한다.

3) 글루텐민감성 장 질환

① 원인

글루텐민감성 장 질환(gluten-sensitive enteropathy)은 비열대성 스프루(non-tropical sprue) 또는 셀리악 스프루(celiac sprue)라고도 부른다. 밀에 들어 있는 단

백질인 글루텐은 글리아딘과 글루테닌으로 구성되는데 글루텐민감성 장 질환은 글리아딘이 소화흡수장애를 일으키는 질환이다.

② 증상

설사가 주 증상이지만 항상 나타나는 것은 아니다. 영양소가 제대로 흡수되지 않으므로 체중 감소, 빈혈, 골연화증 등이 나타날 수 있다. 이 질병은 유아들이 글리아딘을 함유한 곡류를 먹기 시작할 때 나타날 수도 있지만, 위장관 수술, 스트레스, 임신, 또는 바이러스 감염에 의해서 감춰져 있다가 중년이 된 이후에 나타날 수도 있다. 6개월에서 3살 된 어린이의 가장 일반적인 증상은 설사, 성장 부진, 구토, 복부 팽만, 하루에 10번 이상의 배변, 탈수, 전해질 고갈, 산독증이 일어나고, 변은 회색의 반고체이다. 성인의 경우는 식욕 부진, 체중 감소, 피로, 허약, 변비나 설사, 복부팽만 등이 일어난다.

③ 식사요법

이 질환은 식사에 의해 조절되는 만성 질환으로 간주되며, 식사관리의 목표는 임상적 증상을 완화시키고 흡수기능을 정상화시키며 점막내 융모를 재생시키는 것이다. 이를 위해서는 글루텐 제한이 가장 중요하다. 글루텐 제한식(gluten-free diet)에는 글루텐을 함유하는 밀, 보리, 호밀, 귀리, 기장, 메밀이 제거된다. 대체해서 사용할 수 있는 곡류는 옥수수가루, 감자가루, 쌀가루, 대두가루, 전분이 있다.

4) 급성장염

① 원인

급성장염(acute enteritis)은 폭음, 폭식, 난소화성 음식물의 다량섭취, 식중독, 음식 알레르기 및 약물의 섭취로 일어나며, 이질, 살모넬라, 장염비브리오, 콜레라 등의 세균과 바이러스의 감염으로도 일어난다.

② 증상

설사가 특징이며 복통, 복부 팽만감, 구토 등의 소화기 증상이 나타나고, 감염성인 경우는 발열을 수반한다. 심한 설사로 인한 탈수와 전해질 손실로 오는 탈력감이 나타나며, 음식물 알레르기인 경우에는 기관지 천식, 부종, 두드러기 등의 알레르기 증상도 나타날 수 있다.

③ 식사요법

치료를 위하여 배를 따뜻하게 하고 안정을 취하며, 유독물은 장세척을 통해 씻어 내고, 세균성에는 항생물질을 사용한다. 식욕이 없으면 장관이 안정을 위하여 1~2일 간 금식시키고, 탈수 상태일 때는 묽은 보리차를 마시게 하거나 생리식염수를 주사한다. 식욕 회복과 함께 미음이나 지방분이 적은 수프 등의 유동식에서 차츰 죽·삶은 국수·토스트·비스킷 등의 반유동식(연식), 경식으로 이행한다(이 기간은 5~6일). 부식으로 지방이 적은 생선살, 삶은 채소, 달걀 등을 섭취한다. 우유는 증세에 따라 곧 설사를 하는 수도 있으므로 처음 2~3일은 사용하지 말고 수일 경과 후 미음에 섞어 공급한다. 생과일이나 탄산음료, 알코올음료는 좋지 않다. 또 고추나 후추 등의 자극적인 향신료는 사용하지 말고, 온도가 지나치게 차갑거나 뜨거운 것도 피한다.

5) 만성 장염

① 원인

급성 장염에서 이행할 때가 많고 과음, 과식, 불규칙한 식습관, 약물의 상용(설사제), 만성질환(장결핵, 궤양성 대장염, 아메바성 이질, 암, 간장·췌장·신장의 질환 등), 비타민 결핍증 등이 원인이 된다.

② 증상

설사, 식욕 부진, 복부 팽만감, 복부의 불쾌감, 복통, 소화되지 않은 변, 가스, 배에서 소리가 나는 것 등이다. 소화·흡수 불량의 정도에 따라 체중감소 및 빈혈 등의 증상이 나타난다.

③ 식사요법

식사요법의 목적은 손상된 장 점막을 자극하지 않고 소화가 용이한 식품을 선택하여 영양소 흡수가 최대가 되도록 하는 데 있다. 식사는 육류 중 결체조직이 많은 부위는 피한다. 1일 6회 이상의 식사로 장에 자극을 줄이면서 영양소 흡수를 최대한으로 한다. 가스를 발생시키는 식품이나 강한 향신료는 피한다. 지방도 많은 양은 소화되지 않고 장벽을 자극하여 설사를 일으키므로 제한하고, 유화지방인 우유, 달걀, 버터 등을 적정량으로 사용한다. 당분 함량이 많은 과자류는 대장 내에서 발효하여 장을 자극하므로 제한한다. 생우유는 설사하기 쉬우므로 음식에 혼합하여 사용하는 것이 좋다. 알코올음료나 탄산음료도 장운동을 자극하므로 섭취를 금한다.

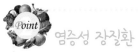

Point 염증성 장질환

염증성 장질환 – 크론병	염증성 장질환 – 궤양성 대장염	염증성 장질환 – 베체트병
• 위, 소장, 대장과 항문까지 어느 부위에서나 나타나는 염증성 장질환 • 복통, 설사, 발열, 치루 등이 다양하게 나타남 • 관절염, 피부궤양, 포도막염, 상공막염 등 눈, 피부, 간, 담관, 신장 등에도 나타남	• 점막 또는 점막하층에 염증 또는 궤양이 생기는 질환 • 설사, 대변 절박증, 경련성 복통, 부종, 발열 등이 나타남 • 괴저 농피염, 구강 궤양안질환, 관절염, 담관염이 생길 수 있음	• 완치가 어려우며 고통을 줄이기 위해 체내 면역과 염증 조절을 위해 약물치료 꾸준히 시행 • 내과적 치료 실패의 경우 수술 고려 • 복통, 설사 등으로 영양조절, 식이 조절 중요 • 체중감소, 영양불량 예방을 위한 음식 섭취 관리

6) 크론병

크론병(Crohn's disease) 또는 국부적 장염(resional enteritis)은 만성적이며 소장 또는 대장 모두에서 나타나고 특히 회장과 대장에서 흔히 잘 발생되는 궤양성 염증성 질환이다. 궤양의 범위는 장 내의 점막층에만 제한되지 않고 장벽을 통과하면서 광범위하게 발생하여 협착, 폐색, 누관 형성 및 농양 등을 수반한다.

① 원인

원인은 아직 불분명하나 세균이나 바이러스에 의한 감염, 면역 이상, 유전적 요인 등이 거론되며, 유전적인 요인을 지니고 있는 사람에게 여러 가지 환경적인 요인이 작용하여 발생하는 것으로 보고되고 있다.

② 증상

식욕 부진, 발열, 체중 감소, 복통 등이며, 어린이의 경우 성장 부진 등이 나타난다. 장 협착이나 누공을 초래하기도 하며, 장출혈로 인한 빈혈, 비타민 결핍증, 흡수 불량증 등 영양 결핍이 초래된다.

③ 식사요법

식사는 고열량, 고단백질, 저지방, 저잔사식을 공급한다. 만성 염증성 장 질환에서 신장 결석이 생길 수 있어서 식사에서 칼슘과 지방은 감소시키고 수산의 함량이 높은 식품은 제한한다. 그 밖에도 비타민 및 무기질의 보충이 필요하다. 급성기에는 유동식, 경장영양 및 정맥영양을 공급하고 증상이 완화되면 일반식으로 이행한다.

7) 만성 궤양성 대장염

① 원인

만성 궤양성 대장염(chronic ulcerative colitis)은 대장의 점막층에 염증과 궤양을 일으키는 만성 질환으로 염증 범위는 직장에만 국한되는 경우부터 전체 결장에 퍼져 있는 경우 등 다양하다. 원인은 아직 불분명하나 최근 스트레스에 의한 심신적 요인, 세균 감염, 식사성 알레르기, 자율신경장애, 자가면역현상 등이 원인으로 주목을 받게 되었다.

② 증상

식욕 부진, 메스꺼움, 복통, 구토, 점액이 섞인 피설사 등이며, 어린이인 경우에는 성장 부진을 나타낸다. 더욱 악화되면 탈수, 고열, 저단백혈증, 전해질 이상, 빈혈, 체중 감소 등이 일어나며, 영양 상태를 극도로 악화시킨다. 이 병에 걸린 환자들은 흔히 기분이 우울하고 신경질적이며, 정서적으로 불안정한 양상을 보이기도 한다.

③ 식사요법

성인의 경우 체중 유지 및 회복에 필요한 열량을 공급하고, 어린이의 경우 성장발달을 유지할 수 있도록 1일 체중 kg당 35~45kcal의 충분한 열량을 섭취한다. 1일

체중 kg당 1.5~2.5g 정도로 고단백질과 생물가가 높은 단백질 식품의 공급이 필요하다. 염증성 장 질환 환자는 여러 가지 비타민과 무기질이 결핍될 위험이 높으므로 정상인 권장량의 1~5배 이상의 복합 비타민과 무기질 제제를 보충하여야 한다. 특히 염증 치료를 위한 약물의 사용으로 인한 엽산 결핍이 우려되므로 엽산의 보충이 필요하다. 질환의 급성 단계나 염증 부위의 물리적 자극을 최소화하고 변의 장 통과시간을 늦추기 위해 저섬유소식이나 저잔사식이 필요하다.

8) 설사

설사(diarrhea)는 수분이 많은 변을 잦은 횟수로 배설하는 증상으로, 임상적으로는 배변 횟수가 하루 4회 이상, 대변량이 하루 250g 이상의 묽은 변이 있을 때를 보통 설사라 칭한다. 또한 성인에서 4주 이상 지속되는 설사를 만성 설사라 하고, 그 이하를 급성 설사라 한다. 설사 환자에게 가장 기본적인 영양지침은 수분과 전해질의 보충이다.

① 원인

장벽의 수분 흡수력 저하, 장내 분비액의 증가 및 장의 연동운동이 항진되는 등 기능 이상이 초래되어 다량의 액체 변을 배설한다. 또한 흡수되기 어려운 고삼투성 물질이 많아지면 설사를 초래하기도 한다(삼투성 설사). 폭음, 폭식, 복부의 냉각(물리적 자극), 부적당한 음식물 섭취, 바이러스, 약제 및 알레르기 등이 원인이 되며, 증상의 경과에 따라 급성과 만성으로 분류한다.

② 증상

식욕 부진 복통, 설사, 복부의 불쾌감, 권태감 등이며, 중증인 경우 발열도 있다. 설사의 성상은 점액이 섞이기도 하는데, 소장보다 대장에 병변이 있는 경우 더욱 심하며 탈수현상을 초래한다.

③ 식사요법

급성설사일 경우 복통과 설사가 섞인 경우 1~2일 절식하고 변의 상태를 보아 당질 중심의 유동식, 연식으로 이행시키며 이 사이에도 수분 보급을 위해 탕이나 차를 공급한다. 소화되기 쉬운 것으로, 영양가 높은 식품을 부드럽게 조리하여 제공한다.

304 교양인의 식생활과 건강

섬유소가 많은 채소와 과일, 발효되기 쉬운 식품, 지나치게 차거나 뜨거운 음식 등은 장 점막을 자극하여 장의 연동운동을 촉진하므로 피한다. 유지류는 설사를 일으키 므로 소화·흡수가 쉬운 버터, 크림, 마요네즈 등의 유화지방을 소량 사용한다. 우유 는 영양가가 높은 식품이지만 설사를 촉진하므로 초기에는 피한다.

만성설사의 식사요법은 저 섬유식을 원칙으로 하며, 체중과 조직단백질의 급격한 감소를 막기 위해 열량과 단백질을 적당한 양으로 공급해야 한다. 설사로 인해 흡수 에 손상을 일으켜 전해질, 무기질 등의 손실이 있으므로 보충이 필요하다. 탈수로 인 해 많은 양의 액체 섭취(2~3 L/일)가 필요하며, 설사로 인한 체내의 수분 손실을 보 충할 수 있도록 과일주스 및 고깃국물을 식사에 첨가한다.

9) 변비

변비(constipation)는 흔한 소화기 증상으로 결장 안에 대변이 수일 이상 머물러 있고 배변 시간도 불규칙한 경우를 말한다.

① 원인

정상인의 대변의 무게는 하루 35~225g으로 식사를 충분히 못하거나 물을 충분히 마시지 않거나 배변습관이 불규칙하거나 나이, 운동부족, 임신, 환경변화 등에 의해 변비가 생길 수 있다. 특히 젊은 여성의 경우 식이섬유 섭취부족으로 인한 대변양 감 소가 변비의 주 원인으로 알려져 있다. 또 신경계질환, 근육질환, 갑상선 기능 저하 증, 당뇨병, 약물복용, 대장암 등으로 인해 변비가 생길 수 있다.

② 증상

변비 증상은 체중감소, 혈변, 빈혈, 발열 등 증상이 있는 경우, 대장암이나 염증성 장질환의 과거력 또는 가족력이 있는 경우에 나타나며, 50세 이상은 변비가 심해지 면 복부 팽만감과 압박감을 느끼게 되고, 장내에 생긴 중독물질이 흡수되어 두통, 식 욕감퇴, 구역질, 피로감, 불면 등이 온다. 배변 시 항문 부위의 통증이 있다 그림13-7 .

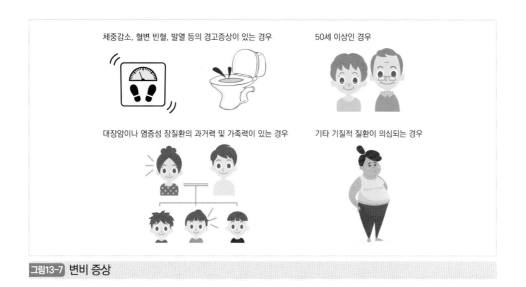

체중감소, 혈변 빈혈, 발열 등의 경고증상이 있는 경우

50세 이상인 경우

대장암이나 염증성 장질환의 과거력 및 가족력이 있는 경우

기타 기질적 질환이 의심되는 경우

그림13-7 변비 증상

③ 식사요법

변의 용적을 늘리며 장내 통과시간을 빠르게 하므로 전곡, 과일, 채소 및 해조류를 충분히 섭취하는 고섬유식 식사를 한다. 적당량의 지방 섭취는 촉변작용이 있으므로 기름을 이용하여 조리한다. 충분한 수분 섭취를 통해 변을 부드럽게 하기 위해 수분을 충분히 섭취한다(8~10 컵/일). 가스를 발생시키는 탄산음료, 특히 조기 공복시에 차가운 물이나 우유는 장의 운동을 자극해서 효과적이다. 탄닌은 수렴작용이 있어 변비를 초래하므로 감, 포도껍질, 덜 익은 바나나, 차, 도토리, 코코아, 초콜릿 등의 과식을 피하도록 한다.

10) 게실염

① 원인

게실염은 대장의 장의 점막이 장 밖으로 탈출되어 꽈리모양의 작은 주머니가 생기는 질환으로 오랜 기간의 저섬유소식으로 발생된다. 이 게실은 주로 S자 모양의 결장에서 발견되는데, 많은 게실이 존재할 때에는 다발성 게실증이라고 한다. 게실 내에 변이 축적되면 염증을 일으키며 궤양과 천공까지 생기는데 그림13-8, 이 경우에는 수술이 필요하다.

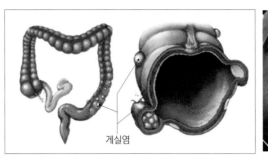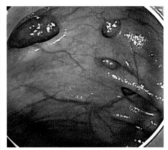

게실염

그림13-8 대장 게실염

② 증상

증상은 복부 팽만, 복통, 설사, 변비, 식욕 부진, 메스꺼움 등이 있고, 화농으로 발열이 있거나 누관, 출혈이 있을 때에는 약물치료와 수술이 필요하다.

③ 식사요법

고섬유소 식사는 부드럽고 부피가 있는 변을 형성하여 대장을 더 빨리 통과하고 더 쉽게 배변되므로 결장내의 압력을 낮출 수 있어 게실증 환자에게 권장되고 있다. 그러나 급성 게실염인 경우에는 초기에 저잔사 식사로 시작하여 점차적으로 고섬유소 식사를 공급하도록 한다. 또한 노년기의 게실염을 예방하기 위해서는 고섬유소 식사와 물을 충분히 섭취하는 것이 필요하다.

저잔사 식사를 할 때는 여러번 나누어 섭취하고 천천히 식사하며 충분히 씹어서 먹도록 한다.

제2절　골격계 질환

1. 골격(뼈)

골격계는 성인의 경우 206개의 뼈와 그것을 연결하는 연골(cartilage), 관절(joint articulation), 인대(ligament), 결합조직, 조혈조직으로 구성되어 골격을 형성하고 있다. 뼈를 구성하고 있는 주성분은 칼슘, 인, 마그네슘, 그 외에 K, F, Na, Fe 등이다. Ca과 P은 인산칼슘으로 뼈에 침착된다.

1) 뼈의 생리적 기능

신체를 지탱하는 지지작용이 있다. 신체의 기관과 장기를 보호하는 보호기능과 칼슘, 인 등의 무기질을 저장하는 저장기능이 있다. 골수에서 혈구(백, 적)를 생산하는 조혈작용을 가진다. 또한 근육의 부착점이 되어 수의운동을 하는 운동 작용을 하며 저장된 무기질을 체내에 공급하는 공급기능을 한다.

2) 뼈의 생리·해부학적인 특성

뼈가 단단한 것은 무기질 성분(inorganic substance)이 많기 때문인데, 뼈 무게의 2/3를 차지하고(인산칼슘이 85%, 탄산칼슘이 10%), 나머지 1/3은 유기질(organic substance)이다. 뼈는 10대까지는 골화현상(ossification)에 의해 길이가 먼저 자라고, 20대부터는 골 기질이 더욱 단단해져 30대 중반까지 이어져 최대 골량에 도달한다. 그러나 35세 이후에는 파골세포의 활성화로 뼈의 치밀도도 점차 감소한다. 뼈는 파골세포(osteoclasts : 골분해세포)에 의해 녹아내리고, 녹아내린 부위는 조골세포(골합성세포 : osteoblast)에 의해 다시 뼈로 채워진다. 남자는 여자보다 골밀도가 25~30% 정도 더 높고, 여자의 뼈강도는 남자보다 약 10% 약하다(대퇴골 1cm^{3}당 약 900kg). 폐경기가 되면 난소는 뼈의 약화를 방지하는 에스트로겐이 중단되고, 뼈가 녹아 질량이 급속하게 감소된다. 이 결과로 골다공증으로 이어진다. 일생동안 여성은 최대골량의 1/3 가량, 남성은 1/4 가량의 골손실이 일어난다.

3) 뼈의 구성

인체의 골격은 그림13-9 와 같이 이루어져 있다.

① 두개골(Skull)

뇌두개골(두정, 측두, 전두, 설상, 사골, 후두)과 안면골(비, 관, 상악, 구개, 누, 하비갑개, 서, 하악)로 구성되고 있다.

② 척추(Vertebral column, Back Bone)

경추(cervical vetebral), 흉추(thoracic vertebral), 요추(lumbar vertebral), 천골(sacrum), 미골(cocyx), 골반(palvis), 흉곽(thorax)으로 구성된다.

③ 상지골(upper limb)

척골은 요골보다 약 2cm 길다. 쇄골, 견갑골, 상완골, 요골, 척골, 수근골, 중수골, 지골로 구성된다.

④ 하지골(lower limb)

대퇴골, 경골, 비골, 슬개골, 족골 등으로 구성된다.

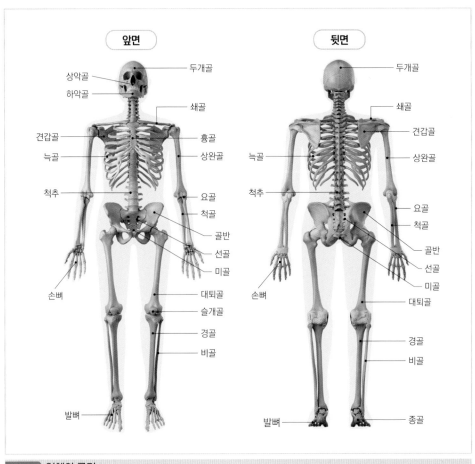

그림13-9 인체의 골격

2. 골의 구조 및 분류

1) 골의 구조

골의 구조는 그림13-10 과 같다.

① 치밀골

주로 골세포층으로 장골과 골격의 겉부분이며 단단하고 대사율이 낮다. 전체 골격의 80%를 차지한다.

② 해면골

주로 골기질로 구성되며 손목, 발목, 척추, 골반 등의 짧은 뼈(short bone)이며 치밀골 안쪽 위치하고 망상구조이며, 대사율이 높다. 전체 골격의 20%를 차지한다.

③ 골막

골표면에 단단히 부착되고 있다.

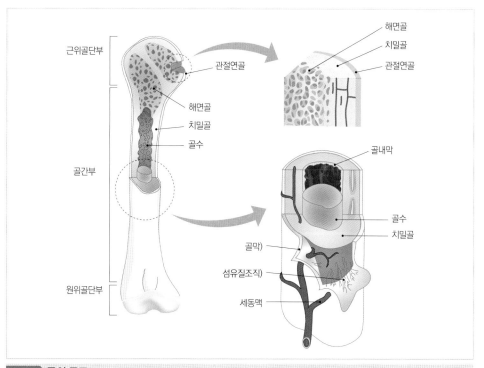

그림13-10 골의 구조

2) 형태에 따른 분류

골은 형태에 따라 그림13-11 과 같이 분류한다.

① 장골(Long bone)

장골은 길이가 긴 뼈이며 골간(Diaphysis)와 두 개의 골단(Epiphysis)으로 이루어지고 있고 내부에 골수강(Medullary canal)을 가진 관상골(Tubular bone)이 있다.

② 단골(Short bone)

단골은 짧은 뼈이며 표면층만 얇은 치밀골이며 대부분은 해면골로 구성되어 주로 손목과 발목에 존재한다.

③ 편평골(Flat bone)

편평골은 얇고 편평한 뼈이며 두 개의 편평한 치밀골 사이에 해면골이 존재(Sandwich pannel 구조)하며 흉골, 늑골, 두정골이 편평골 형태이다.

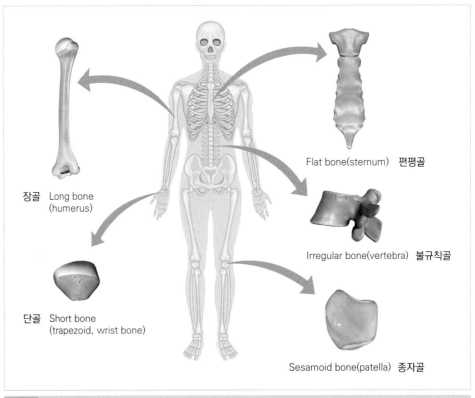

장골 Long bone (humerus)

단골 Short bone (trapezoid, wrist bone)

Flat bone(sternum) 편평골

Irregular bone(vertebra) 불규칙골

Sesamoid bone(patella) 종자골

그림13-11 골의 형태적 분류

④ 불규칙골(Irregular bone)

불규칙골은 모양이 복잡한 뼈하고 대부분은 해면골로 구성되며 얇은 치밀골 층으로 둘러싸여 있고 척추, 두개골 일부가 불규칙 형태를 띠고 있다.

3. 관절의 구조와 기능

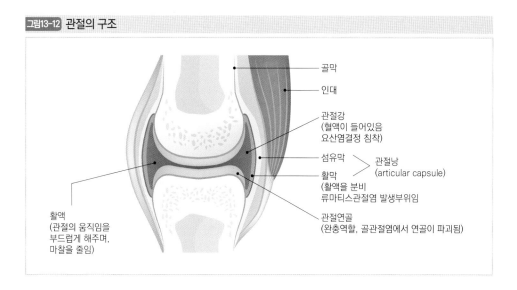

그림13-12 관절의 구조

골막

인대

관절강
(혈액이 들어있음
요산염결정 침착)

섬유막

활막
(활액을 분비
류마티스관절염 발생부위임)

관절낭
(articular capsule)

관절연골
(완충역할, 골관절염에서 연골이 파괴됨)

활액
(관절의 움직임을
부드럽게 해주며,
마찰을 줄임)

관절(joint)은 두 개 이상의 뼈가 연결되는 부위로 그림13-12 와 같다. 인대(ligamnet)는 뼈와 뼈를 연결하는 결합조직이며, 관절염은 주로 활막 관절에 발생하고 활막 관절은 무릎, 손가락, 고관절 등 움직임이 많고 자유로운 관절이고 관절 연골, 관절낭, 인대 등으로 이루어지고 있다. 또한 활막은 활액을 분비한다.

4. 골격근의 구성과 작용

척추동물의 골격근은 양 끝을 서로 다른 골격에 붙어 있어서 근육이 수축하면 양쪽 뼈를 서로 잡아 당기게 된다. 따라서 골격은 여러 근육에 의해 움직이게 되며, 강직하고 관절을 가진 지렛대 작용을 한다 그림13-13 .

대부분의 근육은 건(힘줄 : tendon)에 의해 골격에 부착된다. 근육이 수축할 때 몸의 중심 쪽에 고정되어 있는 끝을 기점(起點), 반대 끝 부분을 착점(着點)이라 한다.

그리고 근육의 가운데 비대해진 부분을 근복(筋腹)이라 한다.

근육은 잡아당기는 힘은 있으나 밀어내는 작용은 할 수 없다. 이는 굴근(flexor)과 신근(extensor)으로 길항적인 작용에 의해 신체활동을 가능케 한다.

★ 밀어내는 작용 : 길항근이 잡아당기기 때문에 수축했던 근육이 이완된다.

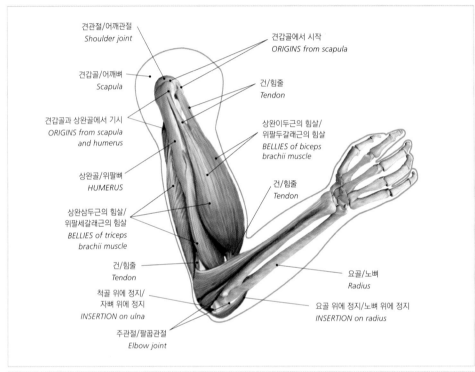

그림13-13 팔의 골격과 근육

5. 골격대사에 영향을 미치는 호르몬

골격대사에 영향을 미치는 호르몬은 **표13-2**와 같다.

표13-2 골격대사에 영향을 미치는 호르몬

호르몬	기능
부갑상선 호르몬	• 신장에서 1-하이드록시라아제(1-hydroxylase)와 $1,25(OH)_2D_3$ 증가 • 뼈와 칼슘 용출 증가 • 신장에서 인의 재흡수 감소, 신장에서 칼슘의 재흡수 촉진

호르몬	기능
비타민 D	• 소장에서 칼슘과 인의 흡수 증가 • 신장에서 인의 재흡수 증가 • 골다공증 예방
칼시토닌	• 파골세포에 의해 뼈의 용출 감소 • 신장에서 인의 재흡수 감소 • 뼈의 칼슘 축적 증가 • 혈중 칼슘의 감소
성장호르몬	• 연골과 콜라겐 합성을 자극 • 1,25(OH)$_2$D$_3$의 생성과 칼슘의 흡수 증가 • 과잉 시 거대증이나 거인증 발생 • 부족 시 어린이에게 왜소증 유발
에스트로겐	• 부족 시 뼈에서 칼슘 용출 증가와 골다공증 유발
갑상선호르몬	• 과잉 시 뼈에서 칼슘 용출 증가로 골다공증 유발 • 부족 시 어린이의 경우 성장지연과 어른의 경우 뼈의 대사율 감소
인슐린	• 조골세포에 의해 콜라겐 합성 촉진 • 부족 시 성장지연과 골질량 감소

6. 골 질환

1) 골다공증

칼슘대사 불균형으로 인한 골질량의 감소에 의한 대사성 골질환이며, 조골세포에 비해 파골세포의 활성이 크게 증가하여 골질량, 골밀도가 감소한다. 작은 충격에 의해서도 쉽게 골절되며 발병률은 남성보다 여성이 높다. 최대 골질량이 낮고 칼슘섭취량이 적으며 폐경으로 인한 에스트로겐의 감소로 인해 발생한다.

① 월발성 골다공증(primary osteoporosis)

• 폐경기성 골다공증(제1형)

에스트로겐 분비가 부족해지면 해면골이 많은 골격 조직에 영향을 준다. 주로 요추 파열골절을 일으킨다. 마른 여성의 골다공증 발병 비율이 높다(지방세포가 에스트로겐 합성 비율에 영향을 미친다).

- 노인성 골다공증(제2형)

노화에 의한 골 손실로 70세 이후의 남성, 여성 모두에게서 발생한다. 해면골, 치밀골에 모두 영향을 받는다. 골반 골절이 오며 $1,25(OH)_2D_3$ 합성 감소, 부갑상선 호르몬 활성 증가가 원인이다.

② **이차성 골다공증(secondary osteoporosis)**

약물의 사용, 특정 질환에 의한 뼈조직의 손실 때문에 발생한다. 갑상선 기능 항진증, 부갑상선 기능 항진증, 부신 피질 기능 항진증, 스테로이드 과다 분비 질환, 신장질환, 만성 간질환 등에서 온다. Corticosteroid, heparin, 갑상선 호르몬 등의 약물 사용해서 치료한다.

③ **골다공증 위험요인**

- 성별과 종족 : 여성이 남성보다 발병률이 높고, 동양인, 백인이 흑인에 비해 발병률이 높다.
- 연령 : 20, 30대에서 골질량이 최대이고, 이후 유지, 45세 이후에는 일정 비율로 감소한다. 노령화에 따른 활동량 감소, 칼슘섭취 부족, 흡수율 감소, 배설량 증가, 호르몬 불균형 등에 의해 골다공증이 발병한다.
- 에스트로겐 : 부갑상선 호르몬 작용 억제, calcitonin 작용을 촉진한다. 무월경, 생리불순, 조기폐경, 난소절제, 출산 무경험의 경우 빈도가 높다.
- 신체활동 : 신체활동은 뼈의 재생이 촉진된다. 노년기 질병, 의욕상실, 입원 등이 골다공증 유발 요인이다. 만성질환과 약물복용 시 골다공증이 유발된다.
- 식사요인, 알코올, 과량의 카페인 : 칼슘 흡수 방해, 칼슘 배설을 촉진한다.
- 니코틴 : 에스트로겐 분비를 저하시켜 골 손실량이 증가한다.

④ **골다공증에 영향을 미치는 요인**

칼슘은 최대 골질량 확보에 중요하며 인은 칼슘과 함께 뼈를 구성하는 성분으로 적당량 섭취했을 때 부갑상선 호르몬을 자극하여 간접적으로 칼슘 재흡수 증가시키고 배설을 감소시킨다. 또한 인을 지나치게 섭취 시 부갑상선 호르몬 분비를 자극하여 뼈가 손실한다. 인은 성인의 경우 인과 칼슘 비율로 1:1을 권장하고 어육류, 달걀, 유제품, 곡류에 인이 많이 들어 있다. 탄산음료의 과잉섭취는 칼슘/인 섭취 비율에 영향을 주어 흡수가 방해된다. 비타민 D는 칼슘 흡수에 필수적이며 노인은 비타민 D 섭취 부족 및 야외활동 부족으로 결핍이 흔해 골절이 발생되기 쉽다. 노화가 진행될수록 비타민 D_3의 합성능력 감소되기 때문에 섭취를 통해 비타민 D의 섭취를 보충한다. 비타민 D_2(ergocalciferol)는 효모, 버섯 등의 식물성 식품에 많이 들어 있고 비타민 D_3는 고등어, 간유, 난황 등 동물성 식품에 많이 들어 있다. 그래서 비타민 D 강화 우유, 시리얼 등에 첨가하여 비타민 D를 섭취한다. 단백질은 최대 골질량 유지에 중요하고 과량의 동물성 단백질은 소변 중 칼슘 배설을 증가(단백질 1g당 1mg)시켜 1g 단백질 대사되는 경우 1mg의 칼슘이 소변으로 배설된다. 함황 아미노산 배설에 따른 칼슘용출이 증가되고 육류에 다량 함유된 인은 칼슘의 배설을 촉진한다. 이소플라본이 많이 함유된 대두 단백질로 섭취로 골질량이 증가한다.

식이섬유소는 피틴, 수산은 장관 내 칼슘, 마그네슘, 아연, 철분 등의 흡수를 방해해 분변으로의 배설이 증가하며 과량의 섬유소 섭취는 무기질의 흡수 방해, 골질량을 저하시킨다. 비타민 K는 Osteocalcin(뼈세포 단백질)의 합성에 필요하고 과잉석회화 방지, 골절 위험 예측 기준이 된다. 또한 비타민 K 섭취 부족한 여성노인은 엉덩이 골절 위험이 증가한다. 마그네슘은 체내 마그네슘의 반 이상이 뼈에 저장되며 부족 시 뼈의 칼슘 농도 저하로 골 용해를 촉진시키고, 골 생성이 감소된다. 칼슘 과잉 섭취는 마그네슘 흡수를 방해하며 칼슘 : 마그네슘 = 2 : 1 정도 섭취를 권장하고 있고 견과류, 두류, 곡류식품에 풍부하게 존재한다. 불소는 조골세포 수의 증가, 골격 표면의 견고성을 증가시키며 골다공증 환자에게 고농도 투여 시 척추골밀도가 증가하였다는 보고가 있으나 골절의 효과는 불명확하다. 불소 과잉 섭취 시 견고성의 증가로 골절율이 증가한다. 나트륨은 과량 섭취 시 뼈를 용해시켜 소변 중 칼슘 배설이 증가하며 노인의 경우 짠맛에 둔감해져 나트륨 섭취가 많은 반면, 칼슘 섭취는 줄어들게 된다.

⑤ **골다공증의 치료**

식사요법은 젊었을 때 충분한 칼슘을 섭취하여 최대 골질량을 확보한다. 운동요법은 육체적인 활동은 조골세포를 자극하여 뼈를 재생하며 골격에 물리적인 힘이 가해지는 운동을 한다. 칼슘보충제 복용은 우유, 유제품을 통한 칼슘 섭취가 어려울 때 복용하며 무기질 등의 흡수 저해, 변비 등을 초래한다.

또한 장기간 사용 시 고지혈증, 고칼슘뇨증, 요결석증 등의 부작용을 초래한다. 비타민 D는 칼슘과 함께 사용하지 않을 경우 독성이 우려된다. 칼슘과 함께 calcitriol(vitamin D_3)을 보충되며 보충제 사용 시 고칼슘뇨증, 고칼슘혈증에 주의해야 한다. 에스트로겐은 골다공증 환자 중 폐경기 여성 치료에 중요하며 이소플라본은 에스트로겐의 화학구조와 유사하여 식물성 에스트로겐으로 작용한다. 칼시토닌은 부갑상선 호르몬 효과를 방해하여 파골세포 작용을 억제하며 특히 요추뼈의 골밀도가 증가되고, 골다공증 재발을 억제한다. 칼시토닌은 통증이 심한 경우 증상 완화 효과가 있으나 가격은 비싸다.

Point 뼈를 건강하게 하려면 어떻게 할까요?

1. 편식하지 않고 여러 가지 식품을 골고루 섭취한다.
2. 칼슘이 많이 함유된 식품을 하루 2~3차례 이상 섭취한다.
3. 비타민 D를 충분히 섭취한다.
4. 과다한 단백질의 섭취를 삼가한다.
5. 과다한 양의 섬유소 섭취는 피한다.
6. 음식은 되도록 싱겁게 먹는다.
7. 과음은 피한다.
8. 담배를 피우지 않는다.
9. 커피, 탄산음료, 인스턴트 식품의 과도한 섭취를 피한다.
10. 정상체중을 유지한다.
11. 체중이 실리는 운동을 규칙적으로 한다.

2) 골관절염

① 특징

퇴행성 관절염, 만성 질환, 가장 흔한 관절염이며 위험요인은 비만, 여성, 노화, 백인, 높은 골밀도, 과다한 관절 사용으로 인한 손상이다. 연골 손상으로 인한 관절통과 관절의 변형이 오며 연골 손상 시 부종, 통증, 관절이 변형되면서 뼈가 비정상적으로 자란다. 팔과 다리 관절, 엄지손가락에 많이 발생된다. 특히 관절염은 체중을 지탱하는 무릎, 척추, 고관절에 많이 발생하며 체중과다, 비만인에 많이 발생한다.

② 원인

연골세포의 합성과 분해 역할 균형이 깨지게 되거나 연골세포의 지나친 부하, 세포 자극 감소, 유전적 요인, 전신 질환 등에 의해 관절염이 발생한다. 또한 관절의 과다 사용과 비대칭적인 염증으로 연골 파괴 시 발생한다.

③ 증상

초기에는 관절 부위가 뻣뻣하고 가벼운 통증이 유발되며 춥고 습기 많은 날, 저녁에 더 통증이 더 심하다. 증상은 관절이 붓거나 관절 부위 통증, 열이 발생되며 관절에 물이 차고 부으며 소리가 나고 무릎 운동 시 걸린다. 통증은 연골 마모 상태가 진행되어 신경에 충격이 가해져 발생한다.

④ 치료

관절염 치료는 약물요법, 물리치료, 식사요법, 운동요법, 수술요법 등이 있다.

약물요법은 NSAIDS(아스피린, 아세트아미노펜) 등의 진통제, 스테로이드, Gu-cosamine, 황산 콘드로이친, 허브, 오일 등을 사용한다.

운동요법은 근육의 강도를 높이는 운동이 필요하나 심한 운동은 피해야 된다. 체중부하가 없는 유산소 운동으로는 스트레칭, 수영, 아쿠아 에어로빅 등을 이용한다. 수술요법은 연골 재생을 위한 세포이식, 연골이식, 관절 성형, 인공관절 치환술 등이 있다. 식사요법으로 생선의 불포화지방산은 관절염의 염증 반응억제에 도움을 준다. 비타민 A는 오렌지와 계란, 우유와 레드채소에 풍부하고 항산화작용을 가지고 있다. 비타민 D는 참치, 연어 등과 같은 지방이 풍부한 음식과 치즈, 계란노른자 등에 함유되어 있으며 고관절에 도움이 되는 좋은 음식으로 추천되는 영양소이다.

3) 통풍

① 특징

통풍(gout)은 체내 퓨린 대사 이상으로 요산(uric acid)이 비정상적으로 체내 축적돼 극심한 통증을 유발한다. 요산나트륨이 연골, 관절, 조직에 축적되어 통풍 결절 형성한다. 귓바퀴, 발가락, 무릎, 팔꿈치 등의 관절에 발생한다. 35세 이상 남자에게 많으며, 여성은 폐경기 이후 발병률이 높고 특히 비만 환자에게 많으며 과식, 과음, 심한 운동 시 발병률이 증가한다.

② 원인

외인성 요산, 내인성 요산이 더 중요한다. 일반적으로 외인성 요산은 내장, 육즙, 등푸른 생선, 조개, 멸치국물, 곡류, 두류 및 배아 섭취 후 다량 생산이 되며 내인성 요산은 체내 세포 파괴 시 일어난다. 요산 생성량이 증가하고 배설량은 감소한다. 기아, 스트레스, 과량의 알코올, 과식, 과로, 육류 과다섭취, 항결핵제의 사용은 요산 배설을 감소시킨다. 장기간 높은 혈중 요산 농도가 지속되면 증상이 나타난다.

③ 증상

엄지발가락 관절이 빨갛게 부어 오른다. 통풍 결절 융합하면 만성 관절염을 유발한다. 장기 침범 시 통풍성 신우염, 통풍성 신결석이 발생한다.

④ 식사요법 표13-3

Purine 함량 높은 식품 섭취를 엄격히 제한한다. 수분 섭취 증가로 퓨린의 배설이 증가한다. 비만의 경우 체중조절이 필요하다. 급격한 체중 감소는 케톤체 생성을 촉진하여 요산 배설을 억제한다. 전체 단백질 섭취량보다 육류와 해산물 섭취량 증가 시 혈액 내 요산이 증가한다. 심한 경우 1일 100~150mg 정도로 퓨린 섭취를 제한한다 표13-3. 요산 배설의 촉진을 위해 하루 2.8~3L 정도 수분을 섭취해야 한다. 고탄수화물, 중단백질, 저지방식을 권장한다. 한편 저지방 유제품, 비타민 C, 포도주는 통풍예방 효과가 있다. 맥주, 알코올은 요산을 상승시킨다.

표13-3 식품100g 당 퓨린 질소함량

권장식품	주의식품	
적은 식품(0~15mg)	중간 식품(50~150mg)	많은 식품(150~800mg)
달걀, 치즈, 우유 곡류(오트밀, 전곡 제외), 빵 채소류(나머지), 과일류, 설탕	고기류, 가금류, 생선류, 조개류 콩류(강낭콩, 잠두류, 완두콩, 편두류) 채소류(시금치, 버섯, 아스파라거스)	내장부위(심장, 간, 지라, 신장, 뇌, 혀) 육즙 거위, 생선류(정어리, 청어, 멸치, 고등어, 가리비 조개)
제한 없이 섭취할 수 있음	회복정도에 따라 소량 섭취할 수 있음	급성기인 경우, 증세가 심할 때 섭취할 수 없음

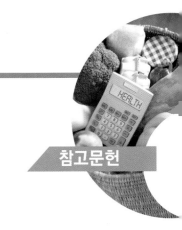

■ **국내문헌**

강남성, 손은화. 한국자원식물학회지 23(5), 해당화의 과육 및 종자추출물의 대식세포 면역조절작용. 2010.10, pp.399~405

구글 이미지, 건강한 제안, newfits

구글 이미지, 오메가 3 지방산 2편 : 오메가 6 지방산을 먹어야 되는 이유

구재옥, 임현숙, 정영진, 윤진숙, 이애랑, 이종현. 영양학, 2008. 파워북,

구재옥, 임현숙, 정영진, 윤진숙, 이애랑, 이종현. 이해하기 쉬운 영양학. 2008. 파워북.

권기한, 박형래, 백승희, 윤진아, 임재연, 정강현, 최경순. 건강을 위한 식품과 영양 개정2판. 2014. 백산출판사.

권기한, 박형래, 윤진아, 임재연, 정강현, 최경순. 건강을 위한 식품과 영양. 2017. 백산출판사

권순형, 김서완, 윤옥현, 이애랑, 이정실, 이혜숙, 최경순, 최향숙. 임상영양학. 2013. 수학사.

기아빈곤의 질병 콰시오커(토양)와 마르스무시(작성자 솔바람

김광호, 김재근, 채기수, 허윤행. 생명과학을 위한 생화학. 2010. 지구문화사.

김미경, 왕수경, 신동순, 권오란, 박윤정 편역. 생활 속의 영양학 제3판. 2016. ㈜라이프사이언스.

김미리, 김정희, 김미라, 강명화, 이명숙, 송효남, 박은주, 이정민. 건강에 도움이 되는 기능성식품. 2015. 파워북.

김선효, 이옥희, 이현숙, 조준용. 체중관리를 위한 영양과 운동. 2008. 파워북.

김혜영, 박혜련, 이혜성, 장순옥, 최영선, 김광옥, 김기대, 김윤희, 박은미, 임영숙, 최신영양학. 2016. 도서출판 효일,

김화영, 조미숙, 장영애, 원혜숙, 이현숙. 임상영양학. 2001. 신광출판사.

노완섭, 허석현. 건강보조식품과 기능성식품. 2000. 도서출판 효일.

대한심장학회 심장건강 자가진단표

박인국. 생화학 길라잡이. 2009. ㈜라이프사이언스.

박태선, 김은경 공저. 현대인의 생활영양. ㈜교문사. 2012.

박한나, 윤진아, 경영일, 김성옥, 김민경, 김성수. 최신 식품위생관계법규. 2013. 백산출판사.

박현서, 이영순, 구성자, 한명주, 조여원, 오세영 공저. 식생활과 건강. 2006. 도서출판 효일.

보건복지부 산하 120/80 국민고혈압사업단

보건복지부, 농림축산식품부, 식품의약품안전처. 국민공통 식생활지침. 2016.4.7.

보건복지부, 질병관리본부. 2015 국민건강통계 1. 2015. 보건복지부, 질병관리본부

보건복지부·한국영양학회. 한국인 영양소 섭취기준. 2015.

생명과학사전. 아카데미서적

서광희, 김애정, 김영현, 오세인, 이현옥, 장재권, 하귀현. 알기 쉬운 영양학. 2011. 도서출판 효일

서광희, 서정숙, 이복희, 이승교, 최미숙. 임상영양사를 위한 고급 영양학. 2011. 지구문화사

서정숙, 이종현, 윤진숙, 조성희, 최영선. 영양판정 및 실습. 2016. 파워북.

손숙미, 임현숙, 김정희, 이종호, 서정숙, 손정민. 임상영양학. 2006. 교문사.

송재철, 박현정. 식품첨가물학. 1998. 내하출판사.

우세홍, 정동욱, 황상용, 이강윤, 이효순, 금보연. 최신 식품첨가물. 2010. 신광문화사.

윤덕인. 건강과 웰빙식생활관리. 2016. 지식인.

윤선, 곽호경, 김유경, 김혜경, 박명수, 염경진, 오혜숙, 이민준, 이재환, 지근억. 기능성식품학. 2008. 라이프사이언스.

이미숙, 박영숙, 현화진, 김순경, 송은승, 이경애, 이선영, 현태선, 김희선, 윤은영. 영양과 식생활. 2015. 교문사.

이미숙, 이선영, 김현아, 정상진, 김원경, 김현주. 임상영양학. 2012. 파워북.

이상선, 정진은, 강명희, 신동순, 정혜경, 장문정, 김양하, 김혜영, 김우경 역. New, 영양과학. 2008. 지구문화사,

이상지질혈증 치료지침서(2015)

이연숙, 구재욱, 임현숙, 강영희, 권종숙. 이해하기 쉬운 인체 생리학. 2009. 파워북.

이정균, 장혜순, 서광희, 이선희, 이병순, 남정혜. 새롭게 쓴 식사요법. 2011. 신광출판사.

이정실, 김은미, 박문옥, 김희숙, 이영옥, 강어진. 영양학. 2016. 백산출판사.

임경숙, 허계영, 김숙희, 김형숙, 박경애, 심재은. 임상영양학. 2014. ㈜교문사.

장유경, 변기원, 이보경, 이종현, 이홍미, 조영연. 임상영양관리. 2008. 도서출판 효일.

장유경, 이보경, 변기원, 이종현, 이홍미, 한영신, 이유나. 임상영양관리 및 실습. 2016. 파워북.

정금지, 윤영덕, 백수진, 지선하, 김일순, 한국인 성인 남녀의 흡연관련 사망에 관한 연구. 2013. 한국보건정보통계학회지

정진욱. 알코올 중독 관련 요인분석 및 정책방향. 2015. 보건복지포럼

제니 브랜드 밀러, 케이 포스터 파웰. 스티븐 콜라지우리(저), 김영아(역). 당지수로 당뇨병, 비만, 심장질환을 잡는다. 2005. 물병자리

주은정, 이경자, 박은숙, 유현희, 임상영양학. 2016. 교문사.

최혜미, 김정희, 이주희, 김초일, 송경희, 장경자, 민혜선, 임경숙, 이홍미, 김경원, 김희선, 윤은영, 한영신. 21세기 영양과 건강 이야기 제4판. 2016. ㈜라이프사이언스.

최혜미, 짐정희, 이주희, 송경희, 장경자, 민혜선, 임경숙, 이홍미, 김경원, 김희선, 윤은영, 한영신. 교양인을 위한 21세기 영양과 건강 이야기. 2016. 라이프사이언스

최혜미, 짐정희, 이주희, 김초일, 송경희, 장경자, 민혜선, 임경숙, 변기원, 송은승, 여의주, 이홍미, 김경원, 김희선, 윤은영, 김현아. 21세기 영양학. 2016. 교문사

최혜미. 21세기 영양과 건강 이야기. 2016. ㈜라이프사이언스.

통계국민건강영양조사. 2015. 건강행태 및 만성질환. p.20-21

편역 김미경, 왕수경, 신동순, 권오란, 박윤정. 생활 속의 영양학 제3판. 2016. ㈜라이프사이언스.

한명규. 건강기능성식품. 2006. 신광출판사.

허석현, 김민희, 홍익재. 현대인의 건강과 건강보조식품. 1997.

■국외문헌

Better Health Foundation. "Fruits and Veggies, More Matters. What are phytochemicals?". 2014. Better Health Foundation

Bone regeneration: current concepts and future directions", Rozalia Dimitriou et al., BMCMedicine (2011)

Canadian Cancer Society, Statistics Canada and Provincial/Territorial Cancer Registry, Canadian Cancer Statistics 2016

Center for Cancer Control and Information Services, National Cancer Center, Monitoring of Cancer Incidence in Japan-Survival 2006-2008 reprot 2016

Center for Environmental Research, Environmental Concept Made Easy(ECME) home page, http://www.tmc.tulane.edu/ecme/ EEHome

Centers for Disease Control and Prevention. Why do some people react differently to alcohol than others? 2015 (http://www.cdc.gov/alcohol/faqs.htm)

Environmental Oestrogens (IEHAssessment) Executive summary, http//www.le.ac.,uk/ieh/exsum-al

Frances Sizer, Eleanor whitney. Nutrition Concepts and Controversies 9th edition. 2003. Thomson Wadsworth.

Gordon M. Wardlaw. Contemporary Nutrition (international edition). 2003. Mcgraw Hill.

Howlader N, et al. SEER Cancer Statistics Review, 1975-2013, National Cancer Institute, Bethesda, MD, http://seer.cancer.gov/csr/1975_2013/, based on November 2015 SEER data submission, posted to the SEER web site, April 2016

Institute for Environment and Health, IEH assesssment on Environmental oestrogens: consequences to human health and wildlife

Janice Thompson, Melinda Manore. Nutrition for Life 3rd edition. 2013. Pearson.

Jenkins DJ, Kendall CWC, Augustin LSA, Franceschi S, Hamidi M, Marchie A, Jenkins AL, Axelsen M. Glycemic index : overview of implications in health and disease. Am J Clin Nutr 76(1) : 266-273, 2002

Kendall CW, Augustin LS, Emam A, Josse AR, Saxena N, Jenkins DJ. The glycemic index : methodology and use, Nestle Nutri Wokkshop Ser Clin Perfom Programme 11 : 43-53, 2006

Mackay JL, Erikson M, Ross H. The Tobacco atlas. In Mackay JL (4th eds.), Atlanta, USA: The American Cancer Society, Inc.

Marie A Boyle. Personal Nutrition 4th edition. 2001. Thomson Wadsworth.

Ministry of Health & Welfare. Reporting on the implementation of the WHO framework convention on tobacco control, 2012

National Institutes of Health (NIH). Alcohol's Effects on the Body. Drinking. National Institute on Alcohol Abuse and Alcoholism (NIAAA). 2016 (https://www.niaaa.nih.gov/alcohol-health/alcohols-effects-body)

Nutrition & Diet Therapy, DeBruyne, Pinna, Whitney, Cengage learning,(지구문화사 번역출판). 2008.

Nutrition & Diet Therapy, DeBruyne, Pinna, Whitney, Cengage learning,(지구문화사 번역출판). 2008.

OECD, Draft detailed review paper: Appraisal of test methods for sex-hormone disrupting chemicals. 1997. OECD Environmental Health and Safety Publication

Paul Insel, Don Ross, Kimberley McMahon, Melissa Bernstein. Nutrition 5th edition. 2014. Jones & Bartlett Learning.

Report of proceedings. European workshop on the impact of endocrine disruptors on human health and wildlife. 2-4 December 1996, Weybridge, U.K.

Theo Colborn, Dianne Dumanoski, and John Peterson Myers, 1997. Our stolen future

Thomas M., Eric D., Ralph L., Special report on environmental endocrine disruption : an effects assessment and analysis. 1996. Risk Assessment Forum, U.S.EPA, Washington D.C.20460

Willet W, Manson J, Liu S. Glycemic index, glycemic load and risk of type 2 diabetes. Am J Clin Nutr 76(1) : 274-280, 2002

WWF Canada org., http://www.wwfcanada.org/hormone- disruptors

■ 웹사이트

가톨릭대학교 부천성모병원 http://www.cmcbucheon.or.kr

가톨릭대학교 서울성모병원 건강증진센터

국가암정보센타. http://www.cancer.go.kr/mbs/cancer/index.jsp

국립암센터(http://www.ncc.re.kr/main.ncc?uri=manage01_3)

국민 고혈압 사업단 http://www.hypertension.or.kr

대한심장학회 http://www.circulation.or.kr

메디칼 업 제버 http://www.monews.co.kr

삼성서울병원 http://www.samsunghospital.com

세브란스 심장혈관병원 http://sev.iseverance.com

식품안전나라 식품영양성분 DB.

식품의약품안전처 식품영양성분 데이터베이스

식품의약품안전처(http://www.mfds.go.kr/index.jsp)

식품첨가물의 기준 및 규격고시

인제대학교 순환기 내과 병원

질병백과. http://100.daum.net/encyclopedia/view/35XXXH002459#1313

통계청. 2016. www.kostat.go.kr

한국지질 동맥경화학회 http://www.lipid.or.kr

http://blog.naver.com/PostView.nhn?blogId=duckjiny&logNo=220336091134&parentCategoryNo=&categoryNo=140&viewDate=&isShowPopularPosts=false&from=postView

http://health.chosun.com

http://heartguide.tistory.com

http://heartguide.tistory.com

http://ko.wikihow.com

http://ko.wikihow.com

http://leedukhe2.tistorycom

http://leedukhe2.tistorycom

http://www.intechopen.com

http://www.intechopen.com

https://knhanes.cdc.go.kr/knhanes/sub03/sub03_05.do 질병관리본부. 2014 국민건강영양조사결과

https://www.google.co.kr/search?q=%EC%A7%80%EB%B0%A9%EC%9D%98+%EA%B5%AC%EC%A1%B0&hl=ko&rlz=1T4GUEA_koKR717KR717&tbm=isch&tbo=u&source=univ&sa=X&ved=0ahUKEwj9j-qSysrSAhWCG5QKHSA9DZIQsAQIHA&biw=1920&bih=879#imgrc=XaI9pCU46vKuzM:

https://www.google.co.kr/search?q=%ED%95%84%EC%88%98%EC%A7%80%EB%B0%A9%EC%82%B0&hl=ko&rlz=1T4GUEA_koKR717KR717&source=lnms&tbm=isch&sa=X&ved=0ahUKEwiL-vYysrSAhUHrJQKHeUIDx0Q_AUICCgB&biw=1920&bih=879#imgrc=SQlnpj85yujafM:

ko.nutri.wikia.com

저자소개

이정실

단국대학교 Ph.D.
경동대학교 호텔조리학과 교수

신경옥

경희대학교 Ph.D.
삼육대학교 식품영양학과 교수

안정희

고려대학교 Ph.D.
강서대학교 식품영양학과 교수

윤진아

고려대학교 Ph.D.
강서대학교 식품영양학과 교수

임재연

서울여자대학교 Ph.D.
세계사이버대학 약용건강식품학과 초빙교수

홍태경

연세대학교 Ph.D.
수원대학교 식품영양학과 객원교수

저자와의
합의하에
인지첩부
생략

교양인의 식생활과 건강

2018년 3월 10일 초　판 1쇄 발행
2022년 11월 20일 개정2판 1쇄 발행

지은이 이정실 · 신경옥 · 안정희
　　　　윤진아 · 임재연 · 홍태경
펴낸이 진욱상
펴낸곳 (주)백산출판사
교　정 편집부
본문디자인 이문희
표지디자인 오정은

등　록 2017년 5월 29일 제406-2017-000058호
주　소 경기도 파주시 회동길 370(백산빌딩 3층)
전　화 02-914-1621(代)
팩　스 031-955-9911
이메일 edit@ibaeksan.kr
홈페이지 www.ibaeksan.kr

ISBN 979-11-6567-586-8 93510
값 30,000원